作　者｜葉金川等｜總編輯｜邱弘毅｜主　編｜陳瑞玲

光陰迴廊
臺灣百年公衛紀實

臺北醫學大學公共衛生暨營養學院、五南圖書出版股份有限公司 出版

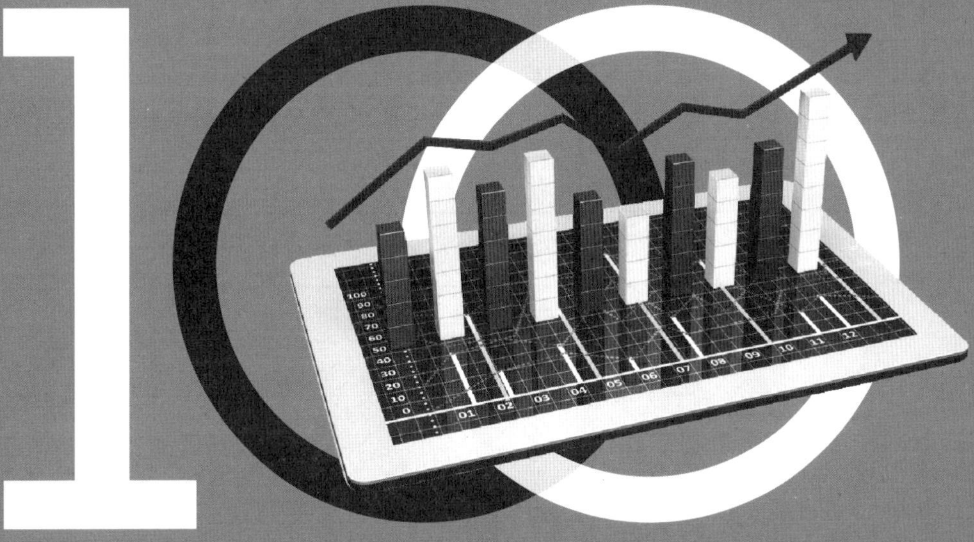

「夫臺灣固海上之荒島爾！篳路藍縷，以啓山林，至於今是賴。」

翻開此書，你將明瞭在這荒島山林中，前人是如何開闢出一條康莊大道，讓公共衛生在此生根、茁壯！

以「年代」爲經、「事件」爲緯，交織出臺灣百年公衛的成長軌跡。

50s 瘧疾猖狂的「瘴癘之地」如何搖身變爲眞正的「福爾摩沙」？

60s 急遽增加的人口如何在蕞爾小島上獲得控制？

80s 一個B型肝炎帶原人口比例最高的國家如何讓B型肝炎絕跡？

90s 全民健保制度如何成爲僑民們最難以割捨的鄉愁？

推薦序一——臺灣公衛百年　保障國人健康

衛生署署長
邱文達

世界衛生組織（WHO）對公共衛生的定義如下：「是一種預防疾病、延長壽命、增進身心健康與效能的科學與藝術。透過有組織的社區力量來從事環境衛生、傳染病管制及個人衛生教育；並組織醫護事業，使疾病得以獲得早期診斷與治療，進而發展社會機構，以保證社會上每個人均有足以維持健康的生活水準，使每一位國民都能實現其健康與長壽的天賦權利。」

而臺灣公衛思想隨著西方傳入與日治時代的影響，發展至今已超過百年，其中有太多前輩犧牲奉獻、可歌可泣的故事，這部《光陰迴廊—臺灣公衛百年紀實》在臺灣公共衛生重要推手—葉金川前署長及邱弘毅副校長的推動下，這些事蹟顯得格外令人動容，每次事件也都彷彿歷歷在目、躍然紙上，讓我們更加尊敬這些公衛人的努力與精神。

未來臺灣的衛生政策發展，將繼續結合醫務管理、流行病學、預防醫學、環境衛生、職業醫學、行為科學、社會學、生物統計等各方面的專家學者及實務工作者，共同為促進公共衛生之專業發展及提昇全民健康品質而努力，創造下一個百年盛世。

推薦序二——百年公衛 寶貴經驗

臺北醫學大學校長
閻雲

《光陰迴廊——臺灣百年公衛紀實》這是一本縱橫臺灣一個世紀以來公共衛生發展軌跡的著作，值得一讀再讀。

從早期臺灣天花鼠疫的流行到完全根除，瘧疾、小兒麻痺、日本腦炎的蔓延到逐漸絕跡，對抗肝炎與愛滋病的聖戰、試管嬰兒、援外醫療與醫療奉獻獎、全民健保到二代健保、SARS與塑化劑風暴，參加世界衛生大會、樂生與社會運動……，這一連串發生在國內的公共衛生的大事，透過《光陰迴廊——臺灣百年公衛紀實》，一幕幕呈現在大家面前，也喚起國人對公共衛生發展的記憶與反思。

公共衛生是醫學發展很重要的領域，它係經由有組織的團隊努力，從事疾病預防、延長壽命、增進健康及生活品質的藝術及科學。

臺灣在過去百年來，經歷了前所未有的鉅大社會變遷與全球化衝擊，因此公共衛生工作也面臨前所未有的艱難與挑戰。然而，經由國內無數醫學界前輩與專家，不眠不休，犧牲奉獻，一步一腳印，走過從前，迎向未來，他們創造了臺灣奇蹟，也讓世界對臺灣公共衛生成果刮目相看，敬業與專業精神令人佩服。

《光陰迴廊——臺灣百年公衛紀實》」係由前衛生署長葉金川教授所策劃，結合多位學者專家撰寫完成，內容詳實、文字生動，以深入淺出方式，將我國近世紀來重要的公衛大事，逐一敘述記錄，娓娓道來，引人入勝；也讓吾輩深深體認臺灣近代醫學進步與公共衛生突破實屬不易，這都有賴一群具有熱忱與使命感的學者專家，一點一滴默默耕耘獲致的成果，這些珍貴的紀錄對吾輩而言，不僅可以瞭解當代醫學公衛突破進展與成就，撫今追昔，我們更應珍惜這些得來不易的果實。希望透過本書的問世，啟發鼓勵更多有志者投入公衛領域、持續努力，為維護國人健康貢獻更多的心力。

推薦序三——臺灣百年公衛史的寶貴紀錄

臺北醫學大學副校長
臺灣公共衛生學會理事長

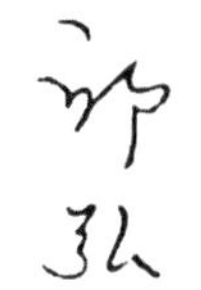

臺北醫學大學延聘葉金川為講座教授後，葉教授就與我提及繼《發現台灣公衛行腳─台灣十大公衛計畫紀實》之後，他想寫一本從清朝一直到現在涵蓋面較完整的公衛事件書籍，讓這些事件能留下一些資料給公衛後輩學習。我當時非常贊成，當時由於我擔任理事長的臺灣公衛學會正接受衛生署委託舉辦「建國百年公衛研討會」，並需將研討會的內容集結成書於當年出版；因此，葉教授跟我決定等《臺灣公衛百年記事》編完出版後，再決定這本主題為「臺灣公衛一百年，影響臺灣的五十件公衛大事」的內容與風格，希望兩本書有不同的風貌，能相輔相成，為臺灣百年公衛史留下寶貴的紀錄。經過一年的準備，這本書終於由臺北醫學大學出版了。

這是一本依照時間排序，列出了近代臺灣公衛界有代表性及對社會有影響力的五十個事件，內容包羅萬象，比較特別的是將臨床體系與公衛發展有重要關係的事件也列入，如醫療奉獻獎、醫療網、公費醫師養成、邱小妹事件等；這些事件的評價正、反面皆有，但是對臺灣醫療社會制度的改善與進步有不可磨滅的貢獻。這與過去出版的公衛書籍，大抵以對社會具正面影響事件為主的內容，有極大的不同。我認為臺灣公衛界的成就與風貌，正是所有正、反面事件累積效應的展現。

臺北醫學大學身為公衛及醫療體系重要的成員，又是國內第一所通過企業社會責任國際認證的大學，能將本校葉金川講座教授這本有意義的書出版，深感榮幸，相信這本書將能替臺灣公共衛生界留下重要的紀錄。

序

葉金川

這不是一本教科書，也不是一本正規的史書，我希望這是一本不一樣的休閒書，以前的公衛書可以說都是「正史」，我希望這本書能以比較輕鬆、故事性的方式來呈現公衛前輩們的事蹟。

我想寫關於臺灣公衛一百年的書，其實醞釀了很久，最早是在二〇〇〇年的時候，在陳拱北預防醫學基金會的贊助下，我和《民生報》醫藥組的李淑娟等團隊，合作完成了《發現臺灣公衛行腳—臺灣十大公衛計畫紀實》，不過當時是挑了臺灣公共衛生重要的十個事件來呈現。

二〇一一年適逢建國百年，衛生署也曾委託臺灣公共衛生協會舉辦了「建國百年公衛研討會」，並將研討會的內容集結成書，書名定為《臺灣公衛百年記事》，並於二〇一一年底由衛生署出版。

去年在跟李淑娟聊天時，我們討論到，或許可以寫一些公衛界的奇聞軼事，或是進行反省與檢討，不能總是專挑好的來寫，其實從一些失敗、錯誤、烏龍事件中，可以讓公衛的後輩們學習到更多；不過後來仔細想想，這樣帶有批判的意味，似乎是到公衛會館來踢館，有點不妥，況且公共衛生事件大多數是正面的事件。

在這同時，新聞局也為了建國百年出了專書《百年風華》，包含各領域的重要大事件，其中關於醫藥衛生方面的有四篇，分別是〈基層衛生建設〉、〈瘧疾〉、〈B型肝炎〉、〈全民健保〉。

但是，我認為以上這些書籍還是不足以呈現臺灣公衛界前輩百年以來的事蹟，所以我決定將主題訂為「臺灣公衛一百年、影響臺灣的五十件公衛大事」，依照年代來做段落的劃分。李淑娟就笑我說：「怎麼把一百打對折，變成五十件了？」事實上值得記錄的不只有五十件，要找出一百件公衛大事，並不困難，但礙於篇幅的關係，必須有所取捨。

書中大部分是以我個人的主觀觀點來書寫，其他大約有二十幾篇則是由李淑娟、李安丙、陳建仁、江宏哲、張鴻仁、郭旭崧、吳明彥、邱淑媞來共襄盛舉，每個人的專業領域不同，看事情的角度也會有所差別，但我必須開宗明義說清楚是以我自己及作者個人的角度來書寫，既然是個人的主觀意見，當然會跟其他人的意見相左，我也歡迎任何人來給予指教，舉例來說，連要挑那五十件公衛大事，每個人的意見絕對就不一樣了！

我認為：在這百年來的五十件公衛大事中，稱得上勇奪世界第一的事件，總共有四項，第一項是一九五○年代的「瘧疾防治」，第二項是一九六○年代的「家庭計畫」，再來就是一九八○年代的「B肝防治」，最後是一九九○年代的「全民健保」，這應該爭議不大吧。不過，要挑五十件公衛大事，恐怕意見就多了，例如我把環境、職業、勞工相關的事件去除，就有一些不同的看法，但礙於篇幅，只能割愛；此外，雖說是百年公衛大事，但有些事是從清朝年代就開始的，也不能不交代。

希望這本書可以引發讀者更多想法，讓讀者可以去思考、辯證，這本書雖不是公衛的教科書，但絕對可以讓公衛後輩及學生了解臺灣公共衛生一路走來的點點滴滴，以及公衛人的篳路藍縷，並從中看到公衛工作的真諦和公衛人的精神。

公衛人，辛苦啦，並請繼續努力吧！

4 全民健保時期（1995 — 2012）

5 後衛生署時期（2013 —）

6 下一個百年

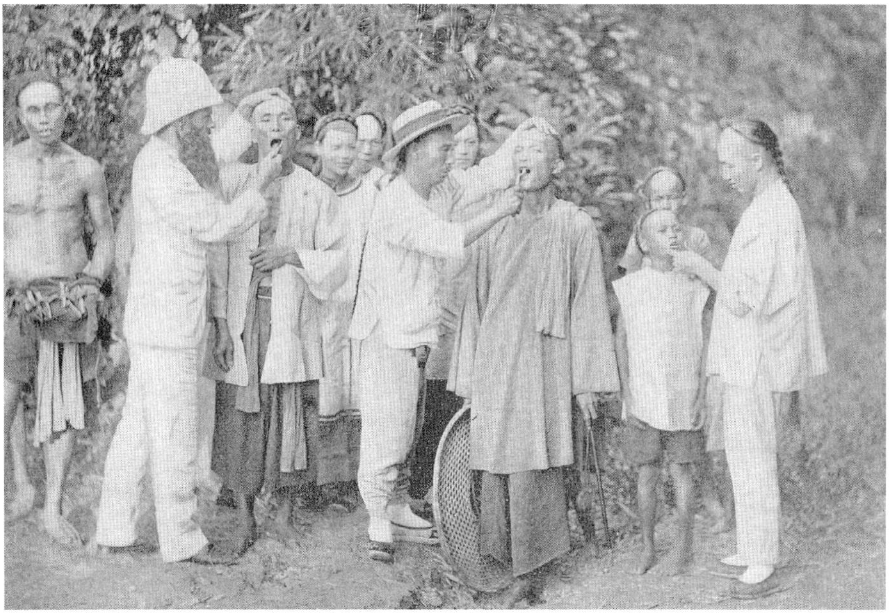

〈圖片來源：國家圖書館〉

清朝與日治時期

1865 — 1945

教會醫療——臺灣現代醫學啟蒙

◉葉金川

臺灣開放通商後，西方宣教師不遠千里進駐臺灣，同時帶來西方醫療種籽。教會醫療始於一八六五年，首先在南臺灣播種新樓醫院；七年後，馬偕醫院在北臺灣也開始萌芽；二十五年後，臺灣中部也有了彰化基督教醫院。

臺灣在清朝年間，教會醫療一直扮演著重要的腳色，也是臺灣現代化醫療萌芽的先驅，直到日治時代，臺灣醫療衛生現代化才全面開始。

馬雅各醫師——新樓醫院

英國長老教會於一八六五年，派第一位宣教師馬雅各醫師（Jame Laidlow Maxwell）前來臺灣從事醫療宣教及教育的工作。一八六五年六月十六日，他正式於臺南設醫館開始醫療傳道的工作。當時臺灣社會尚未開化，民風蔽塞，一開始受到當地人民很大的反對與迫害，後來不得不遷移至高雄設旗後醫館，直到一八六八年才又再回到臺南（臺南醫館後來增建病房，稱舊樓，之後又移地建新院稱新樓）。

馬雅各醫師的外科醫術高明，且充滿愛心，他和當時的信徒吳文水、高長醫治了不少腐膚、臭腳、爛手、腸病的人，他的名聲遠播，求醫者日眾，臺灣人也逐漸地接納西方的醫療。

馬雅各一面行醫，一面傳福音，使患者在求醫期間不僅能解除肉體的痛苦，更有機會信奉基督教，這些病人痊癒之後，有些人便回到故鄉傳福音、設立教會，像是在中部有大社教會（臺中縣）、烏牛蘭（愛蘭）教會，大湳、牛睏山（埔里）、彰化教會等，基督教就是這樣由臺南傳到中、南部各地的。

萬巴德醫生—熱帶醫學之父

一八六六年萬巴德醫生（Patrick Manson）經馬雅各介紹，受聘為中國海關醫員（Medical Officer）駐進旗後。一方面從事出入港口的各國船隻之檢查及船員的診療工作，另外也協助馬雅各在旗後所設診所的醫務。一八六九年馬雅各回往府城，其診所就託萬巴德來維持，直至一八七一年萬巴德批評日本在牡丹事件中鹵莽粗暴，日本向清廷表達不滿，萬巴德被迫轉往廈門。

萬巴德在臺五年，熱心替人看病，並詳加記錄，時常前往附近鄉村，接觸到患有象皮病（Elephantiasis）、癩病（Leprosy）、瘧疾（Malaria）等疾病的病患。另外，他也利用餘暇旅行番界、學習土著語言、騎馬、打獵、釣魚、做海水浴、從事園藝活動等。

離臺之後，萬巴德醫師在廈門發現微絲狀蟲，繼而發現蚊子會媒介這種蟲（Filaria sanguinis hominis），這個發現首次證明了昆蟲可以媒介人類的疾病，諾貝爾醫學獎得主 Dr. Ross 就是受其影響，而在印度發現瘧蚊是瘧疾的媒介。

萬巴德嗣後轉往香港，一八八六年九月創設香港醫學會，一八八七年設立香港醫學院，孫逸仙曾就讀之，英外科醫師康德黎（Dr. James Cantlie）也自倫敦抵港加入教學行列。萬巴德醫師回到英國極力鼓吹創立一所熱帶醫學校，一八九九年十月二日倫敦熱帶醫學校（The London School of Tropical Medicine）終告成立，這就是今日以熱帶醫學教育及研究著名的倫敦大學（London School of Hygiene and Tropical Medicine）的前身。

馬偕牧師

一八七一年二月，二十七歲的加拿大籍馬偕牧師，奉海外宣道會的命令東來，以臺灣北部作為他服務的「教區」，並在淡水成家。馬偕（George Leslie Mackay）先後在多倫多大學及諾克斯神學院讀書，後來進入美國普林斯頓神學院、蘇格蘭愛丁堡大學神學院從事研究。

初期的宣教工作幾度遭到譏笑、辱罵、啐唾沫、扔石頭，但他並不氣餒，並以醫療服務來輔佐宣教。馬偕的拔牙術在當時婦孺皆知，雖然並非專業醫生，但他以醫病來開啟通往傳道的大門，誠如他於《臺灣遙寄》上所說：「許多人曾激烈反對基督教，但是多因病深無望而在最後求助於我這洋人，於是由反對者變成了友人。」

一八七二年六月一日，馬偕以自己住處允充診所，免費提供金雞納霜給瘧疾患者服用，還由英國購買由倫敦 Darin Brothers 製藥公司製造治療腿膿瘡的特效藥，醫好不少此類患者，因之聲名大噪。一八七三年五月五日，他為能接納更多病人，在滬尾（今淡水）租屋，正式作為「滬尾醫館」。馬偕在臺的義行，為一位美國底特律婦人知悉，她為紀念去世的同名丈夫馬偕船長，捐贈了美金三千元給從事慈善醫療的馬偕宣教師，建造一所北部最早的新式醫院「滬尾馬偕醫館」，並於一八七九年九月十四日開幕。

盧嘉敏醫生

早期臺灣交通十分不便，中部地區的患者前往臺南求醫時，須步行或搭乘轎子，因此英國教會認為中部地區須要設立基督教醫院，以應患者的需求。

一八八八年十二月二十二日，英國長老教會派遣盧嘉敏醫生（Dr. Gavin Russell）前來從事醫療宣教的事工。一八九〇年四月二十八日，在大社教會的禮拜堂成立大社醫館。

在短短的兩年間，盧嘉敏醫生獲得了病患的信任和愛戴，並在彰化總爺街成立醫療診所，贏得中部臺灣人的認同。不幸的是，一八九二年四月二十三日，盧醫師在大社病倒了，嚴重的傷寒病症侵襲著盧醫師的健康，在送往臺南的途中逝世，大社醫館不得不暫時關閉，彰化地區的巡迴醫療也暫時停擺。

蘭大衛與彰基

一八九五年十二月，英國教會又派了三位年輕宣教師來到臺灣中部，他們三人為醫療宣教師蘭大衛（David Landsborough M. A., M. D.）與傳教師梅鑑霧（Rev.Campbell N. Moody）、廉得烈（Rev.A.B.Nielson,M.A.）。

蘭大衛等人於一八九六年開始在彰化醫館工作，漸漸發展成一所小型醫院。每天求治者甚眾。他們不僅工作負荷沉重，而且罹患瘧疾，健康大損；英國母會考慮為他們更換工作環境，調派前往中國大陸或新加坡，但是蘭大衛仍然堅持要留在彰化，因為他深愛臺灣，視彰化為他的「第二個故鄉」。在彰化行醫十七個寒暑，四十二歲的蘭大衛才和二十八歲的女宣教師連瑪玉（Manjorie Leanner）結婚，蘭夫人成了他的最佳幫手。

切膚之愛——蘭醫生夫婦最膾炙人口的事蹟便是「切膚救人」。一九二七年九月，蘭大衛為「埤子墘公學校」的十三歲學生周金耀施行手術。這位學童腿部潰瘍，傷口延爛達一臺尺餘，有併發成骨膜骨髓炎致命之虞，蘭夫人毅然表示願意捐出自己的皮膚，由她的丈夫割下右大腿四片皮膚，移補到這位小朋友身上。以後周金耀不僅成了牧師，而且成為臺灣基督教長老教會總會議長。周牧師曾向蘭夫婦的兒子蘭大弼醫師說：「你母親的皮膚雖然沒有長在我的腿上，但卻牢牢地長在我的心中。」教會醫療，是臺灣現代醫療的啟蒙，就如同切膚之愛，會永遠牢牢地長在臺灣人心中。

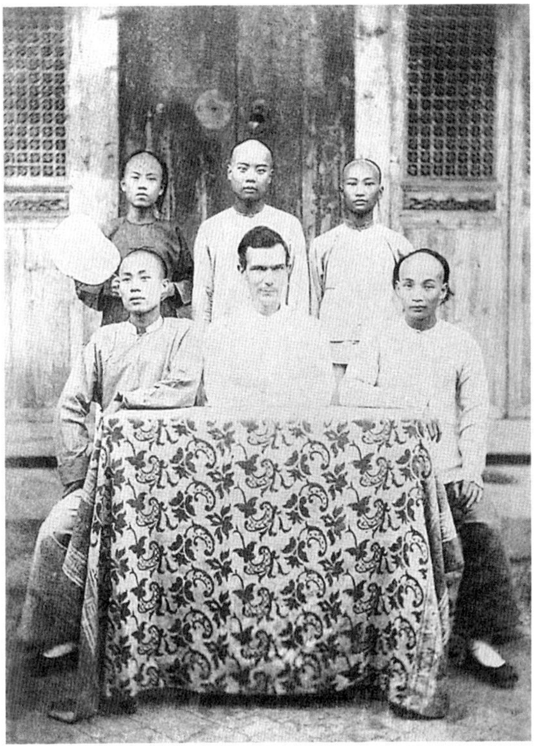

蘭大衛醫生與第一批學生們。高再得（後排右起）、劉振昌、吳希揚、潘阿敦（前排右起）、蘭大衛、顏振聲〈圖片來源：彰化基督教醫院〉

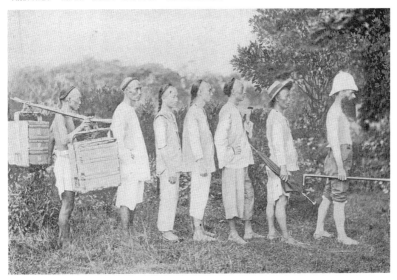

馬偕與其學生們〈圖片來源：國家圖書館〉

生物學統治——後藤新平

◉葉金川

三任總督治臺無方

日治初期，臺灣惡劣的衛生環境與疫病肆虐，讓接收臺灣的日軍傷透腦筋，一八九五年，日軍攻占臺灣期間，陣亡人數為四千八百零六人，其中戰死僅一百六十四人，因病死亡人數卻高達四千六百四十二人，也就是因病死亡者高達戰死者的四十倍。

剛接收臺灣的日本殖民政府，一直是以征服者的姿態，引進西方制度統治臺灣。前三任總督都採高壓方式治理臺灣，招致臺灣人民的反抗，都無功而退，任期也都很短，第三任總督乃木希典離臺前，甚至向日相伊藤博文建議，將臺灣賣給法國，以免日人生命和日本政府財務繼續在臺虛耗。

生物學統治

後藤新平的生物學統治——臺灣總督府早在一八九五年就已聘請後藤新平（當時任日本內務省衛生局技術官僚）為衛生顧問，隨後，臺灣第四任總督兒玉源太郎上任

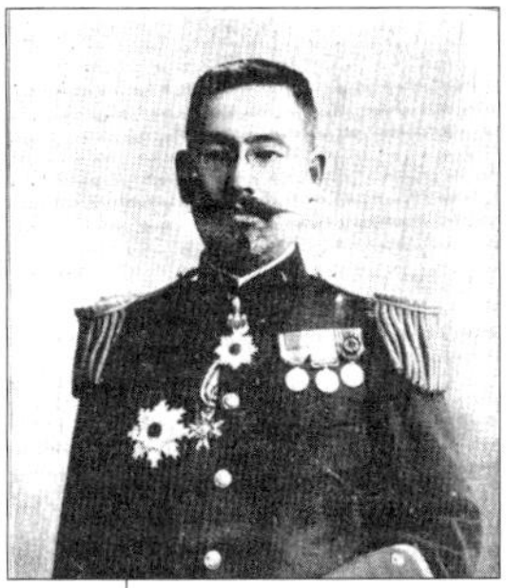

後藤新平〈圖片來源：國立臺灣大學圖書館典藏〉

任（一八九八—一九〇五年），聘後藤新平出任民政長官（總督府的第二號人物）。

後藤新平以生物學上的比目魚為例，說：「比目魚的兩眼長在身體的同一側。若一定要把比目魚的眼睛改裝在身體的兩側，那是違反生物學原則的。比目魚眼睛之所以長在同一邊，是有生物學上的必要才產生的。政治上亦同，我們必須先了解臺灣人的習性，依據其習性定出一套管理辦法才有效。」

一八九八年，後藤的臺灣「生物學統治」就此展開，包括建立衛生行政體系、創辦醫院和醫學校、制定醫事人員管理規則、改善公共衛生、展開傳染病調查與人口普查，為臺灣現代化的醫療發展，奠定了堅固的根基。

土地、戶口、風俗調查——後藤在擔任臺灣民政長官任內，積極進行土地調查、戶口普查及風俗習慣調查，為臺灣的文化、風俗、民情和律法留下重要的紀錄。土地及戶口調查的全面與精確，不但成為日本殖民統治與建設的重要基礎，其影響甚至延續到戰後國民政府在臺灣的施政。

他招撫抗日分子、攏絡臺灣士紳，奠定日本在臺灣往後的統治基礎。後藤曾說：「殖民地行政計畫，在目前科學進步之下，必須根據生物學的原則。也就是要發展農業、工業、衛生、教育、交通、警察。如果以上各項能夠完成，我們就可以在生存競爭中獲得保全及勝利。」

發展臺灣產業——在產業上，後藤新平選定了在臺灣原本就有基礎的糖業，引進新式製糖技術、經營模式及大量資本，促使臺灣糖業蓬勃發展。他也大力推動鐵路、港口和公路等交通建設，現今的縱貫鐵路絕大部分就是在其任內所完成。在臺灣林業史上曾經扮演重要角色的阿里山森林鐵路亦是由後藤新平主導興建。

推動各項交通建設，主要目的是為了建立商品運輸網路，甚或說商業利益剝削網路，阿里山森林鐵路的開闢，其實是著眼於豐饒的森林資源，而大量的日本資本投入臺灣糖業，則是使得臺灣本土的糖商與蔗農遭受不平等的對待，臺語講：「愚人種甘蔗給會社磅。」會社就是日本糖商，亦即是表達對日商剝削的抱怨。

巴爾頓對臺的貢獻——後藤新平找來英籍工程師巴爾頓，在臺北建設上下水道，巴爾頓原就是在東京建設上下水道的工程師，但他來臺後在臺北的上下水道工程做得比東京還要好。他在臺灣感染阿米巴痢疾，回東京治療但不幸病死。其生病後，由學生濱野彌四郎接手，功力也不輸他的師父。

值得一提的是，大家耳熟能詳的八田與一，是濱野彌四郎的部屬，之後到嘉南主持嘉南大圳工程，留下當時臺灣最重要的建設。

臺灣人貪生怕死——後藤新平的治臺名言：「臺灣人貪生怕死、貪小便宜、愛面子！」任何臺灣人聽了都會恨他恨得牙癢癢，不過也有親日派人士稱他是臺灣現代化的推動創始者。雖然他是一位爭議性的人物，但他的作為和他的話卻值得臺灣人反省和深思！

日人在臺的貢獻

日據時代五十年間，日本人設立了水、電、交通、上下水道、家戶衛生等基本建設，也致力推動臺灣的醫療衛生建設，幾乎撲滅了鼠疫、天花，控制住霍亂、瘧疾、登革熱等的大流行。

鴉片成癮、留辮、纏足是日治時期臺灣民間三大陋習，日人從初期緩禁和鼓勵民間自行革新，到後來積極改革臺民陋習，成果顯著。

數字會說話——總而言之，日本人對於臺灣整體的基礎建設功不可沒，對公共衛生進步與發展亦有極多貢獻。臺灣第一次有平均壽命的推算是在一九〇五年，女性三十一歲，男性二十八歲；一九四五年日本人撤退時，女性平均壽命上升至五十三歲，男性則是四十六歲，女性增加了二十二歲，男性增加了十八歲。

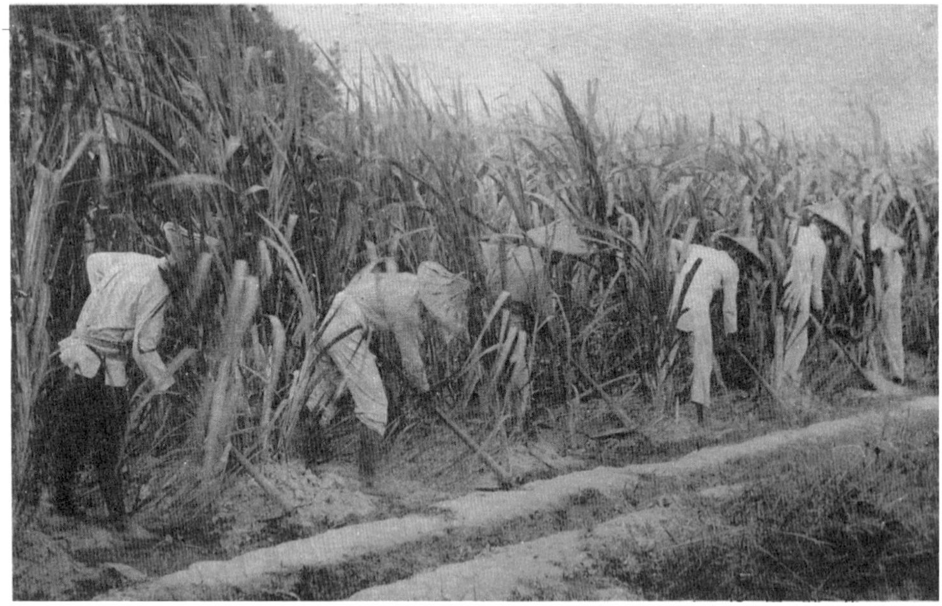

在甘蔗田裡辛勤勞動的臺灣人〈圖片來源：國家圖書館〉

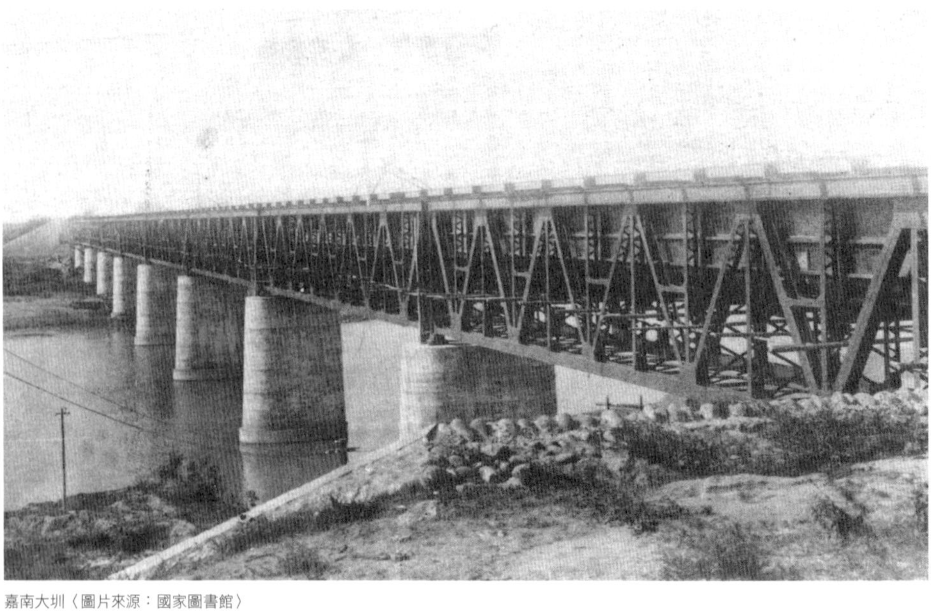

嘉南大圳〈圖片來源：國家圖書館〉

鴉片公賣

◉葉金川

鴉片毒害歷史久遠

荷蘭人占據臺灣時，就把臺灣當作販賣鴉片到中國的據點，當然臺灣人本身也是鴉片銷售的對象，可見臺灣民眾吸食鴉片已有幾百年的歷史。清廷管轄臺灣後，稱臺灣為臺灣道，當時的道長姚瑩曾經禁止臺灣人吸食鴉片，訂定「初犯者刑，再犯者死」的法令，但是一八四〇年鴉片戰爭中國戰敗，鴉片禁令從而失效。

在一八四八年臺灣兵備道（總兵）徐宗幹呈給清廷的奏摺中提到：「就臺地富貴貧賤，良莠男女約略吃煙者，不下數十萬人。」當時全臺人口不到二百萬人，其中就有數十萬人吸鴉片，比例高得嚇人！所以徐宗幹寫了一篇〈防夷論〉，其中提出了「禁煙公約以及全臺紳民公約」，一方面向清廷警告，一方面也用實際行動來遏止鴉片橫行，但徐宗幹在一八五四年離開臺灣後，吸食鴉片的情形又故態復萌。

日全面禁毒困擾不止

連橫在《臺灣通史》中寫到，鴉片當中「上者曰公班，則黑土也，味濃力大，次曰白皮，又次曰金花，則紅土也。」而當時臺灣煙民吸食的大多是金花，一般民眾，甚至是販夫走卒，都可買得起這種劣質鴉片，所以吸食的人口才會如此之多。

一八九五年，臺灣割讓給日本，日本殖民政府對於吸食鴉片的人口也很吃驚，總督樺山資紀實施全面禁煙，但卻引起了日本政府與臺灣煙民間的衝突，這段期間鴉片問題始終困擾著日本政府。

鴉片公賣制度——到了第四任總督兒玉源太郎執政時期，任命後藤新平為行政長官，後藤新平則主張「漸禁政策」，公告臺灣鴉片令，設專賣局，由官方管理鴉片，嚴禁外國走私，並由殖民政府來提供鴉片，經營專賣收取稅金。後藤新平規定煙民必須向政府登記，領取「特許鑑札」才能購買鴉片，後來統計發現，在一八九〇年登記領取特許鑑札的人數達到十六萬九千零六十四人，是當時全臺人口的百分之八。

一九〇一年總督府設立專賣局，下轄經理課、檢定課、製藥課、腦務課、鹽務課及監察課等，其中製藥課負責製造鴉片膏。鴉片、樟腦、鹽是當時專賣的項目，後來才加上菸、酒等公賣項目。

當時殖民政府以間接稅為財政收入的主要來源，臺灣除了土地之外，並無其他財源

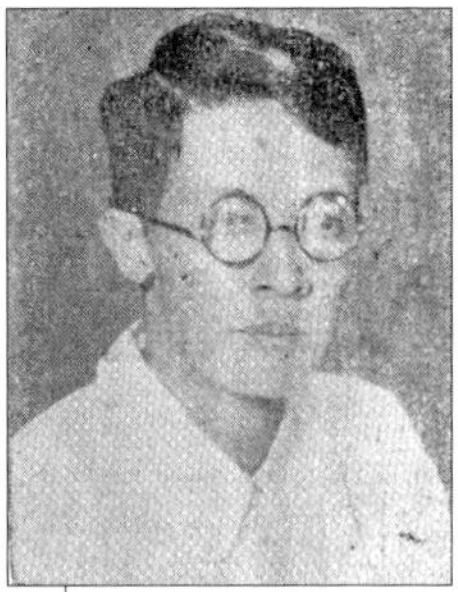

杜聰明〈圖片來源：國立臺灣大學圖書館典藏〉

可以利用，專賣收入成了主要的稅源，到了一九〇四年，臺灣財政靠公賣就可完全自主，無需日本中央補貼。

違反國際協定——一九二七年，蔣渭水先生等成立臺灣民眾黨，重要的社會運動之一就是發起拒鴉片運動，他們抗議日本殖民政府實施鴉片公賣制度，並聲稱鴉片公賣有違常理，而且是不道德的，也違反了日內瓦國際鴉片協定（一九二九年一月九日生效），他們並且向國際聯盟（聯合國前身）控訴日本殖民政府的惡行。

日本政府迫於情勢，終於在一九二八年十二月修正鴉片令，實施斷禁政策，設立更生院，府立醫院中增設矯正科，強制勒戒煙民，日總督府鴉片特許制度才告一段落。

勒戒矯正關鍵人物——杜聰明——當時擔綱勒戒矯正的重要角色是杜聰明先生，他是臺灣第一個醫學博士，也是臺灣第一位博士。他高中時成績極佳，獲得日本老師幫助，到了日本京都帝國大學攻讀醫學，回臺後專攻藥理；臺北更生院成立後，他受命擔任更生院醫局長（日人因殖民心態，指派一名不懂鴉片之日人為院長，實際醫務仍全權由杜聰明負責），專門負責煙毒勒戒的工作，對於臺灣禁煙有著不可抹滅的貢獻。

分期戒斷——一九三〇年起實施分期強制收容，重症者還是給予鴉片特許鑑札，輕症者則給予矯正，所以煙民持續減少，臺灣光復後，領有鴉片特許鑑札的人只剩下一千九百五十二人，而國民政府規定在一九四五年十二月一日至一九六四年五月期限內，所有煙民必須主動出面進行勒戒，否則一旦被逮捕，就會遭遇判刑的命運。

成功根除

總體來說，臺灣從荷據時期、清朝時期、日據時代以來，除了各種疾病盛行之外，再加上人為造成的鴉片成癮問題，被稱為「瘴癘之島」一點也不為過！

而鴉片問題經歷強制勒戒、鴉片公賣制度、分期戒斷，再回到強制勒戒的過程後，終於能夠力挽狂瀾，將煙民人數控制住，甚至達成根除鴉片成癮陋習的目標。

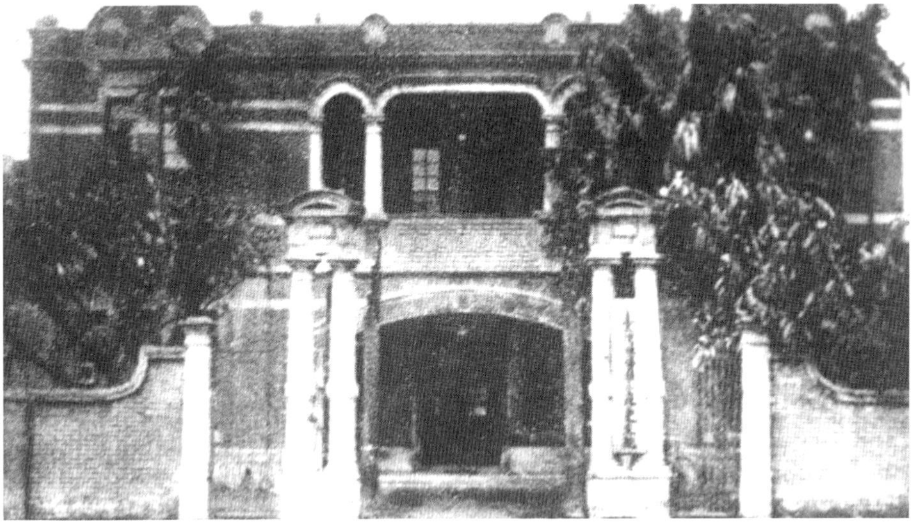

更生院〈圖片來源：國家圖書館〉

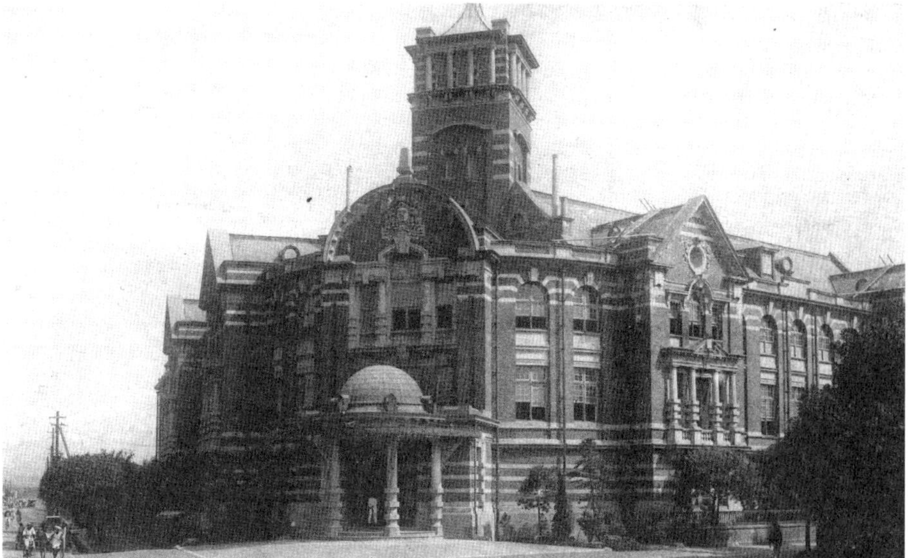

臺灣總督府專賣局〈圖片來源：國家圖書館〉

天花鼠疫大流行

◉葉金川

一八九五年，日本人來到臺灣，碰到最大的困難是「瘧疾」，不過這不是唯一的疫病，另外還有天花、鼠疫、腸胃道感染（痢疾、赤痢、傷寒、副傷寒、霍亂等），可說是臺灣當時的四大醫療衛生問題。

此外，日本人將「霍亂、天花、流行性腦脊髓膜炎、痢疾、斑疹傷寒、猩紅熱、日本腦炎、傷寒、副傷寒、白喉、鼠疫」列為法定傳染病。

防治天花

嚴厲的種痘政策——天花比較單純，因為當時已經知道用「種牛痘」來預防天花，日本人在一八九六年公布「臺灣種痘規則」，未滿一歲的小孩在二至四個月間必須去種牛痘。照理來說，種完後會長出痘疤，如果身體沒有反應的話，一年後再補種一次，如果被警察發現沒有種牛痘的話，會面臨罰款或拘留的懲罰。

當時強制要種牛痘，是因為之前有人使用人體感染天花痊癒的痘痂來接種，這種方式容易感染天花，危險性高，因此日本規定只能種牛痘，此後持續執行了許多年，一九二九年，日本在臺改為日本本土實施的「種痘法」，更加嚴格規定「出生種一次，

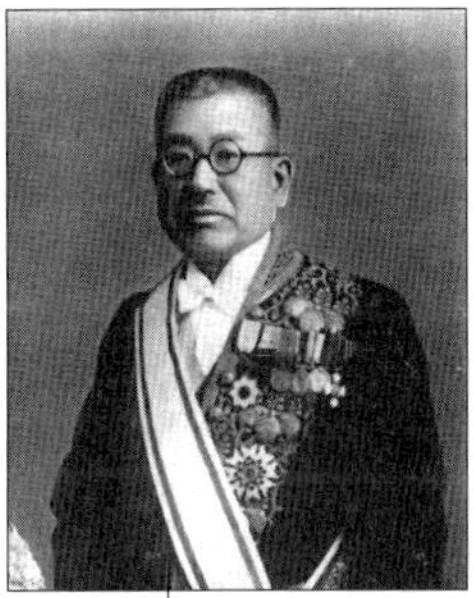
堀內次雄〈圖片來源：國家圖書館〉

身體沒反應一年後補種，十歲再檢查是否有長痘，沒有就再種一次！」

天花疫情高峰——一九二〇年，天花疫情達到最高峰，有八百多人感染，二百四十人死亡，之後就逐年下降，直到一九四二年只有一個個案；不過，一九四三年日本到處引起戰端，所有資源都用在戰爭上，直到日本撤出臺灣由國民政府接收的這段過渡時期，新生兒並沒有種痘。

因此在臺灣光復後的一年，也就是一九四六年，爆發一波一千五百六十一人的感染，死亡人數三百一十五人，隔年愈發嚴重，五千一百九十三人感染，一千七百二十五人死亡。而國民政府在這段期間也快速因應，於一九四七年成立衛生處，立即頒布「臺灣省種痘規則」，檢查次數高達五次，出生一次，一歲一次，之後每隔五年檢查一次，馬上就抑制了天花的流行，之後天花在臺灣也就絕跡了。

防治鼠疫

堀內次雄確定鼠疫流行——鼠疫是比較棘手的問題，一八九四年香港以及一八九六年廣東廈門都發生鼠疫的大流行，這時臺灣有對外通商，鼠疫很可能早已傳入臺灣，一八九六年五月，臺南、高雄、雲林發現許多疑似病例，同年十月臺北也傳出疑似個案。

當時臺北病院堀內次雄醫師（之後榮升院長），發現病人的血液中含有鼠疫桿菌，確定鼠疫已經侵入臺灣，一八九六年，全臺各地都有人感染鼠疫，臺南六十三人死亡，臺北九十人死亡，基隆二人死亡，斗六、鳳山各一人死亡，共一百五十七人死亡。

鼠疫疫情高峰——一八九七年，全臺因感染鼠疫死亡的有五百五十六人，一八九八年，死亡者達八百八十二人，最高峰是在一九〇一年與一九〇四年，感染鼠疫人數高達四千多人，死亡三千多人。日本政府針對鼠疫的處理，第一是「船舶檢疫」工作，不讓船上帶有細菌的老鼠進來臺灣，並對通商人員做「基本身體檢查」；第二則是依據日本國內的「滅鼠」大作戰。

在日本政府獎勵捕鼠的政策下，家家戶戶都加入了捕鼠的行列，並開始注重公共場所、家庭住宅以及個人的衛生，鼠疫疫情快速下降，在一九一七年以後，就沒有聽到有人感染鼠疫了！

不過與天花的狀況差不多，在二戰兵荒馬亂之後，一九四五年臺灣光復，隔年一九四六年全臺有十四人感染、四人死亡，不過國民政府處理得很迅速，隔年也只有一人感染，無人死亡，之後鼠疫就真正消失了！

天花和鼠疫防治成功

日本統治的五十年間，日本政府花了很大的功夫來處理臺灣各項疫病衛生問題，對於各項疾病也都有一定程度的控制，不過說到真正防治成功的，應該就屬天花和鼠疫了！

一九四六年，天花就已在臺灣絕跡，但全世界的天花撲滅運動進行緩慢，直到一九七九年，世界衛生組織（WHO）才宣告「全球天花絕跡」，這也是人類第一次成功撲滅一種傳染病，一種人人聞之色變的瘟疫。

一九八二年，臺灣宣布廢止種痘，天花終於不再是臺灣和全人類的威脅。

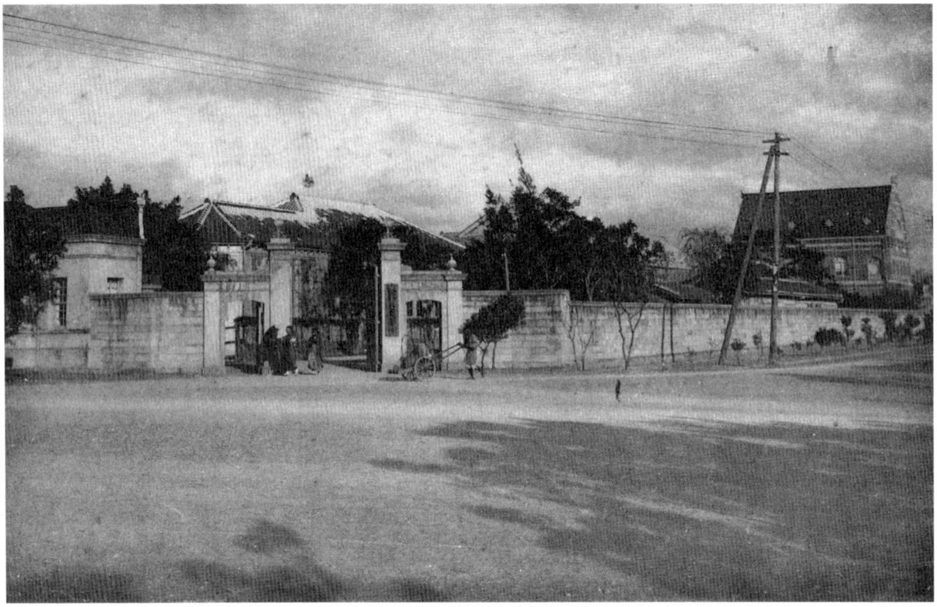

臺北病院〈圖片來源：國家圖書館〉

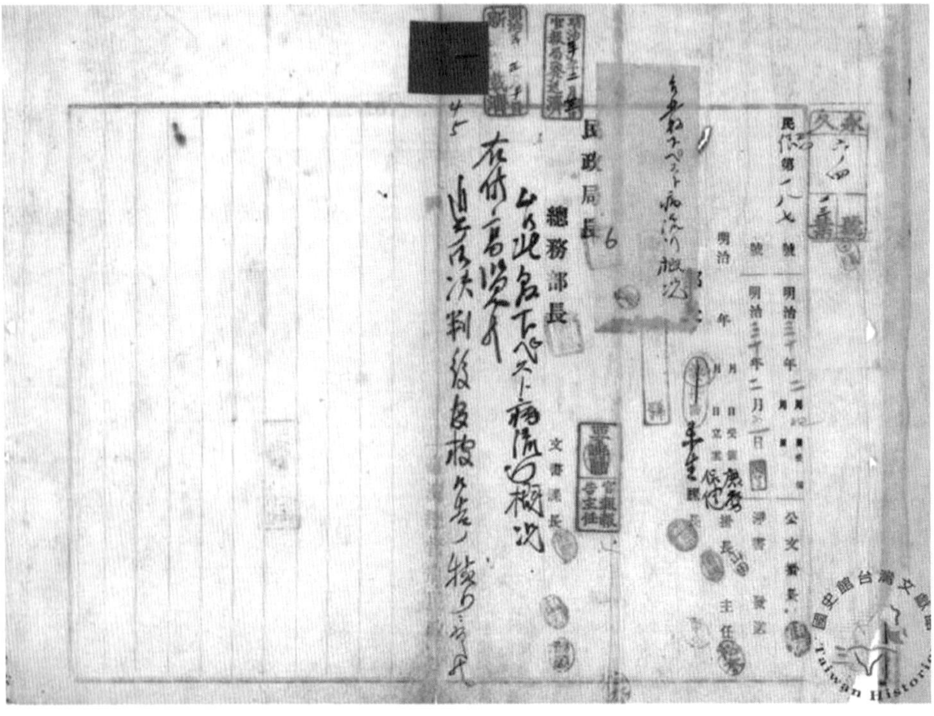

明治二十九年鼠疫流行報告書〈圖片來源：國史館臺灣文獻館〉

臺灣的大醫院

◉葉金川

日治時期

建設醫療衛生設施——臺灣總督樺山資紀接收臺澎時，率領勁旅「近衛師團」征臺。日軍部隊於五月二十九日登陸澳底，進行接收臺灣。一八九五年六月十七日，在臺北舉行「臺灣始政祝典」，第二天，師團即開拔南下，攻打新竹、臺中、彰化、嘉義、新營。

日軍攻占臺灣期間，戰死一百六十四人，但因病死亡人數卻高達四千六百四十二人，日本政府為了不要受臺灣惡劣的衛生環境與流行疫病肆虐，乃積極著手規劃建設醫療衛生設施。

日本政府在「始政」的第四天，也就是一八九五年六月二十日，就在臺北城外的大稻埕千秋街設立「大日本臺灣病院」，此即為臺大醫院的前身。臺灣病院實際上只是將大稻埕建昌街一棟粗陋的民宅，修繕後加以利用的野戰式醫院，「臺灣病院」首創之初，日本中央政府選派醫師十名、藥劑師九名、護士二十名來臺工作。

臺北病院和府立醫院——一八九六年,「臺灣病院」因民政的實施,由陸軍軍部移屬「臺北縣」管轄,因之改名為「臺北病院」。臺北病院在解除「軍管」的陰影後,在院長山口秀高領導下,逐漸成為一個現代化的醫院。

一八九六年五月,臺北、臺中、臺南三地方政府分別開設了官立醫院,之後,基隆、宜蘭、新竹、嘉義也設地方官立醫院。一八九八年,總督府接收地方官立醫院,改為臺北、基隆、宜蘭、新竹、臺中、嘉義、臺南等府立醫院。

一八九八年,臺北病院遷址「城內」,選擇在臺北城內清兵練兵場的荒埔營建新醫院。同年八月,木造「和洋混合風格」的臺北醫院落成,並在一八九九年六月一日正式展開醫療工作。

一九二〇年,日本赤十字社正式在臺北設立臺灣支部。一九〇五年,日本赤十字會臺灣支部醫院建築工程竣工,為醫學校附設醫院提供實習用(一九四五年十一月,改稱國立臺灣大學醫學院「第二附屬醫院」一九四七年一月,國民政府將它改為「臺灣省立臺北醫院」,一九六八年五月,臺北市將它改為「臺北市立中興醫院」)。

一九一二年年初,木造的臺北醫院,在臺灣潮溼氣候下,白蟻的腐蝕日趨嚴重,加以颱風年年侵襲,維修不易,終於決定逐漸拆除改建,並動工興紅磚鋼筋水泥混合的新臺北醫院(現在位於常德街的臺大醫院西址)。

功能性的醫療院所——除了一般醫院,日本官方也設立許多功能性的醫療院所,

「錫口養生院」收治結核病患、「樂生院」收治漢生病人（癩病）、「養神院」收治精神病人、「臺北更生院」戒治鴉片成癮者、「保健館」負責健康檢查及保健人員培訓。

一九三八年四月，臺北醫院改為「臺北帝國大學醫學部附屬醫院」，一九四五年十一月，改稱「國立臺灣大學醫學院第一附屬醫院」，現在中山南路的雙十字形「東址」大樓，係一九九一年才完工啟用。

國民政府時代

醫院概況——一九四五—一九七一年年間，臺灣的一般醫院除了臺大和省立醫院（日本總督府府立醫院十一所、分院一所都改為省立醫院），榮民總醫院是當時政府高官較常去的醫院，可說是另一所可與臺大競爭的有規模的醫院，榮民總醫院成立於一九五八年，當初規模不似今日龐大，一九八〇年，高十餘層的超大「中正樓」才興建完工。三軍總醫院是國軍醫院的五級（最高級）後送醫院，設在汀州路，一九九〇年代才遷建至內湖國防醫學中心。振興醫院創建於一九六九年，是蔣宋美齡設立的，當時小兒痲痺大流行，成立目的是為了小兒肢障治療研究，並命名為「振興復健醫學中心」。

其他臺灣的大醫院還有教會醫院、醫學院附設醫院，以及國營機構的附設醫院，例如郵政醫院、鐵路醫院等。

教會醫院在這段期間，都還不成氣候。馬偕紀念醫院是在一九八〇年代及一九九〇年代才幾度大規模擴建，並設淡水院區及新竹、臺東等分院。彰化基督教醫院也是在一九八六年起才開始大興土木擴張醫院規模。

高雄醫學大學附設醫院創建於一九五七年，自一九七七年起才陸續進行二、三、四期擴建，奠下今日醫學中心基礎。臺北醫學大學附設醫院是在一九八〇年後才擴建，後來也受託辦理臺北市立萬芳醫院及署立雙和醫院。中國醫藥大學附設醫院是在一九八〇年後期才接辦雲林原媽祖醫院為其北港分院，並在原址及周邊大肆擴建。

沒有財力建設醫院——總之，一九七〇年以前，全臺灣就靠這幾家大醫院撐過來了，不過當時臺灣人口中的「大醫院」指的是臺大及省立醫院，榮總、三總、教會醫院、醫學院附設醫院、私人開業醫師的小醫院都還稱不上大醫院。

一直到一九七六年，臺北長庚醫院開幕，法人醫院崛起，並且把大醫院壓得喘不過來，一切才改觀了（請參看後面〈法人醫院崛起〉一節）。

也就是說，在一九四五—一九七〇年這段期間，國民政府心力都投注在公共衛生工作上，相對地沒有財力投資建設醫院醫療，民間也沒有資金設立大醫院，只有開業醫師設立的許多診所和小型醫院。

國民政府來臺初期，只有能力增加公共衛生的投資，韓戰爆發後，得到大量的美援，幫助臺灣開始進行預防接種、婦幼衛生、家庭計畫、營養保健、傳染病防治、瘧疾防治等公共衛生工作。

一九四五年日本人撤退時，女生的平均壽命為五十三歲，男生則是四十六歲，不過到了一九七〇年，在這段公共衛生建設期，人民的平均壽命有了最大幅度的成長，女生的平均壽命來到七十二歲，男生則是六十七歲，女性增加了十九歲，男性增加了二十一歲。

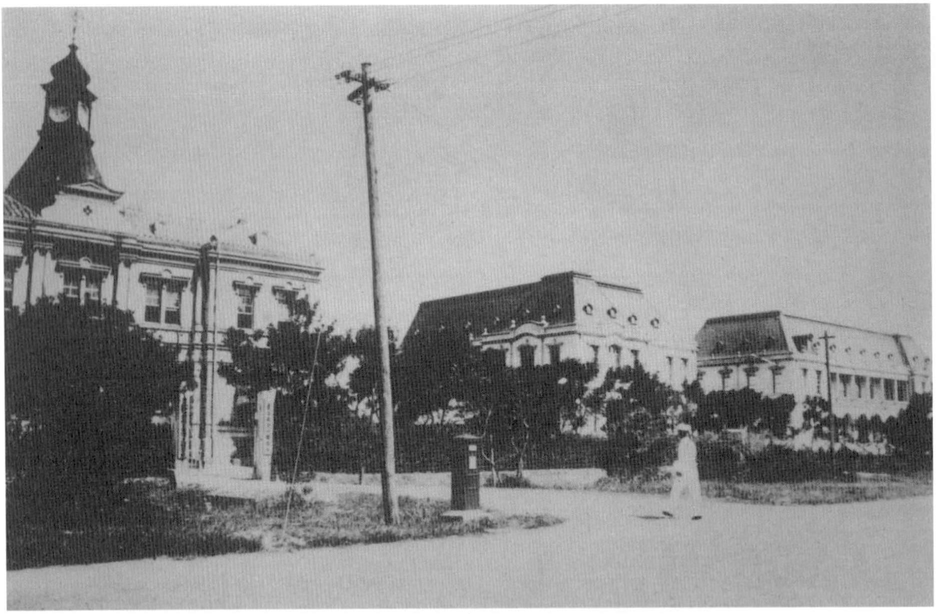

臺灣總督府醫學校〈右〉及赤十字社臺灣支部病院〈左〉〈圖片來源：臺北市文獻委員會〉

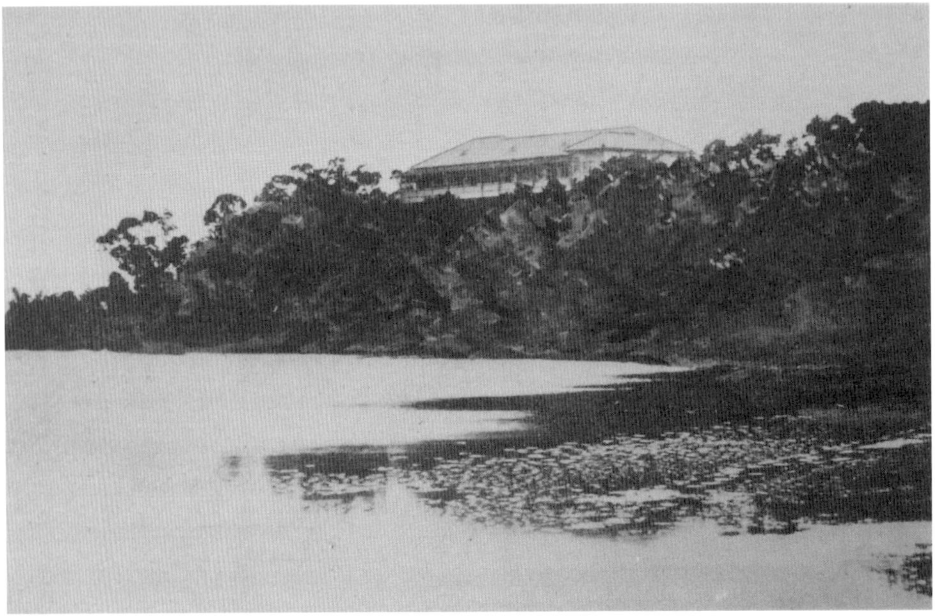

錫口養生院〈圖片來源：臺北市文獻委員會〉

土人醫師養成所—臺灣的醫學教育

◉葉金川

臺灣在清朝沒有任何的醫學教育制度，那時候只有中醫、草藥和民俗療法等，就算是中醫也是師徒口耳相傳而已；在教會醫療時代，西醫師助手是重要的醫學傳承的方式，許多助手離開原有的教會診所，自立門戶傳教看病。最早正式的醫學教育是由日本人引進。

近代醫學教育之濫觴

一八九五年日本人接手臺灣時，遭遇到臺灣人民的抵抗和環境疫病的困擾，於是從日本本土調醫師與護士到臺灣來照顧日本軍人，一八九七年臺灣局勢穩定之後，日本政府才在臺北病院內設立醫學講習所，也稱為「臺灣土人醫師養成所」，開始培養臺灣本土的醫生（當時日本人稱臺灣人叫土人，而稱原住民為番人，深山原住民則稱為生番），這就是臺灣近代醫學教育之濫觴。

醫學教育上軌道

一八九九年「臺灣總督府醫學校」成立，第一任校長為山口秀高，設立醫學校是他職業生涯的夢想，就是他堅持一定要在臺灣設立醫學校，臺灣醫學的正規教育才能正式踏上軌道。一九一九年，醫學校改稱「臺灣總督府醫學專門學校」，屬於專科教育，一九二七年，再改名為「臺北醫學專門學校」；隔年年臺北帝國大學成立，所以在一九三六年，臺北醫專被併入為「臺北帝國大學附屬醫學專門部」，每位學生要讀四或五年。

國民政府接收臺灣後，在一九四七年把醫科教育增長為六年制，一九四九年改為七年制，那時候稱為「醫科」，並不是「醫學系」，因為當時的「醫科」跟一般大學學系還是有些不同，一九六七年，教育部才把醫科改為「醫學系」。但是在學制上的名稱就發生了問題，教育部給的學位是「醫學士」，英文是「Bachelor of Medicine」，所以對醫學系的學生很不公平的，念四年、七年都是學士，許多醫師出國時會自己在B.M.後面加上括號附註「M.D.」字樣，也就是相當於外國正式的醫學博士（M.D.）學位。

增設醫學院

第一階段——一九四五年光復時，臺灣的人口是六百萬，但一九四九年國民政府迫遷來臺時，卻一下子增加了二百萬人，人口也每年自然增加三十多萬人，這時候「臺北帝國大學附屬醫學專門部」已經改成「臺灣大學醫學院」，再加上直接從大陸遷過來的「國防醫學院」，每年醫學院醫科畢業的人數大約在一百人，不過臺灣人口持續成長，對於醫生的需求大增，勢必要增設其他醫學院。

所以在一九四五年成立了「高雄醫學院」，創辦人是杜聰明先生，他曾在日本京都帝國大學攻讀醫學，是臺灣第一個博士，回臺後擔任臺北更生院長，專門負責菸毒勒戒的工作，之後擔任臺大醫學院院長，並專攻藥理，研究鴉片、嗎啡、蛇毒等，他應高雄士紳陳啟川等人之邀，創辦了私立高雄醫學院。

一九五八年，陳立夫先生在臺中創立了「中國醫藥學院」，由於北部的人口偏多，所以一九六〇年再成立了「臺北醫學院」，增設醫學院的第一階段至此算是告一段落。這時臺灣的五大醫學院就是臺大醫學院、國防醫學院、高雄醫學院、中國醫藥學院、臺北醫學院。

第二階段——第二階段則要等到一九七〇年代經濟起飛以後，當時大部分醫學院畢業的學生不是在都會區自行開業，不然就是到大醫院工作，很少有人到鄉下開業，這時韓偉先生一直鼓吹教育部成立臺灣第二間國立大學，終於在一九七五年「陽明醫學院」也誕生了！

第一任校長韓偉堅持陽明醫學院必須實施「公費醫生的制度」，公費醫生有義務到鄉下偏遠地區服務，這是一件創舉。一九七七年，原本以牙科起家的中山醫專也改制為「中山醫學院」。之後在一九八四年，臺南成功大學也要求設立國立醫學院，於是由黃崑嚴先生創立了「成功大學醫學院」。

這時候全臺灣已有八所醫學院，等於每年會有一千二百位左右的醫學生畢業，美國霍普金斯大學的教授 Baker 早年曾對臺灣做過一次的醫事人力調查和規劃，以及隨後陳拱北教授再次研究，都表示每年一千二百名醫生是足夠的，所以在一九八五年，經建會、衛生署、教育部三方在醫師人力的討論中達成共識，要嚴格控制醫學生的數量。

擋不住的趨勢

醫學生數量的成長——由於臺北長庚醫院與林口長庚醫院相繼於一九七六年與一九七八年成立，院內業務量相當龐大，所以於一九八七年創辦了「長庚醫學院」。而慈濟醫院於一九八五年成立，證嚴法師認為東部需要「醫護人員的養成」，所以先設立了慈濟護專。

一九九四年，慈濟又再一次突破，創立了「慈濟醫學院」，當時慈濟與衛生署鬧得有些不愉快，討論過程中，慈濟說：「西部有八所醫學院，東部也應該要成立一個醫學院！」衛生署的看法是：「花蓮加上臺東人口不到七十萬人，有設醫學院的必要嗎？而且師資也不好找！」不過衛生署最終還是讓步了，但是必須從西部醫學院的學生名額裡面扣除。

之後許多學校就依循慈濟的模式，一九九九年「輔仁大學醫學系」成立，二〇〇九年「馬偕醫學院」成立，不過人力規劃還是一樣，必須從其他醫學院的學生名額裡面扣除，比較有趣的是義守大學，它本來跟馬偕醫院一起申請，結果馬偕過了，義守沒過，只好另闢蹊徑，所以在二〇一〇年義守大學成立了「學士後中醫學系」，慈濟在二〇一二年也通過「學士後中醫學系」。

醫學教育品質改善——以上都是醫學生「數量」的成長，關心的是幾間醫學院或是醫師人數的問題，但臺灣醫學教育在「品質」上也有長足的進步，不管是服務精神、社會責任、回饋社區、協助國際醫療等等，都是近年來醫學教育所注重的。而對醫學生的挑選，觀念上也逐漸改變，在臺灣通常都是頂尖的學生念醫學院，七十五滿級分只是基本的要求，還不一定進得去呢！

但「人品」才是第一優先，「服務意願」以及所謂的人文素養，這應該比「上通天文、下知地理」更為重要。

在教學方式上，臺大最早實施「小班教學」，並以「問題導向」引導式的教學取代以往「上對下填鴨式」的教學，也因為醫學系的學生主動性、創造性較強，漸漸看到了成效，幾個醫學院像輔大、慈濟在「問題導向」教學上也有些特色。現在醫教會也在討論要把七年制改成六年制，加上兩年的強制一般科實習醫師制度（PGY）。

進步的象徵

總而言之，醫學教育從無到有，從醫學院的數量及人數擴充到限制，醫學教育內容也一再檢討改變，經歷一八九七年到二〇一一年這一百多年的歷史，臺灣的醫學教育已經算是成熟的制度，這一頁臺灣醫學教育史，其實也是整個臺灣教育制度的縮影，看著這樣的改變，也可以說是臺灣百年來進步的象徵。

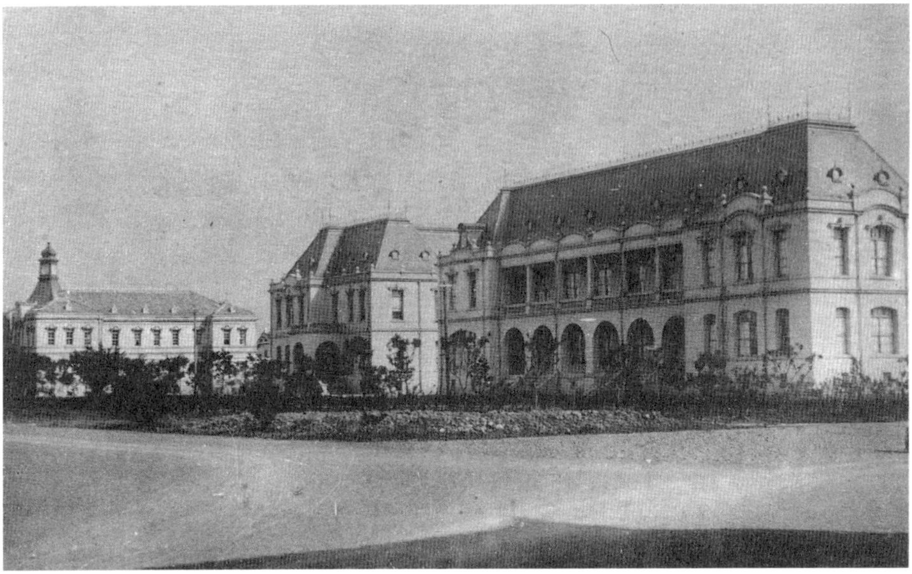

臺灣總督府醫學校〈圖片來源：國家圖書館〉

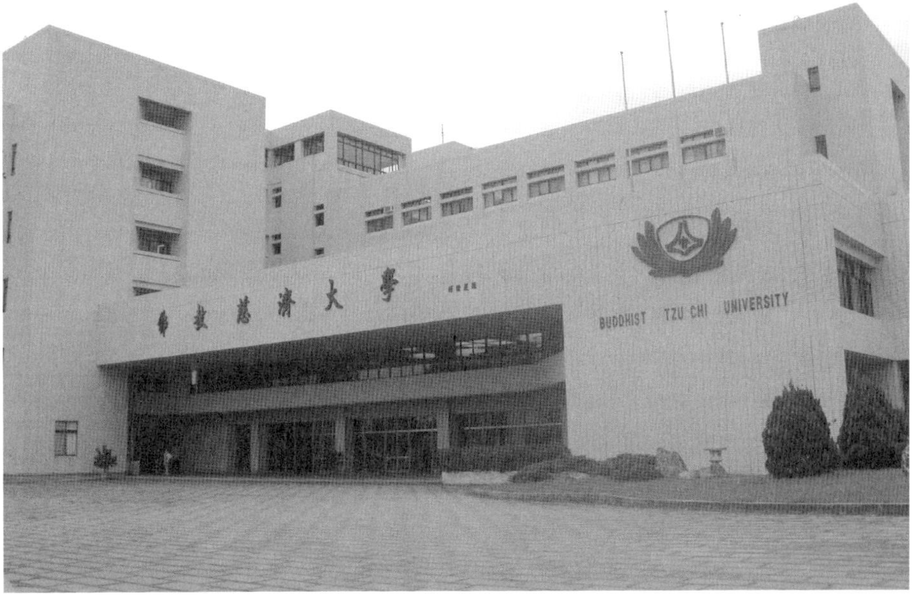

慈濟大學〈圖片來源：葉金川〉

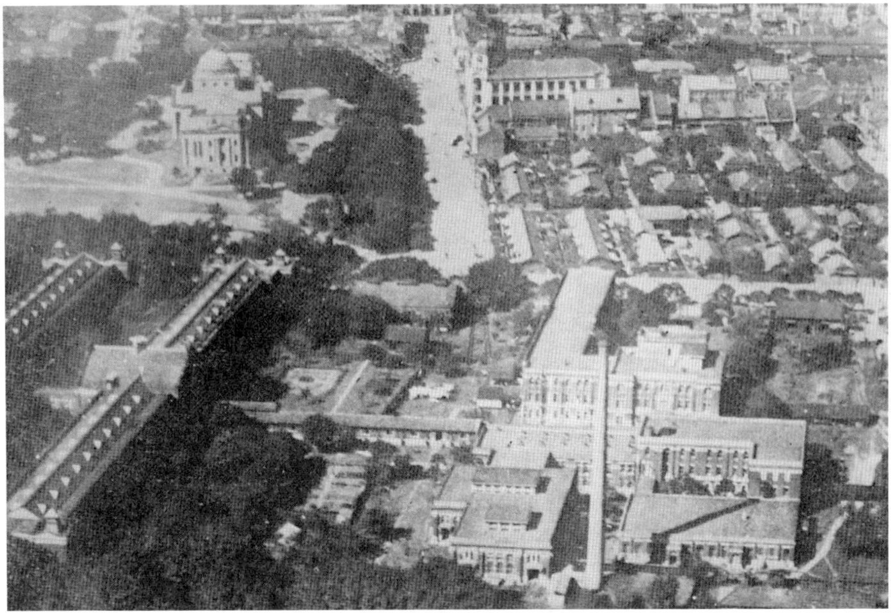

衛生處時期的臺大醫院〈圖片來源：臺北市文獻委員會〉

衛生處時期

1945 — 1970

農復會與衛生所

◉葉金川

政府醫院和公醫負責公衛業務

臺灣在清朝年間，並沒有地方衛生組織。日治時期，總督府民政局（後來又改歸民政局及警務局）設有衛生課，掌管全臺灣衛生業務，地方州政府警察部下置衛生課（廳政府警務課置衛生係）。

在醫療方面，除了民間私設醫院診所外，政府醫院有臺北帝大附設醫院，總督府也在基隆、宜蘭、新竹、臺中、嘉義、臺南、高雄、屏東、花蓮港、臺東、澎湖等地共設立十一家府立醫院，此外，要倚靠地方的公醫來處理公共衛生業務，公醫除開業看病外，也要負責傳染病預防、診斷和治療，如天花、鼠疫、瘧疾等，還要配合特殊或緊急衛生事項。

另外，日本人對於臺灣的基礎建設（交通、電力、上下水道、市場、墓地）和環境衛生、衛生習慣等，也奠下了深厚的基礎。

衛生處大刀闊斧推動基層衛生建設

一九四五年臺灣光復，臺灣省行政長官公署民政處下設有衛生局，各縣市政府下設有衛生院。一九四七年，臺灣省政府成立，下設衛生處，並開始沿用一九三四年在大陸全國衛生行政會議中的決策，也就是「全國衛生系統大綱」中的農村三級醫藥衛生制度，聯村（類似鄉）有保健所，村設保健室。由於二次世界大戰的緣故，這個概念直到戰後的一九四五年，才真正開始實踐，而臺灣則是由先成立的衛生局及隨後成立的衛生處來推動基層衛生建設。

農村復興委員會

美援法案的晏陽初條款——一九四五年，《美國援華法案》開始生效，《美援法案》中有所謂的「晏陽初條款」，晏陽初先生是大陸農村教育家，曾經留學美國，跟美國政界關係良好，當時他辛苦地遊說美國行政單位與國會，《援華法案》中依照他的建議，規定百分之五至十的美援要用在農村建設，農村建設的經費從此有了著落。

當時的美援除了軍援外，大約一年有一億美金用在中國自由地區，後來就只剩臺澎金馬。美援中的百分之二十必須用在長期建設，而五至十百分比的經費要用在農村建設，負責籌劃運用的機構是「農村復興委員會」，簡稱農復會，是當時臺灣最火紅的機構，李崇道、蔣彥士、吳大猷、許世鉅等這些大名鼎鼎的人物都曾待過農復會，或是從農復會起家。

農村衛生組——農復會中最關鍵的單位是「農村衛生組」，組長是許世鉅，他從大陸北京協和醫學院畢業後，除了致力鄉村衛生所室的建設外，他還曾主張在衛生處下設立「環境衛生試驗所」，不過當時的省主席嚴家淦聲稱沒有經費而不願設立。有一次許世鉅碰到宋美齡，提到了環境衛生試驗所的重要性，宋美齡同意他的看法，接著許世鉅提到：「但是省政府沒有經費。」這個時候，嚴家淦馬上改口：「經費的事情，我會想辦法！」

從這個有趣的故事中可體會到，許世鉅對臺灣公共衛生的影響和貢獻！

衛生所與衛生室

一九四五年，臺灣行政長官公署在全國各地只設立了十五個衛生所。許世鉅先生認為衛生所的建設最重要，但是數量卻嚴重不足，因此農復會就開始使用美援的經費，在農村廣設衛生所，截至一九五二年，共完成了三百五十五個衛生所，而後陸陸續續也設了五百多個衛生室，這是一個很重要的里程碑。

成立衛生所要做什麼呢？衛生所的任務包括婦幼衛生、預防接種、傳染病防治、家戶衛生、家庭計畫等，當時許多疾病，諸如瘧疾、霍亂、砂眼、蛔蟲、頭蝨、結核病、小兒麻痺、恙蟲病等，都因為衛生所而獲得了基本的控制。

功不可沒的公衛護士

省政府各個醫療疾病專業機構，像是瘧疾研究所、婦幼所、家計所、環衛試驗所、防癆局等的工作及研究調查，都必須倚賴衛生所和衛生室在地方基層的實際執行，才能真正改善社會大眾的健康狀況！

硬體有了，就必須派人進駐，才能發揮效用，衛生所室依靠公衛護士、助產士、家計員、防癆員等來應付鄉村內的衛生問題，這些基層衛生人員是臺灣衛生的最大功臣。

令人驚豔的公衛成績單

回顧臺灣百年公衛歷史，可分為日治時期（基礎建設期）、公共衛生時期（一九四五——一九八〇年）、醫院醫療時期（一九八一——一九九四年）、全民健保時期（一九九五——）四個時期，而臺灣的平均壽命增加最多的，就是在廣設衛生所室的公共衛生時期，衛生所室對臺灣公共衛生的重要性可見一斑。

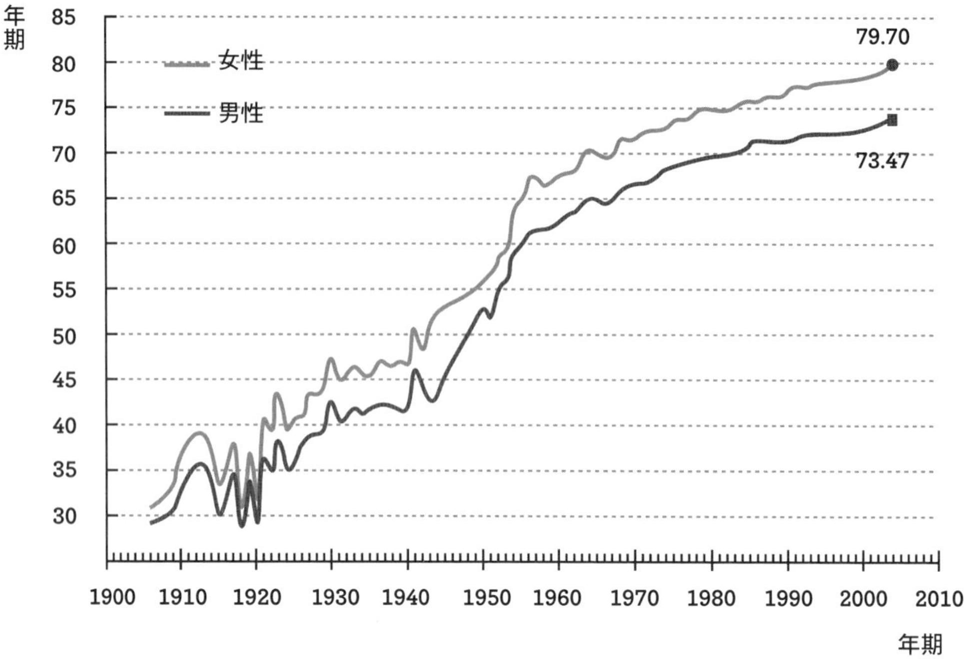

一九四五年至一九七〇年是臺灣平均壽命增加最多的時期〈資料來源：衛生署〉

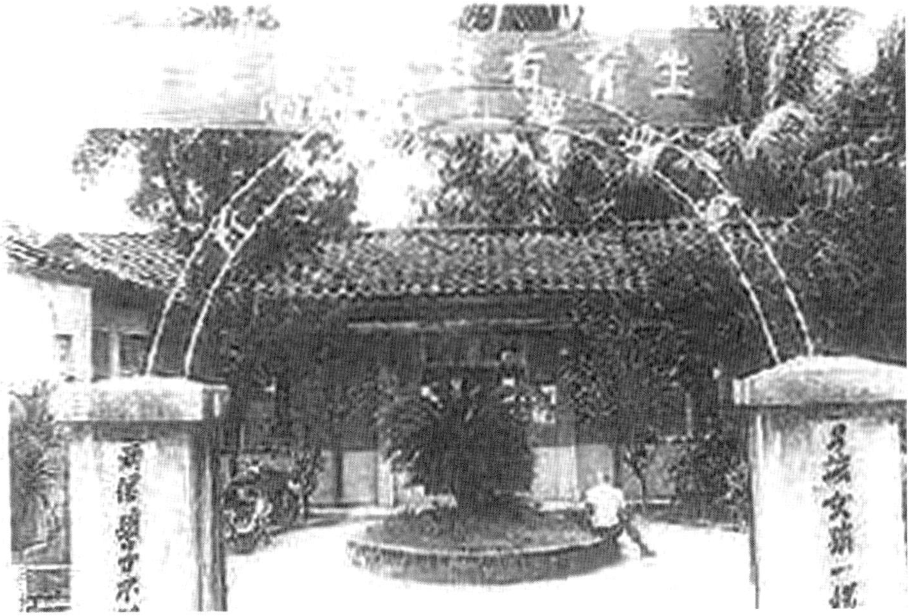

拱門招牌是當時衛生所的典型外觀〈圖片來源：衛生署：公共衛生發展史〉

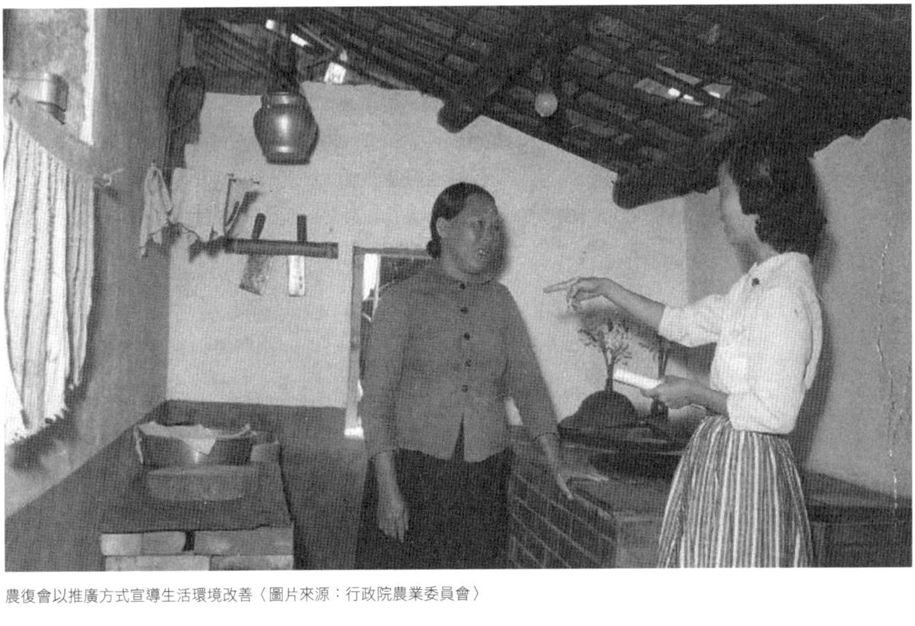

農復會以推廣方式宣導生活環境改善〈圖片來源：行政院農業委員會〉

預防接種

破傷風、白喉、百日咳

◉葉金川

日據時代，日本人沒有處理「破傷風、白喉、百日咳」的問題，這時候疫苗尚未問世。一九四八年開始有白喉的「類毒素」，這與之前的牛痘不同，類毒素是人工製造出來的，而牛痘疫苗是自然形成的，這是生物科技技術上的一大突破。破傷風的疫苗則是用破傷風類毒素，百日咳則是使用一種細菌疫苗。一九五四年，衛生處的血清疫苗製造所自行研發，把這三種混合後做成DPT三合一疫苗，一九五五年開始對六至二十四個月的嬰幼兒進行施打。不過由於經費以及疫苗數量上的不足，短期內沒辦法施打完所有的嬰幼兒，直到一九五九年才開始全面施打。

破傷風的病因最多是從「接生」所引起，當時接生並不都是由醫師和助產士來處理，所以剪臍帶時所用的剪刀或剃頭刀，都沒有經過一定程度的消毒處理，很容易沾染破傷風的孢子，進而傳染給新生兒，死亡率非常高，最高峰是在一九五六年，總共有一千多個病例，後來就慢慢降下來。白喉、百日咳也因為DPT三合一疫苗的緣故，每年大約只剩下個位數字的病例。

揮之不去的日本腦炎

「日本腦炎」是一種神經病毒，會使腦部受損，身體的肌肉會僵硬、抽筋、麻痺，也會影響視力以及精神狀況，豬為病毒的宿主，媒介為三斑家蚊，蚊子叮了豬之後，再叮咬人體，人類就被傳染了！臺灣不可能不養豬，也不可能將三斑家蚊殺盡，在一九六七年一年就有一千零二十四例的日本腦炎病患。

既然叫做日本腦炎，代表日本也有病例，疫苗也是日本人最先研發出來的，一九六七年，臺大小兒科醫師李慶雲將日本腦炎的疫苗引進臺灣，他是臺灣的疫苗之父，之後，他繼續研究日本腦炎疫苗的製作方式，將疫苗打入鼠腦中培養，再將不活化的病毒取出製作成疫苗。一九六八年，開始全國性的施打，二歲以下必須施打，隔年再追加一次，但是日本腦炎疫苗的保護效果沒有這麼好，多多少少還是會有一些打了疫苗卻還是感染日本腦炎的情形，不過自從全面施打疫苗之後，病例已經從每年一千多例降到只有二、三十例。

日本腦炎疫苗有時候會引起一些小朋友的過敏症狀，所以後來希望用「組織培養」的技術來製作日本腦炎疫苗以改善過敏現象，直到現在，每年都還會聽到一些日本腦炎個案的發生。

小兒麻痺

小兒發燒是家長的夢魘——對臺灣影響最大的傳染病就是「小兒麻痺」，它是腸病毒的一種，經由糞口傳染，受感染的體液以及分泌物經由口腔進入人體內，接著感染侵害脊髓，每二百五十個感染病毒的人當中就有一人會下肢麻痺，也就是下半身不遂導致終身肢體殘障。一九六〇年成立的振興醫院，就是專門為照顧小兒麻痺患者所創立的，當時每年大約有一至三千多名小兒麻痺患者死亡，但是變成肢體殘障的患者比死亡的人還要多，必須花費大量的人力、物力去照顧他們，造成臺灣社會一項最棘手的問題。

一九五八年，國外發明了沙克疫苗，這是死的病毒，用注射的，一九六三年，則發明了口服的沙賓疫苗，政府開始全面使用口服沙賓疫苗，小兒麻痺患者急遽減少，在一九七〇—一九八〇年間幾乎絕跡，不過可惜的是，一九八二年突然又爆發一波大流行，共有一千零四十三個病例，九十八人死亡，這是因為每年使用沙賓疫苗的人口大都達到百分之九十以上，但還是有一些漏網之魚，十年累積下來的人口則相當可觀，所以沒有疫苗抗體的這群人就成為了這波大流行的受害者！

小兒麻痺是臺灣的痛——其實在一九八二年三月就已經出現指標個案，照理來說好幾年沒發生的疾病，突然冒出個案，表示背後已有百人以上可能已被感染，並且持續在散布病毒中，疫情可能陸續爆發；這時防疫單位就應該要旋緊發條，提高警覺才對，如果能夠及時從國外買進大批口服沙賓疫苗，讓所有十歲以下的兒童再食用一次，或許就能馬上止血，及時阻止這次不幸的悲劇發生。

經過此次慘痛的教訓之後，後來小兒麻痺疫苗總共要服用五次，而且會在兒童小學入學時嚴格檢查預防接種的黃卡，之後則是使用電腦登錄，一九九二年之後就沒有任何小兒麻痺的案例了。

世界衛生組織規定，在一個地區或是國家，最後一個病例之後，三年內沒有再發生病例的話，就可以宣布已經將小兒麻痺撲滅，一九六六年十二月十三日，臺灣成立了根除委員會，但由於我們不是世衛的會員國，所以我們直到二〇〇〇年才被世衛正式頒布臺灣已將小兒麻痺根除。

MMR

「MMR」就是麻疹、德國麻疹和腮腺炎，這一類的疫苗其實早在一九六八年就已經問世，但是價格昂貴還必需自費，再加上民眾的觀念是「要讓麻疹自然發病」、「出過麻疹的小孩才會長大！」所以民眾普遍對於施打麻疹疫苗沒有強烈意願。

一九七〇年初，許多學者就針對麻疹的流行病學及疫苗寫了許多文章，要求衛生署重視，其中提到：「每年死於麻疹的人口大約在一千多人，引起的併發症則更為難纏，諸如肺炎引起死亡、中耳炎導致聽力受損等等，政府應該積極推動免費麻疹疫苗接種。」

但是衛生署直到一九七九年才開始免費、全面地施打麻疹疫苗，不過成效很快就出現，每年麻疹病例急遽下降，但跟小兒麻痺不是百分之百的施打情形一樣，累積了七年後，一九八五年再次爆發麻疹大流行，二千二百一十九例的病例中，死亡者有九十七人。

三麻一風——一九九一年，防疫處提出「小兒麻痺、德國麻疹、麻疹、破傷風」的防治計畫，俗稱「三麻一風」計畫，總而言之，經歷許多寶貴的經驗，以上所述的各項疾病已經不再是臺灣人的夢魘；政府要求預防接種率至少要百分之九十五，疫情監視也更為謹慎。

轉向新興疾病及其他疫苗

全民健保開辦以後，預防接種的層級邁入另一個階段，轉向為季節流感、新流感、禽流感、水痘疫苗、A型肝炎、肺炎雙球菌、B型嗜血桿菌、腸病毒（EV71）等等疾病的疫苗研發和使用上，甚至是癌症疫苗，像子宮頸癌等。

婦幼衛生

◉葉金川

日治時代，政府曾設立臺北保健所（館），負責公共衛生人員的訓練，一九四五年國民政府接收臺灣，當時的整體公共衛生條件不佳，傳染疾病橫行，婦幼衛生的情況也不理想，一九四七年衛生處成立後，接收臺北保健所（館），專門負責公共衛生工作。

婦幼衛生委員會

從數字上看，一九五一年臺灣的出生率為百分之五十，嬰兒死亡率為百分之一百五十，等於每十個新生兒中有一．五個活不過一歲，講難聽一點就是「多生多死」。還好在一九五二年，衛生處爭取到世界衛生組織的補助，正式成立臺灣省婦幼衛生委員會，專門處理婦幼衛生問題，並使用世衛的計畫來改善國內的婦幼衛生狀況。

接生不當——首先是嬰幼兒與孕產婦死亡人數過多的問題，最主要是「接生不當」所引起的，根據一九五一年抽取一些樣本的調查，發現由醫生接生的只有百分之三，衛生所助產士接生的有百分之十八，開業助產士接生的有百分之三十三，其他不合格的，諸如家屬、朋友、鄰居等接生的高達百分之四十六，這是非常嚴重的問題。

世界衛生組織的經費並不是源源不絕，在一九五九年就結束了，還好我們自己有爭取其他經費繼續開辦下去，並成立臺灣省婦幼（孕前）衛生研究所，最主要的目的是要多訓練一些助產士，並且也讓省立、公立醫院的護士接受接生訓練，因此嬰幼兒與孕產婦的死亡率很快就下降了，一直到一九七〇年，婦產科的開業醫師慢慢增加，所以後來逐漸以醫師接生為主。

營養不良——第二是「營養不良」的問題，營養跟婦幼衛生有什麼關係呢？其實有很多兒童是因為營養不良而導致寄生蟲感染，一九五五年我們爭取到聯合國兒童基金會的補助，得到「全脂奶粉、脫脂奶粉、魚肝油、鈣片、豆奶」等營養品，這些營養補給品一直到一九六八年才停止，這段期間很多人是喝聯合國的奶粉長大的，這跟有些人是穿美援麵粉袋做成的內褲長大有異曲同工之妙。

人口衛生——一九五九年，婦幼衛生研究所其中有一個部門特別負責「人口衛生」，聘請了一批孕前衛生保健員來執行任務，並且把重點工作放在「加派助產士進駐無開業助產士的偏遠鄉鎮」，或是「獎勵助產士下鄉的職業計畫」，也儘量鼓勵醫生到鄉下去開業。一九六四年，「家庭計畫」的工作已經從婦幼衛生中區隔出來。

因應各階段問題調整

總體來說，婦幼衛生涵蓋極廣，必須因應各階段的問題做出調整，從一九五二年開始，我國的婦幼衛生，從起初「訓練助產士」、「引進補給品補充營養」，先改善孕產婦和嬰幼兒的死亡問題之後，再主攻「小兒麻痺」（基層衛生所人力無法負擔，小兒麻痺預防工作交婦研所負責），再來則慢慢轉向為「孕產婦與兒童的健康管理」，一九八二年，婦幼衛生研究所轉向優先執行「婦女癌症防治計畫」，如子宮頸癌、乳癌等，之後則是「優生保健」、「人工協助生殖」，這些工作在之後的章節會討論到。

截至二〇一〇年，嬰兒死亡率是百分之四．二，與一九五一年的百分之一百五十簡直是天壤之別，孕產婦死亡率是十萬分之二．六，比起一九七〇年的十萬分之四十也是進步不少。

基層的無名英雄

在這六十年間，婦幼衛生可說是整體公共衛生的縮影，特別是勞苦功高的助產士、婦幼衛生保健員等基層工作人員們，雖然今天婦幼衛生這個名詞已經消失，取而代之的是「優生保健諮詢」，但是他們為臺灣公衛所做的貢獻是無法抹滅的，他們是臺灣的無名英雄。

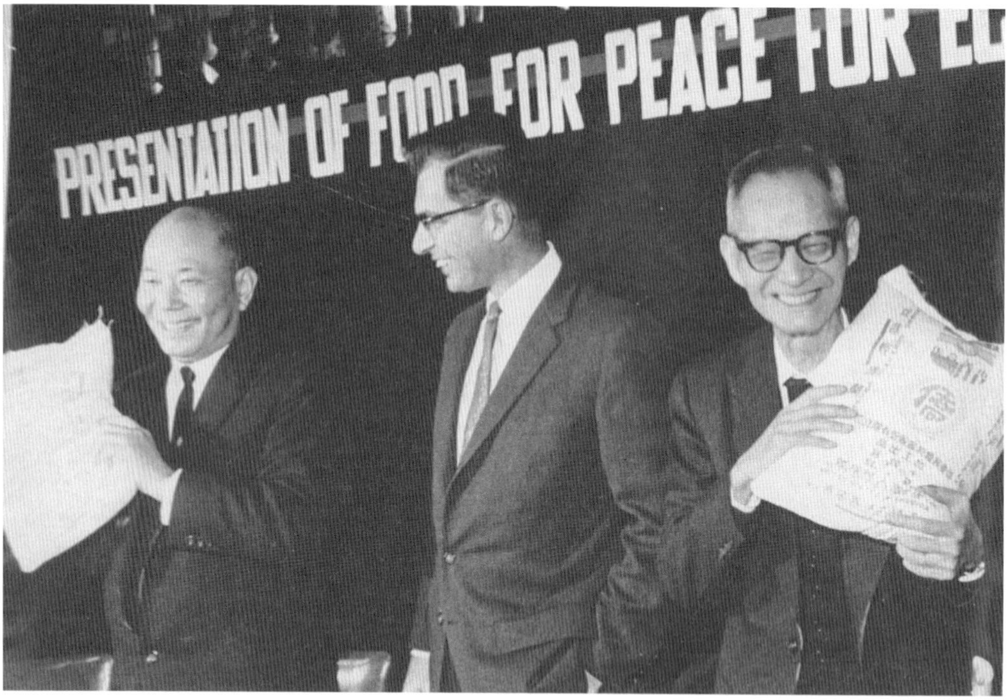

周至柔〈左〉與蔣夢麟〈右〉代表接受美援麵粉〈圖片來源：國立臺灣歷史博物館提供〉

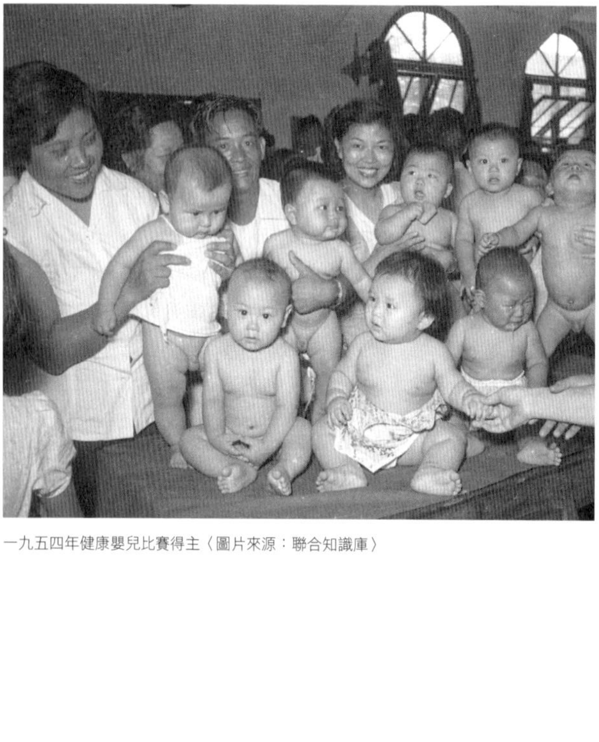

一九五四年健康嬰兒比賽得主〈圖片來源：聯合知識庫〉

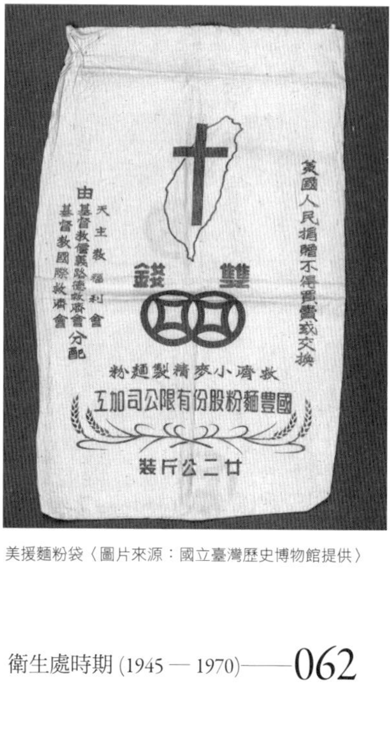

美援麵粉袋〈圖片來源：國立臺灣歷史博物館提供〉

瘧疾防治

◉葉金川

臺灣是何時開始成為瘧疾蔓延的地區，已經無歷史可考，實際上應該非常早，因為漢人移民到臺灣來之後，導致死傷人口最多的就是瘧疾，但當時不知道瘧疾的感染源是瘧蚊，所以都把原因歸咎於氣候潮溼，這也是臺灣被稱為「瘴癘之地」的由來。

馬偕帶來的寶物

馬偕在一八七一年來臺傳教，他的「拔牙」技術相當有名，但他在家書中提到，在臺行醫期間，曾不慎感染瘧疾，差點病死異鄉；另外他從國外拿「金雞納霜」來臺灣治療瘧疾，也就是「奎寧」，臺灣民間俗稱「白藥水」，馬偕曾提到：「臺灣的瘧疾相當普遍，當時奎寧是用精緻的小玻璃瓶來盛裝，臺灣人從來沒有看過玻璃，視它為珍寶，甚至有人會假裝得了瘧疾，跟我要奎寧，卻把奎寧倒掉，把玻璃瓶當成裝飾品！」由此可知瘧疾在教會醫療時期是相當普遍的疾病。

日本殖民政府的防瘧措施

一八九五年日本接手統治臺灣，在一九〇五年做了有史以來的第一次人口調查，那時候男性的平均壽命只有二十八歲，女性只有三十一歲。一九〇六年到一九一一年每年都有做死因統計，在這六年間的第一死因都是瘧疾，一九一五年因瘧疾而死的人數高達一萬三千三百五十人，瘧疾加上「天花」、「鼠疫」、「腸道疾病（傷寒、副傷寒、痢疾、阿米巴痢疾等）」，成為當時臺灣人民的四大健康問題。

很多人以為防瘧是國民政府來臺後才開始，其實不然，日本政府一直積極在瘧疾防治上做努力。一八九七年，英國科學家 Ronald Ross（一九〇二年諾貝爾醫學獎得主，受萬巴德醫師影響而在印度發現瘧蚊）就發現瘧蚊是瘧原蟲的媒介，但是日本人仍採用「檢查和治療」政策，以顯微鏡驗血，有被瘧原蟲感染的病患，就用奎寧治療。

日本研究者木下嘉七郎在一九〇一年調查臺灣七種瘧蚊的習性與分布，一九〇六年到一九一一年間主要的抗瘧法仍是採用血檢驗和治療，到了一九一一年才開始「撲滅瘧蚊」的工作，但主要仍是環境衛生的整理，並未以滅蚊為手段。瘧疾的疫情逐年下降，一九三五年死於瘧疾的人只剩下三千四百八十七人，雖然還是偏高，但跟一九一五年的一萬多人相比好很多了！

不過好景不常，一九四二年二次世界大戰爆發後，日本幾乎將所有資源都投入戰爭，也包括醫療資源，所以瘧疾每年的死亡人數不再減少，大多維持在每年三至四千人。

國民政府時期的瘧疾研究所

臺灣光復後，一九四六年國民政府與美國洛克斐勒基金會合作，共同進行瘧疾的防治，首先在潮州設瘧疾研究中心，一九四八年納入臺灣省政府衛生處管轄，改名為「臺灣省瘧疾研究所」。一九四九年，國民政府遷臺，洛克斐勒基金會的外國工作人員撤出瘧疾研究所，但經費的援助不中斷。

此外，美援的經費也有一部分是使用在瘧疾防治上，瘧疾研究所成功吸引許多臺大醫學院的學生來此工作，包括高醫前校長謝獻臣、曾任防疫處長的莊徵華、周心賢、陳萬益、曾柏村、陳錫煊、梁鑛琪等，其中周心賢醫師發現瘧蚊雖然有八種，但「矮小瘧蚊」才是最主要的感染媒介，連日清是昆蟲學家，也都曾進入瘧疾研究所工作。

重要的發明──DDT

DDT是美國人發明想用於越戰的物質，當初認為DDT是無害的，一九五六年時有一件個案，在吃貢丸的時候不小心把四十公克DDT當成佐料，攙入七十顆貢丸中，結果造成十一人中毒，不過治療兩天後就痊癒了！所以它雖然有毒，但不是急性毒性，對於人體不會有立即的危害。

後來才知道DDT會造成環境的汙染，需要幾萬年才會分解，而且長時間殘留在環境中，造成的影響不只是瘧蚊而已，許多昆蟲、蠶寶寶、虱目魚苗也會被殺死，生態平衡會被打亂，譬如毛毛蟲的天敵—昆蟲大量死亡後，毛毛蟲開始大量繁殖，有些國家的偏遠及原住民社區的房子是用茅草蓋的，就會被毛毛蟲吃掉，居民不堪其擾。

DDT 殘餘噴射——臺灣政府採用世界衛生組織（WHO）的殘餘噴射（residual spray）模式，將 DDT 噴灑在牆壁上，因為蚊子吸完血後需要休息，就會停在牆壁上，瘧原蟲未繁殖前瘧蚊就已死亡，防瘧效果很好，只要不要噴到食物、床鋪、寢具、動物就沒問題了！

而農復會許世鉅的「衛生所」計畫，在衛生所中安排醫師、護士、檢驗員等基層人員，可就近輔助與監督防瘧員的防瘧措施，再加上健全的疫情通報制度，對瘧疾防治發揮了很大的效果。

瘧疾研究所功成身退

一九五二年到一九五八年的六年期間，差不多沒有什麼瘧疾的個案了！一九五八年到一九六四年則做了肅清與根除，一九六四年世界衛生組織派員來臺勘查，一九六五年頒發瘧疾撲滅證書給臺灣。臺灣的瘧疾研究所正式功成身退，而瘧疾研究所的專家們有些轉行，有些就到世衛或其他國家擔任顧問，繼續與瘧疾奮戰，最有名的就是連日清，他到現在八十幾歲都還應外交部邀請，到非洲友邦幫忙防瘧工作。

總體而言，臺灣除了有瘧疾研究所的專家們規劃研究，加上美援和 DDT 的幫助，最後是基層有健全組織人力可執行，如此天時、地利、人和之下才能成功將瘧疾根除，反觀世界其他各國，沒有國家願意投入大量人力、物力成立專業防瘧機構，最關鍵的是缺乏「基層監督系統」，又遇到一些民族習性的問題，譬如茅草屋根本沒有牆壁，有些地方甚至還有矮小瘧蚊以外的瘧蚊等種種因素，沒有一個國家的防瘧工作像臺灣一樣成功。

全球瘧疾根除計畫失序

世界衛生組織瘧疾組中有一位流行病學家 Farad，他在一九六四年曾來臺了解防瘧成果，他在一九九〇年再次來到臺灣時，感慨地說：「全球的瘧疾根除計畫，根本是處在一個混亂且失序的狀態！」

直到二〇一〇年，世界衛生組織統計全球還有二億一千六百萬人感染瘧疾，大部分是在非洲，東南亞也不少，每年有六十五萬五千人死於瘧疾，其中百分之八十六是小孩子，目前每年要花費二十億美金（世界衛生組織估計五十億美金經費才夠用）在瘧疾上。目前 DDT 已禁止使用，改採可分解的「pyrethroid」，近年來有人發明將「pyrethroid」攙入蚊帳纖維中，可使用五年，效果不錯，但限於經費、人才與行政配合，瘧疾始終是世界衛生組織最頭痛的問題之一！

臺灣經驗伸出援手——作為世界瘧疾防治的典範，臺灣也不藏私，將我們當年的防瘧技術與經驗，分享給我們的邦交國，其中成就最明顯的是西非的「聖多美普林西比」，臺灣與聖國一起防瘧了十年，瘧疾發生率、住院率、死亡率都比原先降了百分之九十，是所有非洲國家中的典範。

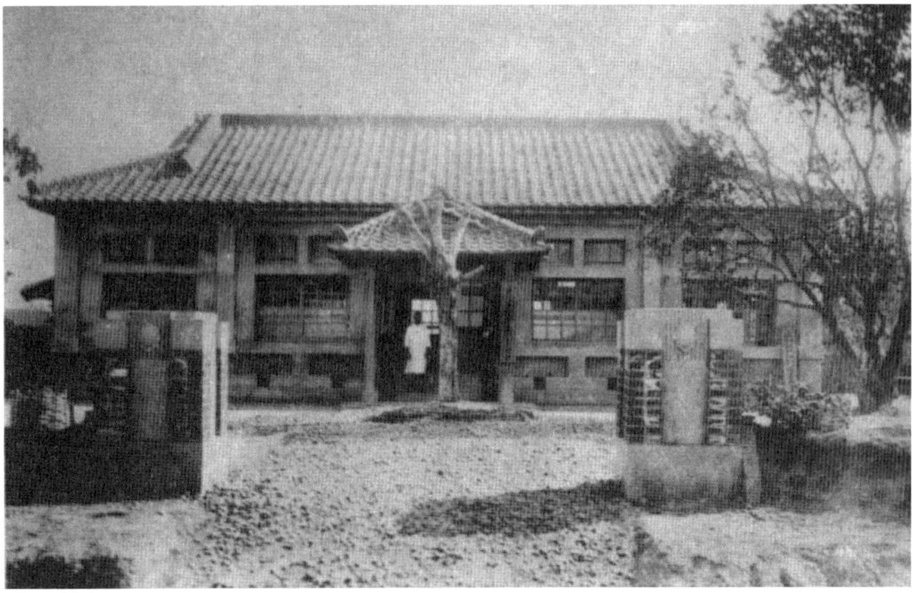

新化瘧疾防治所〈圖片來源：國立臺灣大學醫學院圖書分館典藏〉

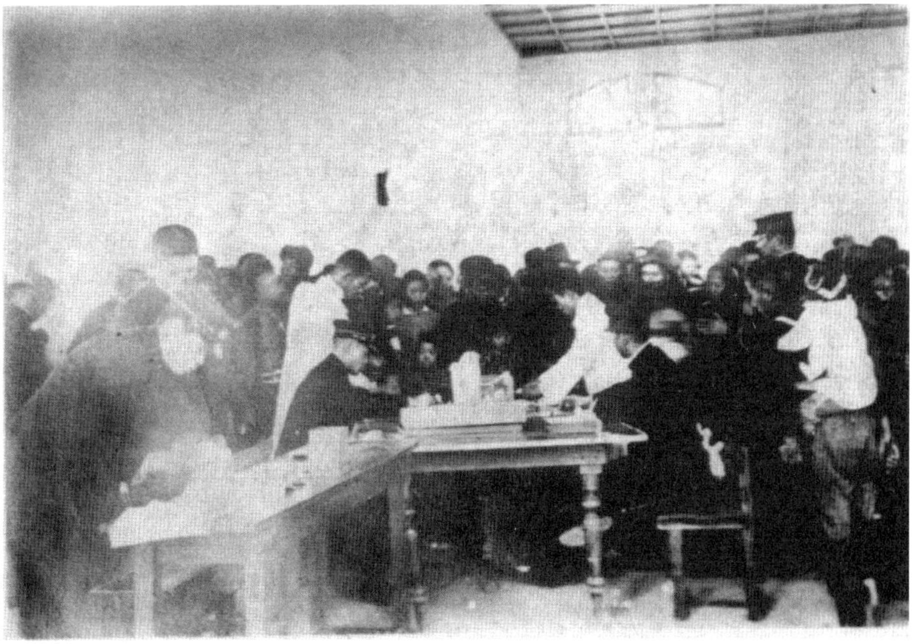

日治時期，為了防治瘧疾，民眾接受抽血檢查〈圖片來源：國立臺灣大學醫學院圖書分館典藏〉

甲狀腺腫大

◉葉金川

陳拱北的兩大貢獻

陳拱北教授出身松山望族之後，在優渥環境中成長，並到日本慶義大學醫學院就讀，一九四三年學成歸國後沒有自行開業，而是先擔任ㄧ臺北帝國大學醫學院衛生學教室助教、講師，隨後升副教授、教授，他在一九五五年設立了臺大公共研究所，並任所長，並且在一九七二年設立了臺大公衛系，為臺灣第一個公共衛生學系。

陳拱北教授在教學之餘，在公共衛生實務上有兩個極大的貢獻，一個是烏腳病防治，另一項就是本章的甲狀腺腫大防治。一九五五年，陳拱北教授和臺大內科的陳芳武教授一同到甲狀腺腫大盛行的新竹芎林一帶做流行病學調查，陳芳武教授說：「流行地區的每個人都有一個大脖子，實在怵目驚心，不過看多了也都習慣了。」

關鍵人物—河石九二夫

臺灣最初發現甲狀腺腫大流行的是一九四〇年當時還稱為帝國大學醫學院的教授河石九二夫，他發表的一篇研究中說到：「日本人甲狀腺腫大的機率比較低，臺灣人比

◉河石九二夫〈圖片來源：國立臺灣大學醫學院附設醫院提供〉

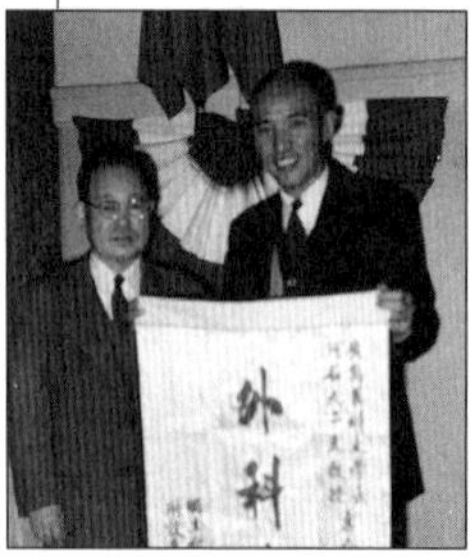

較高，高山族更高。」他認為甲狀腺腫跟種族是有關係的，一九四二年，他發現新竹獅頭山居民甲狀腺腫發生率居全臺之冠，女性發生率也比男生大；另外，他也發現丘陵、山地地形的居民比平地居民發生率來得高，不過他並沒有解釋為什麼。

甲狀腺腫防治委員會

陳拱北教授等人研讀世界各國對甲狀腺腫大的研究，文獻上指出甲狀腺腫大是跟「碘」的缺乏有關，解決方法是在食物中加入碘，一九二四年美國首先證明在食鹽中加碘是最有效、最方便的辦法，瑞士、加拿大、印度、中國也跟進。

因此，陳拱北教授也決定使用食鹽加碘來防治臺灣的甲狀腺腫大問題，一九五八年臺大公衛所、農復會、糧食局、新竹縣政府、省立新竹醫院等單位共同組成甲狀腺腫防治委員會，以新竹芎林、竹北地區實施試驗計畫，加入萬分之一的碘，亦即一百ppm的碘於食鹽當中，當時林瑞雄還是醫學院的學生，他回憶道：「就是因為我參與了這項計畫，之後我才去念了公衛研究所，改變了我的一生。」這也是臺灣有史以來規模最大，也最成功的社區試驗。

麵包車與火車頭——農復會鄉村衛生組組長許世鉅，他非常支持食鹽加碘的工作，所以農復會除了給予經費支持外，也買了一臺九人小巴給甲狀腺腫大防治委員會來使用，當時是沒有人買得起汽車的。但最傷腦筋的是如何將一百 ppm 的碘加入食鹽中。所以委員會找了臺大機械系老師設計了碘鹽混合機的原型，接著請三進機器工廠製造，看起來就像是一部舊式火車頭。更有趣的是，為了推廣與宣傳，還在一九五八年六月十四日於竹北農會，舉行了開工典禮，並在八月二日開始每天混合加碘鹽，供應竹北、芎林兩鄉三千三百九十九戶居民所需。

食鹽加碘是為了預防，另外還有甲狀腺腫大的病人需要治療，當時臺大院長高天成也指派王光助教授等人到當地去義診，並提供免費手術，或是服用甲狀腺素片來治療。

食鹽加碘的成績斐然——食鹽加碘實驗在第一年就已經看到顯著成效，每半年檢查一次，男性學童罹患率就從百分之四十四・九下降為百分之二・八，女性學童從百分之五十八・六降為百分之五・七，實施食鹽加碘後的一年半，甲狀腺腫大在竹北、芎林當地幾乎已絕跡。

也由於新竹縣食鹽加碘計畫成果豐碩，臺灣省政府商請內政部召開食鹽加碘會議，決定在罹患率較高的新竹、苗栗、臺中、南投四縣市實施食鹽加碘計畫，四縣市總人口為一百萬人，從一九六五年四月二日開始供應加碘鹽，劑量為三十三・三 ppm；一九七五年七月，臺灣製鹽總廠通宵精鹽場在全國上市加碘食鹽，使得早期隨處可見的「大脖子」成為歷史。

食鹽加碘的後續問題——不過後來發現，對甲狀腺機能亢進以及自體免疫失調造成甲狀腺腫的人來說，吃了加碘鹽反而加重病情，所以臺鹽也開始另外製造未加碘的鹽，供民眾選擇食用；此外，雖然甲狀腺腫少了，卻沒辦法完全根除，有些地區依舊傳出零星的病例。

結果發現，是因為「水質中的腐植酸」所致，飲用地下水的學童，甲狀腺腫的機率比飲用自來水要高，因此「普設自來水」是防治甲狀腺腫的另一波挑戰，一般民眾認為臺灣現在的自來水普及率差不多是百分之百了吧！不過很不幸地是，連百分之九十都不到，還有很大努力的空間。

新時代應有所改變

隨著經濟成長與時代的進步，民眾在飲食上已可普遍攝取足夠的含碘食物，例如海鮮、海帶等，所以食鹽是否要繼續加碘呢？或是要降低碘的濃度？臺大新陳代謝科張天鈞教授在門診時發現許多加碘鹽的受害病患，所以政府有必要再審慎評估食鹽加碘政策。

不過在這個領域，公衛界卻出現了斷層，中研院院士陳建仁教授說：「陳拱北教授過世後，三十年來沒人再做甲狀腺腫大流行病學方面的研究，食鹽含碘量目前仍一直維持在三十三・三ppm。」他認為，短期內公衛界應再做一次國人碘攝取量的評估研究，林瑞雄教授對此也提到：「在不同的時空背景下，公共衛生政策自然也應有所改變。」

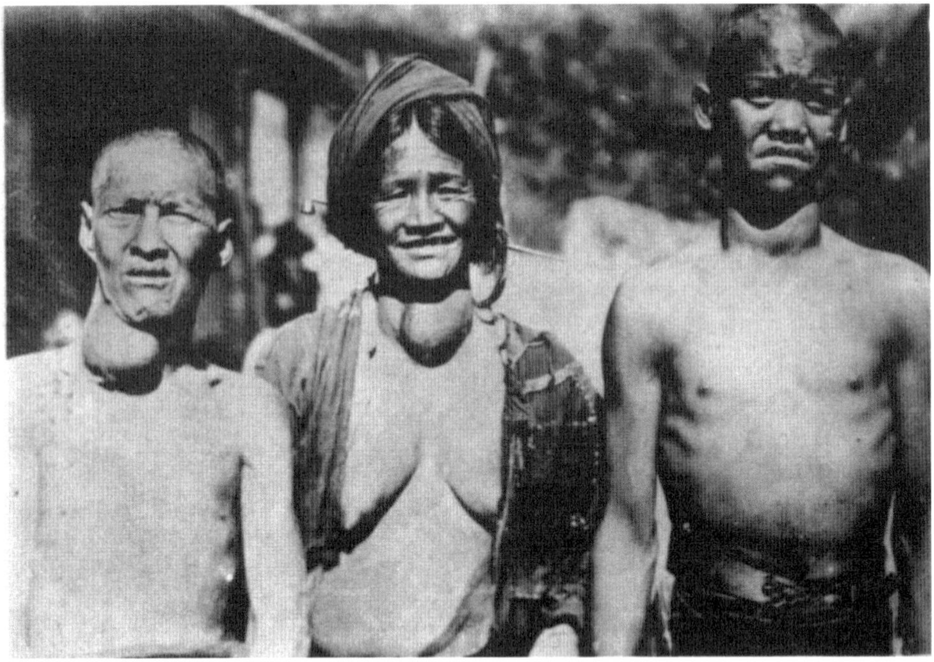

罹患甲狀腺腫大的患者〈圖片來源：國立臺灣大學醫學院圖書分館典藏〉

烏腳病與陳拱北教授

◉陳建仁

流行病學研究典範

烏腳病是臺灣西南沿海特有的地方性疾病，罹病者的腳部因乾性壞疽變黑，進一步會自然脫落，少數病患連手指也會發生壞疽，由於發生在腳部的病變較多而稱之為「烏腳病」。

談到烏腳病，一定要提及臺大公衛所的陳拱北教授，他和臺大醫學院的吳新英、曾文賓、陳萬裕、葉曙等教授組成的研究團隊對烏腳病所進行的研究，雖然大多數論文發表在國內醫學期刊，但是卻深受國際重視。

前美國哈佛大學流行病學系系主任馬克曼博士（Brian McMahon）所著的《流行病學》一書，即稱該研究是繼十九世紀的「流行病學之父」英國史諾醫師（John Snow）所進行之《霍亂論》經典研究之後的流行病學研究典範。陳教授在教學研究和公共服務方面都有很傑出的表現，他在一九七〇年應哈佛大學邀請擔任 Cutter 預防醫學講座，這是哈佛大學歷史最悠久也最著名的公共衛生與預防醫學講座。

含砷深井水是烏腳病的主因

陳教授與臺大研究團隊發現，飲用含砷深井水是烏腳病的主因。烏腳病患者在發病初期，先有手腳冰冷或麻木的感覺，然後慢慢皮膚呈現紫色。陳教授認為在這個階段最重要的因子就是飲水砷暴露，它就是烏腳病的素因（predisposing factor）。但是，並非所有飲水砷暴露的人都會產生烏腳病，顯然宿主的易感受特質也很重要。烏腳病演進到四肢末梢壞死的中期，除了患部變黑外，還有伴隨劇烈疼痛，像狗咬、火燒或針刺一般。

陳拱北教授指出，這可能是因天氣寒冷而四肢缺血，或者是患部因外傷傷口潰瘍所誘發，寒冷或受傷可稱為促進因子（promoting factor）。如果四肢照護良好，避免受凍或外傷，就可避免病灶惡化成壞疽。在烏腳病的末期，四肢壞疽會自然脫落，有時需要手術切除。在進展到患肢壞疽之前，如果病人可以得到完善的醫療照護，像是血管手術或藥物治療，就不至於惡化到這一階段，不足的醫療照顧可稱為沉澱因素（precipitating factor）。烏腳病盛行地區會有這樣慘痛的狀況發生，就是因為當地使用深井水、貧窮、醫療照護不佳所導致。烏腳病的發生，是屬於多階段多因子的致病機制，不同的演變過程由不同的危險因子所推進。

皮膚病變風險增加——曾文賓教授於一九七〇年代在烏腳病地區進行四萬人的研究

調查，詳細檢查四肢的罹病狀況，結果發現飲水砷含量和烏腳病盛行率呈現劑量效應關係；也就是飲水砷含量愈高，得到烏腳病的風險就愈高，而且在各年齡層都有這種現象。他也觀察研究對象的皮膚病變，是否有皮膚色素沉著症、掌蹠角化症、波文氏症（Bowen disease，一種上皮內癌）和皮膚癌，他發現隨著飲水砷含量的增加，罹患皮膚病變的風險也隨著增加，同樣也是在各年齡層都有這種現象。曾文賓教授的研究受到美國環保署的重視，這是臺灣的流行病學研究對全球公共衛生的貢獻。

烏腳病地區的癌症研究

一九七九年，陳拱北和吳新英教授等發表的《臺灣各種癌症死亡率分布地圖》，就已經發現烏腳病盛行地區有顯著偏高的皮膚癌、肺癌、膀胱癌、腎臟癌的死亡率。

一九八二年，我的研究團隊開始進行烏腳病地區的內臟癌研究，結果發現飲水砷含量偏高，除了增加罹患皮膚癌的風險外，也會增加罹患肝癌、肺癌、膀胱癌、腎盂癌、前列腺癌的風險，並且也都呈現劑量效應的關係。後來與哈佛大學合作進行飲水砷含量的罹癌風險評估，美國環保署和世界衛生組織引用評估結果，決定飲用水的最高汙染量應降到十 ppb。

砷對健康的危害

好的流行病學研究成果，可以轉化成預防醫學的應用指標。我們的研究能夠對全人類的健康有更好的保障，讓我們感到無比喜樂！我們的研究團隊也進一步發現飲水砷暴露會引起糖尿病、高血壓、缺血性心臟病、腦梗塞、微循環障礙、頸動脈粥狀硬化、周圍神經病變、發展遲滯、白內障、眼翳、楊痿等，而且都呈現劑量效應的關係。

砷引起的健康效應呈現明顯的時間依賴性，開始暴露於飲用水的砷以後，最早會出現皮膚色素沉著症和掌蹠角化症，接著出現波文氏症，然後才出現皮膚的鱗狀細胞癌和基底細胞癌、烏腳病、糖尿病和高血壓，內臟癌、缺血性心臟病和腦梗塞的發生則需要更長的時間。因此在探討砷的健康危害時，時間因素相當重要，在剛剛開始砷暴露的族群，是不會觀察到烏腳病、內臟癌、缺血性心臟病、腦梗塞等晚期病變。但是宿主因素，包括無機砷代謝能力、微量營養素攝取、個人健康行為等，都會影響砷中毒引發健康危害的劑量效應關係與疾病發展速率。因此少數人在低劑量暴露下就會發病，也有些人發病的進程早而迅速。

受益陳拱北這樣的名師

在我個人人生的旅程當中，能夠受教於陳拱北教授這樣的名師，對於為學做人都有

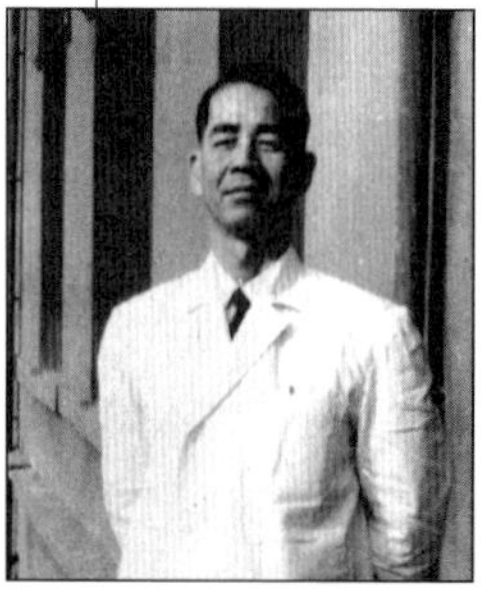

陳拱北教授〈圖片來源：葉金川〉

很大的幫助。陳拱北教授以推動和發展臺灣的公共衛生為志業，他作風開明而有教無類，春風化雨而桃李滿天下，更難得的是深受同學的愛戴，許多人是因為陳教授的影響，而成為一個終身「以公共衛生為榮，為服務人群為樂」的公衛人。

很可惜陳教授英年早逝，未能完成他的志業，但是他的學生們卻不辜負他的栽培，為臺灣的公共衛生而努力。現在臺灣公共衛生的學術與行政重要工作，很多都是由他當時培育的研究所和學系畢業生來擔任。一顆麥子落在地裡，就結出更多麥粒來，陳教授為人師表的楷模，至今令人難忘。

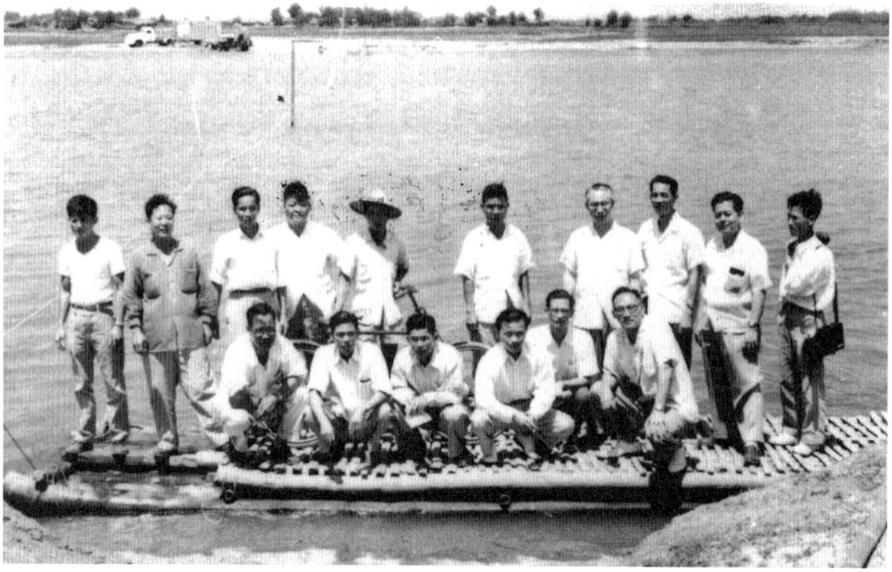

陳拱北教授率團前往烏腳病地區做調查〈圖片來源：陳拱北預防醫學基金會〉

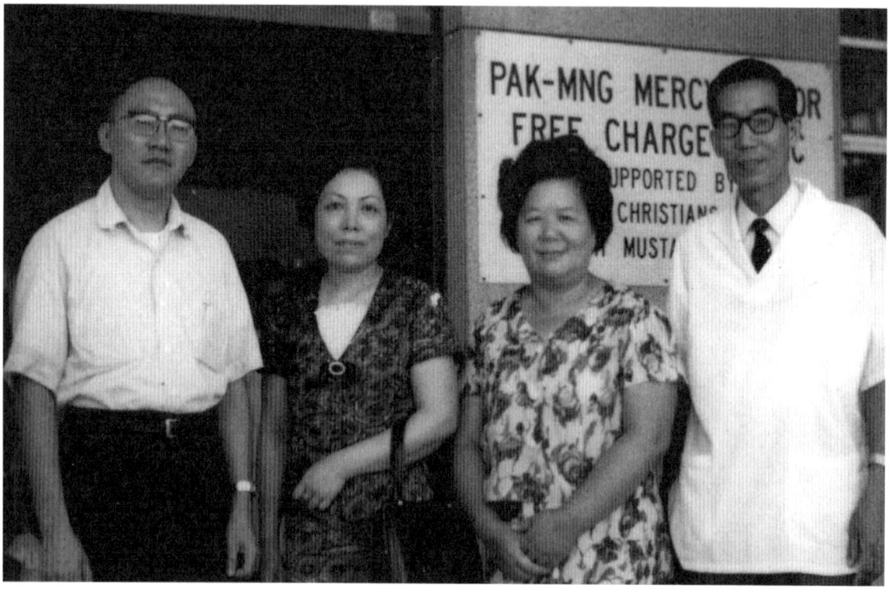

曾文賓教授（左一）發現飲水砷含量和烏腳病盛行率的關係〈圖片來源：臺灣烏腳病醫療紀念館〉

兩個孩子恰恰好

◉葉金川

家庭計畫這個名詞是國外的用語，來自於一九三九年英國人所提出的「family planning」概念，美國人也沿用，意思是說：「讓每一個新生命都是在父母的期望下誕生」。而不是生了又不愛他、不養他！「planning」其實也隱含著「控制」的意思，換個角度想其實就是「人口控制」。

人口急遽上升

一九四六年，臺灣人口總共六百零九萬人，可是到了一九四九年，也就是民國三十八年，人口已自然成長到七百四十萬人，加上一九五〇年跟著國民政府來臺的二百萬人，臺灣人口已將近一千萬人；而在「反攻大陸」的國家政策方針之下，一般認為人口是愈多愈好。

農復會的美國顧問John Baker，曾經在臺灣演講「人口與生產的平衡」，他提到臺灣沒有辦法承受迅速增長的人口，應該馬上採取節育政策，加以控制人口成長。不過當時哪有誰敢去跟蔣中正講呢？當時的中信局局長尹仲容（之後當了經濟部長）就是有這樣的見識及勇氣，他跟蔣中正提到「節育」對臺灣社會的重要性，蔣先生也沒有表示反對。所以說尹仲容對臺灣的影響可能比李國鼎、孫運璿等人還大呢！

過多的人口將拖垮經濟——一九五二年，農復會獲得美國洛克斐勒基金會的經費援助，做了新生兒的人口調查，發現出生嬰兒雖然很多，但是死亡率也很高，這些基本的資料對於之後臺灣人口政策的走向有很大的幫助。一九五五年，全臺第一次人口普查，當時人口增加率是百分之四十四，等於十六年後人口就倍增，而農復會主委蔣夢麟本來估計二十四年才倍增，這樣出乎預期的人口成長速度將會拖垮臺灣經濟。

政府第一次正式想要解決人口問題已經是一九五九年，但也不能明目張膽地提倡，負責單位是臺灣省婦幼衛生研究所，只能以「孕前衛生」的名義，進行人口節育的推廣，當時民風還很保守，要談有關「性行為」方面的事情畢竟有些尷尬，一九六一年，婦幼衛生研究所決定聘僱孕前衛生工作員約一百二十名，到各地方鄉鎮駐點宣導。

五三制、兩個孩子恰恰好

一九六七年婦幼衛生研究所改制分出設立「家庭計畫研究所」，這時除了一百二十名孕前衛生工作員之外，還加上了農會的家政指導員和農事指導員五百五十七名人員，通通訓練成為家庭計畫的推廣人員，當時主要推動的是「樂普」，就是一種子宮內避孕器，起初他們希望達成「五三制」，意思就是「婚後三年生一個、間隔三年再生一個、最多生三個、不要超過三十三歲以上生小孩！」

一九七一年，家庭計畫方針改為「三三二一」，就是說「結婚三年生一個、隔三年再生一個，兩個孩子恰恰好，男孩女孩一樣好！」當時所有衛生所外頭都掛有「兩個孩子恰恰好、男孩女孩一樣好」的標語，也算是衛生所的一大特色。

不過在推動家庭計畫的同時，比較容易接受的是「高教育程度和生活在都市」的人，而「低教育程度和鄉村」的人們就比較不能理解，所以政府把重點放在偏遠地區與中下階層的宣導。

世界一流的家研所

美國人口危機委員會每五年就會針對所有開發中國家做家庭計畫績效的評估，一九八七年臺灣是一百個開發中國家的榜首，總成績九十二分，一九九二年蟬連榜首，總成績九十四分，一九九七年還是第一名，甚至拿到了總成績一百分，這樣不可思議的成果絕對要歸功於家庭計畫研究所精細的「統計、調查、分析、服務」能力，世界第一當之無愧！

在家研所任職的人員中，許多都是優秀的專家學者，像是孫得雄、周聯彬、張明正、蔡榮福等人。在評分標準中，家庭計畫研究所的「研究、實驗、推廣、評價」都是無可挑剔的滿分，更加難能可貴的是，我們並不是像中共那樣實施高壓強迫的一胎化政策，那是沒有人權的做法，臺灣是一個民主自由的國家，政府使用科學、教育性質的方式來宣導，而民眾也是自主、自願配合政策，這才是臺灣的驕傲。

局勢大逆轉

一九五二年，戰後的第一個龍年，當年有四十四萬名新生兒來報到，直到二〇〇〇年龍年，還有三十一萬名新生兒誕生。但是之後就急轉直下，二〇〇一年只剩下二十六萬名新生兒，之後的每年還一直下降，最慘的是到了二〇一〇年，只有十六．六萬名新生兒，當年經濟不景氣，又是虎年，出生率只有百分之七．二，死亡率百分之六．三，人口已經接近負成長了，而總生育率低到只剩下〇．九，又是世界第一低。

這可是很不光采的第一，馬英九總統召開國安會議討論，要求內政部及相關衛生、勞動、財經等部會好好想出對策。

這現象不能說是「家庭計畫」做過頭的結果，這完全是兩碼子事。由於臺灣社會、教育、勞動、經濟、財富分布等情勢的變化，使得新生兒人數銳減，而且遠超過我們的預期，將人口問題當成「國家安全」的問題來看待，一點也不誇張。政府政策現在已經改成積極獎勵、補助生育，試圖挽救人口老化、新生人口不足的窘境，只是好像慢了好幾拍，留下了棘手的問題給下一代去頭痛。

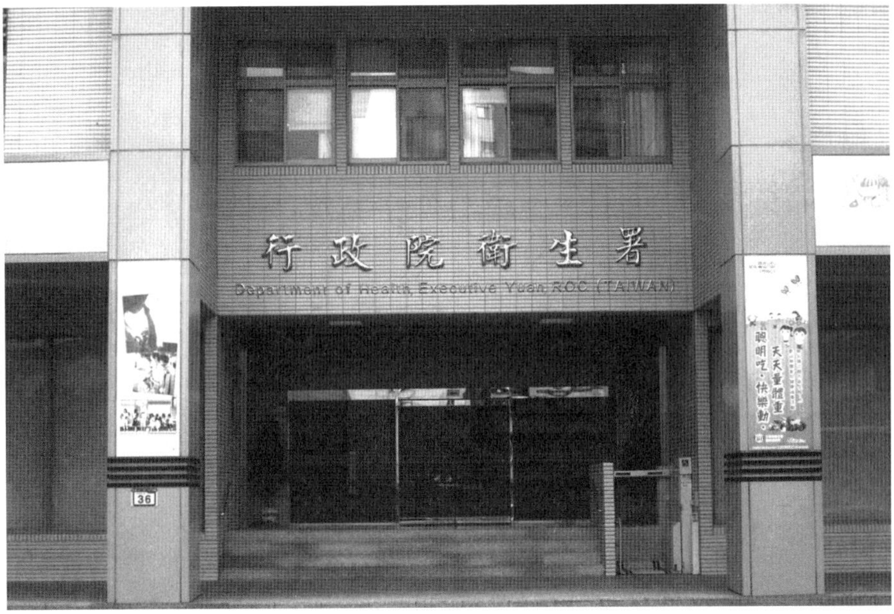

〈圖片來源：五南圖書出版股份有限公司〉

衛生署時期
1971 — 1994

總統牌醫師

◉李安丙

血球有幾種?

「血球有幾種?紅血球、白血球、血小板,還是以上皆是?」這是一九七五年醫師特考的題目之一,及格了就可以拿到衛生署頒發的醫師證書。

一九四三年公布的《醫師法》並沒有密醫須負刑責的規定,一九六七年新《醫師法》經立法院三讀修正後規定:「未取得合法醫師資格擅自執行醫療業務者,處一年以上三年以下有期徒刑。」修正條文另規定施行日期由行政院命令定之,但是行政院遲遲不敢發布實施。

一九七二年,衛生署在醫界嚴厲要求下建議行政院實施新《醫師法》,中山南路東門廣場,也就是國民黨中央黨部前,聚集了一大群退除役軍醫示威抗議,在那個戒嚴軍管時期,示威抗議沒受到默許,誰會相信?

實施醫師法嚴懲密醫

衛生署未成立前只有臺灣省衛生處,主要負責公共衛生工作,諸如瘧疾、防癆、預防接種、傳染病防治、家庭計畫、婦幼衛生等；衛生署在一九七一年三月十七日成立，第一任的署長是顏春輝，成立衛生署最大的目的就是要加強醫療服務。

衛生署第一個工作重點就是要整頓為數不少的「密醫」，當時的《醫師法》對密醫只能引用《違警罰法》處以罰款，並沒有任何實質作用，所以立法院在一九六七年就已經通過修法，對密醫處以一至三年有期徒刑。當時的醫師公會及醫界大老吳基福等人嚴厲要求顏春輝署長盡快實施這項法條，不過卻遇到了一個大麻煩。

棘手的軍醫問題

在國軍的軍醫體系中，本身受過正規國防醫學院訓練的醫師人數非常少，難以負荷龐大的國軍醫療需求，所以有一些衛勤、醫藥護校畢業的人員，甚至非醫藥專業人員經過短期衛勤訓練之後，也掛上了「軍醫」的軍種，照樣在軍隊中看病、開藥，但事實上這群人是沒有「醫師證書」的，所以嚴格來說他們也是密醫。

總統牌醫師

當時政府想到用「特考」的方式來解決問題，特考通過就給予醫師執照。但是醫師公會強烈反對，要求訂立嚴格資格限制。而國防部的軍醫局和陸海空軍的軍醫署、處在執行上卻極為鬆散，只要是軍醫兵種的人，都可以參加特考，為此雙方始終爭執不休。一九七五年，蔣經國擔任行政院院長時，同意這批人都可應考。有人說，特考只是個形式而已，有題庫，只要惡補、硬背就會通過，換句話說，這就像是蔣經國直接頒給醫師執照一樣，這就是總統牌醫師的由來。

衛生所不要也罷

一九七〇年代初期，正規醫師大約只有八至九千人，而經由特考的總統牌醫師就占三至四千人，他們退伍後馬上投入社會，因為素質良莠不齊，不管是自行開業或是進入公家醫療單位，大部分民眾都不願意讓他們看病。

一九七九年，當時的省主席李登輝應王永慶邀請參觀擁有一千五百床的林口長庚醫院，接著去視察長庚醫院附近的林口衛生所，他看到整個衛生所裡就只有一個總統牌醫師，半個病人都沒有，他脫口說出：「衛生所不要也罷！」由此可見，這些醫師對臺灣醫療造成的影響。

當時衛生機構中湧入了大量的總統牌醫師，所以在整個衛生行政體系內，除了將退休的老醫師外，總統牌醫師占據了各種的職缺，受過醫學院正規訓練的年輕醫師少之又少。

葉金川回憶說，一九七九年他剛進入衛生署工作，當時的王金茂署長曾經說過：

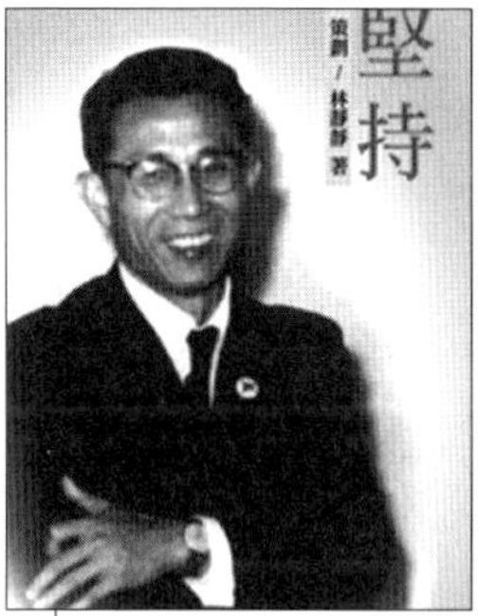

許子秋〈圖片來源：葉金川〉

「居然有臺大醫學院、臺大公衛所畢業的醫師願意來到衛生署任職！」他只在衛生署保健處工作一年，王署長就同意他留職留薪出國進修，只要他願意回衛生單位服務。

醫療改革的契機

一九八一年，李國鼎先生邀請許子秋從世衛組織回國擔任衛生署長，他先推出基層醫療保健計畫和省市立醫院改進計畫，一九八五年開始推動醫療網計畫，許多政府公費醫師和其他大醫院的正規醫師，被派駐到鄉下及無醫鄉衛生所擔任醫師，再加上國內公私立醫學院陸續成立，新培養的醫師人數也已經能逐漸充分銜接上來，鄉下的醫療問題才開始逐步改善。

黑暗之後才顯得光明的可貴，經歷了衛生所黑暗期的慘痛經驗，衛生署才開始進行臺灣醫療改革，確立方向與目標，更加堅定與自信地向前邁進。

法人醫院崛起

◉吳明彥

長庚紀念醫院成立

一九七〇—一九八五年期間，由於臺灣民間經濟快速發展，許多企業基於回饋社會的理念，開始投入醫療產業的發展，許多財團法人醫院陸續成立。財團法人醫院必須自負盈虧，所以必須更注重醫院的管理與績效的改善，期盼能以最少的資源獲得最大的效率；因此，醫院也必須引進企業化的管理手段，以提升醫院的經營效率。其中最具代表性的，莫過於一九七六年成立的財團法人長庚紀念醫院。

在長庚醫院未設立前，其實臺灣也有很多非營利性質的醫院，如馬偕紀念醫院、彰化基督教醫院、屏東基督教醫院、臺東基督教醫院、嘉義基督教醫院、耕莘醫院等教會型醫院，除了馬偕紀念醫院及彰化基督教醫院規模較大外，其他醫院的床數皆不多，無法形成經營規模，而且在當時必須依賴教會捐款才能生存下來。

長庚醫院是臺灣最早的醫事財團法人醫院，成立時即以大型化醫院作為發展目標，並且以企業管理方式追求合理化提升醫院經營效率，發展至今已經形成臺灣最大的醫療體系，長庚醫院（含臺北、林口、桃園、基隆、嘉義、雲林與高雄各分院）所擁有的急慢性病床，已經超過一萬床以上。

長庚醫院的崛起，其真正的意義是刺激了臺灣醫療體系的改革，因而對提升臺灣醫療水準做出相當的貢獻。

醫療法立法實施

一九八五年《醫療法》立法通過實施，《醫療法》對於醫療機構的分類、監督與管理都有相當詳細的規定，是臺灣醫療產業管理法制化的一個重要里程碑。

一九八五年，臺灣整合原本勞保、農保、公保、福保等各種不同的醫療保險，開始實施全民健康保險。

在全民健保財務收支不平衡的壓力之下，醫療費用的控制成本成為當務之急，因此，健保對醫院的支付方式，從原本的論量計酬方式，而慢慢走向總額預算及DRGs，使許多醫療院所的經營壓力隨之增加，於經營日益困難及競爭愈來愈激烈的情況下，除了結盟、轉型等因應方式之外，醫院更需要具有相當的能力去控制成本並提升醫療品質。所以，醫院必須推動醫療處置標準化、臨床路徑等，以建立醫師與醫院共同分攤財務風險的機制。

取消住院保證金制度

以往無論公民營醫院，對需要住院治療的病患，規定一律要收取保證金，由於制度本身不符醫學倫理的人道精神，因此，長庚醫院斷然決定取消醫院收保證金的規定，使不計其數的病患和其家庭，蒙受了深遠的裨益，甚至許多本來可能瀕於崩潰的家庭，因此而獲得重振的機會。更重要者，由於長庚醫院與其他幾個法人醫院帶頭取消住院保證金，以實際行動指引出正確的對待病患之道，因而也影響國內醫界，大家紛紛效法，實為國內廣大住院病患之便。

在決定取消住院保證金當時，也有若干意見認為，一旦取消保證金，可能會有若干病患藉此逃避，出院之後不繳納醫療費用，造成醫院的負擔。但在取消保證金一段期間以後，醫院也做了評估，取消保證金以後，醫院病人欠款的情形相當有限。

張錦文與莊逸洲

由於臺灣屬於封閉式醫療型態，無論是公立或是私立醫院醫師都是領取固定薪資。這種薪資結構，由於付出與收入不對稱，對醫師而言，並不具有任何的激勵作用，「同酬不同工」的制度，使得醫師的工作意願低落，造成醫師常利用夜間自行在家開業或收取紅包以增加收入，且經常造成虧損，以至於醫院職員的薪資不易提升，進而造成惡性循環。

國內醫管界先驅張錦文教授，自美返臺後，即在馬偕醫院設立了指定醫師的特別門診，開始收取醫師費；由於指定醫師門診供不應求的結果，於是馬偕醫院便全面實施醫師費制度，隨即觸動了醫院改革的理念，使得許多後來陸續設立的財團法人醫院，都採用相類似的醫師費制度。

此外，當時長庚行政中心主任莊逸洲教授，也是推動臺灣醫管進步的最重要人物之一，莊主任在當時被喻為「醫界梟雄」，他將長庚管理方式充分與醫療界分享，讓所有公私立醫院同時進步。

勞保甲、乙、丙表支付標準修訂時，由於標準偏低導致私立醫院的抵制，並成立臺灣私立醫療院所協會和勞保局談判，修正達十一次之多才定案。由於新勞保甲、乙、丙表的支付標準對於當時所有財團法人醫院的經營較有空間，導致後來國泰、新光、奇美（原逢甲醫院）、彰基、萬芳等醫院茁壯成長，形成今日法人醫院不僅床數占五分之二，而且經營績效領先所有的公私立醫院。

醫療管理制度的運用

法人醫院在管理上一般是以責任中心制度、目標管理制度與績效管理制度三種制度的建立與整合，以達成有效的經營與管理。各醫療機構依據各個部門的工作特性，設計以人為中心的「責任中心」，並檢討設定及推動各部門的「目標管理」，再依部門執行績效的良窳與「績效獎勵」制度予以激勵。

全民健保的醫療政策，與醫療機構的經營息息相關，它不但改變了醫療行為，更會進一步影響個別專科的榮枯；例如醫療費用支付制度，從論量計酬改為前瞻性支付制度，就對醫療提供者造成了巨大的影響力。

前瞻性支付制度預先訂定付費，不考慮醫療機構在執行醫療處置過程中所發生的成本與盈虧，其中最常用的方法是「診斷關係群」及「醫院總額預算」。

在這樣的支付制度之下，醫療提供者不但要承擔治療病人的臨床風險，也要承擔治療病人的財務風險。因此，醫院的作業效率需要積極提升，更重要的是，醫師要能在治療病人的過程中，決定正確的處置與診療專案，否則就是資源浪費，醫院必須負擔不需要的成本。在這樣的理念下，醫療處置標準化作業流程的觀念，就逐漸被運用。臨床路徑是目前醫療處置標準化發展中最受重視的有效工具；除此以外，醫院與醫師也要建立財務風險分攤的機制，如此才能達成共同努力的目標。

至於醫院總額預算，醫院的基本要務是重新考慮自己的定位，做結構性的調整，例如醫學中心級的醫院，是否須放棄輕症的病患而儘量定位在急重症或強化加護病房的照護？定位清楚之後，將沒有效益的資源釋放出來，使機構於再造中重新脫胎換骨。

因應醫院評鑑變革

一九七八—一九八五年間，臺灣共舉辦了四次的教學醫院評鑑，早期的評鑑只偏重於醫療儀器與其他硬體設備，且以結構面為主鑑，這種評鑑方式幾乎鼓勵醫院大型化，小醫院的優點並不在結構面上，所以早期的醫院評鑑對小醫院來說相當不公平。一九八五年開始，醫院評鑑納入《醫療法》條文規定，從此評鑑工作有了法源依據。一九八七年，臺灣首次舉辦地區醫院全面評鑑，一九九九年開始由「醫策會」接辦，自此評鑑進入了民營化、專業化、資訊化的時代，更符合世界趨勢。

法人醫院未來的挑戰

在二十一世紀，醫院將面臨更多元的挑戰，考驗著醫院的管理能力：

（一）民眾對醫療的需求擴大。

（二）醫院供應面多樣化。醫療的需求已經從以前的免於生病，轉變為現在不只追求健康，更重視保健與美麗。

（三）社會人口老化、疾病嚴重度增加。人口老化意味著慢性病的盛行率增加，勢必讓醫療費用提高。

（四）新興傳染病疾病的盛行。從二〇〇三年爆發SARS，到二〇〇九年的H1N1，政府即時發布訊息並啟動各醫院設立發燒篩選站，同時指定傳染專責醫院，以有效控制疫情並減少對整體經濟之衝擊。

（五）醫療費用之低成長。

這些都將持續考驗著醫院的管理能力，唯一不變的是，靈活地制定適合時局的政策，以及醫療資源的整合，醫院需要持續努力改善經營，才有可能永續生存。

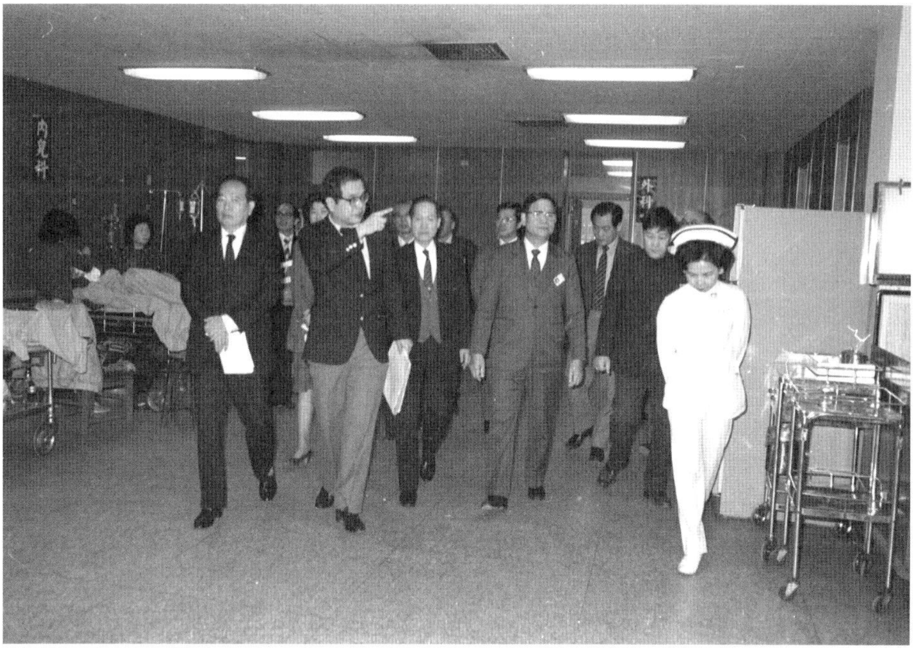

一九八五年，教學醫院評鑑委員至臺大醫院考核〈圖片來源：國立臺灣大學醫學院附設醫院提供〉

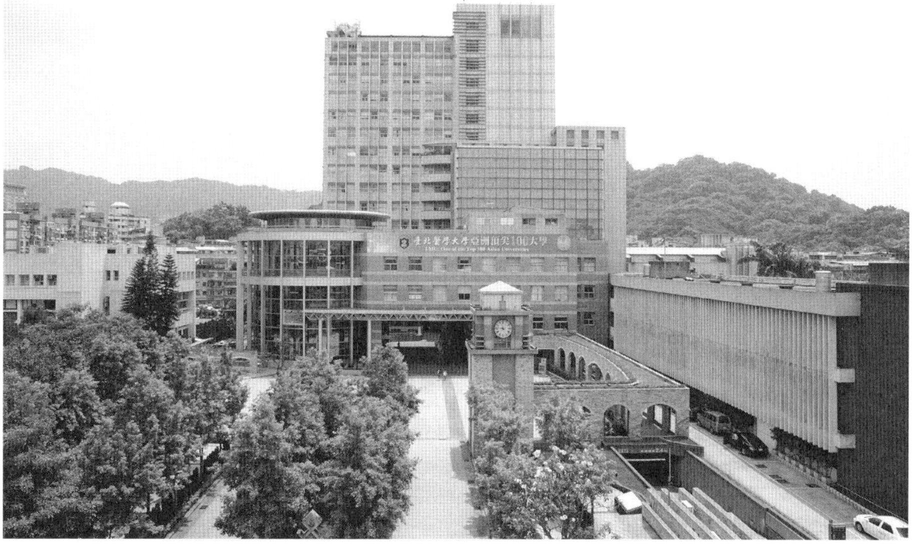

臺北醫學大學〈圖片來源：臺北醫學大學〉

米糠油事件

◉李淑娟

二千名受害者的健康與淚水

一九七九年，中共與美國正式建交，當年底爆發美麗島事件，多氯聯苯中毒事件也在這一年發生。後者雖已為多數國人淡忘，甚或未曾聽聞，但是，它對臺灣社會所產生的深遠影響，包括催生了帶領臺灣消費者運動的消費者文教基金會，衛生署從此設立了食品衛生處，地方衛生局也有了食品衛生科，從此食品衛生管理才有專人、專責單位負責。對照今日塑化劑、美牛事件，油症事件當年確實讓臺灣踏出了重要的一步。

只是，這一步是用二千多名受害者及其後代的健康與淚水換來的。

惠明盲校師生發現皮膚病變

多氯聯苯（PCB）中毒事件又稱為「米糠油事件」，近年來稱為「油症」事件。

一九七九年四月初，臺中縣大雅鄉惠明盲校多名師生陸續發現皮膚變黑、臉上長滿看似青春痘的氯痤瘡，不但會痛、會癢，還散發惡臭，並逐步蔓延到頸部、腋下，甚至私處，慢慢地連指甲、眼眶也變黑，發病人數從最初十餘人，五月迅即增加到一百五十二人，校方這時才向政府求助，要求查明原因，認為可能是飲水或食物造成的。

一名曾旅日行醫的張醫師看了惠明師生後，指其與一九六八年發生於九州長崎、福岡等地民眾誤食遭 PCB 汙染的米糠油所爆發的「油症」極其近似。惠明校長陳淑靜憶起年初有人到校推銷廉價米糠油作為食用油，但未聞任何異常，當即下令封存食材、油品，可惜一直未檢測出問題。

不久，附近工廠員工及苗栗縣南庄鄉獅頭山勸化堂的出家眾也陸續出現類似病徵；校方發現，這些工廠和惠明的食用油均購自附近「豐香食品油行」，而「豐香油行」的油則是批購自「彰化油脂企業公司」的米糠油，看來食用油中毒可能性很高。

大井玄告知 PCB 超高——臺大醫學院當時籌組了內科、皮膚、病理和公衛專家調查團，由董大成教授率領，遍查食品檢體、農藥、水銀等因素，但均無所獲。

當時防疫處許書刀處長懷疑這次事件與日本「油症」相似，於是送檢體到日本求證，直到十月四日，日本公害專家大井玄博士在電話中告知：「人體 PCB 濃度若達五 ppm 即有危險，惠明師生兩檢體中的 PCB 卻高達六十五和一百零八 ppm」，由此證實 PCB 是禍首。衛生署隨即發布新聞籲請民眾不要食用危險油品，並查封彰化油脂及其經銷商油品。

受害者多達兩千零二十五人——這波食用彰化油脂油品的受害者多達兩千零二十五人，多集中在臺中縣神岡、大雅鄉，以及彰化縣鹿港和苗栗等地。調查發現，彰化油脂工廠在米糠油除色、除臭過程中，使用多氯聯苯（PCBs）為熱媒，加熱管線因熱脹冷縮產生裂縫，致使多氯聯苯從管線滲漏，汙染到米糠油而造成食用者中毒，引發油症。

食用米糠油的大多是貪圖便宜的貧困民眾，他們的受害猶如雪上加霜；尤其惠明提供盲生免費教育及寄宿，師生兩百多人三餐都由校方供應，因而成了PCB事件的最大受害者，計有一百五十六名學生、二十四名老師中毒，包括校長陳淑靜在內。

猶記得惠明盲校在真相揭露後，由老師帶領學生禱告：「公開感謝社會長期以來對惠明的照顧，中毒事件在惠明爆發，適時讓社會警醒，他們願將此事當做是惠明對社會的回報。盲生們雖承受了肉體的痛苦，所幸，看不見自己容貌被破壞，降低了心理負擔，也算是另一『畸形』的幸運。」沒有怨天尤人，只有謙卑、知足而感恩，令人聞之鼻酸。

臺灣省衛生處編列五百萬特別經費，讓中毒者定期至中國醫藥學院接受中西合併式治療與追蹤檢驗；然而經費用罄後，這項油症患者醫療計畫也隨之中斷。

油症患者醫療與追蹤——值得一提的是，部分油症受害勞工係在工廠搭伙，由雇主提供的飲食遭多氯聯苯汙染而致中毒，因此，雇主除應負賠償責任外，該病也由勞工當局認定為「職業病」。一九九二年起，指定臺中縣神岡鄉衛生所做為油症患者巡迴醫療站，非勞工中毒者則由衛生局發放油症就診手冊與個案登記的追蹤卡，患者除了憑手冊就醫，並由衛生人員定期訪視；政府也聘請中醫師至神岡鄉衛生所設立油症患者巡迴醫療站，為患者服務。

但是，PCB 悲劇並非就此終結。中毒者中不乏年輕女工，她們懷孕後，多氯聯苯竟也透過垂直傳染給胎兒，使她們下一代中，有高達六成的新生兒生下來皮膚即因色素沉著而全身黝黑、發展遲緩，被稱為「可樂兒」；其畸形表現還包括體重過輕、黃疸、眼球突出、頭骨點狀鈣化、肝脾腫大、腳跟突出、皮膚脫落、眼部乳酪狀分泌、免疫功能低下等。

一九八〇年，彰化地院判處 PCB 中毒案禍首，彰化油脂企業負責人陳存頂、總經理黃文隆及豐香油行負責人劉坤光各十年有期徒刑。

米糠油事件的反省

食品管理政多出門——回顧當年這起最大食品公害事件，輿論聲討重點在於，何以在許多國家已為列禁品的多氯聯苯，我國卻仍大量進口？肇事者「彰化油脂」產銷六、七年，一直未申請商標，卻未見取締、列管，足證管理疏忽，對環境汙染品的管制也須通盤檢討。上路五年的《食品衛生管理法》，食品管理權責政出多門，行政效率與行政責任更是備受撻伐，監察院並在一九八〇年提案糾正失職公務員，環保署則到一九八八年才宣布食品工業全面禁用多氯聯苯。

前面提及，油症促使省政府於一九八〇年在衛生處增設食品科，專責管理食品衛生事項，衛生署則於次年成立食品衛生處。

消費者保護意識抬頭——由於當時我國尚未有《消費者保護法》，廠商多漠視顧客權益，這起事件喚醒了大眾消費者的保護意識，一九八〇年十一月一日消費者文教基金會正式成立，並組成「多氯聯苯受害者法律服務團」，代受害者向高等法院臺中分院提起刑事附帶民事訴訟外，並舉辦義演募款，捐贈臺中榮總作為患者特別門診經費。

多氯聯苯中毒者聯誼會——但是，受害者的人生悲歌並未曾中輟。他們也曾籌組受害者聯誼會，向行政、監察、立法、司法各院及省政府、消基會請願，多不了了之。一九九五年全民健保實施，油症列為慢性病，而非重大傷病，因此不斷有立委要求將油症列入健保重大傷病給付範圍。彰化油脂被告陳存頂於此年死亡，讓受害者索賠無門，病家一再籲請政府彌補其精神損失，均未果。

近十年來，臺灣油症受害者從未中止對政府的陳情，希望政府照顧其權益。二〇〇四年，昔日惠明盲校的校長陳淑靜等人成立「多氯聯苯中毒者聯誼會」，要求以永久重大傷病卡取代現行「油症卡」、免除健保費、定期癌症篩檢、提升醫療院所對多氯聯苯的認識並尊重中毒者權益，都並未得到回應。已接掌油症照顧業務的國民健康局，則將受害者下一代列入追蹤管理個案。

同樣在一九六八年發生油症事件的日本，當時造成一萬三千人受害，直至二〇〇六年才由日本律師協會建請政府及米糠油工廠進行受害者人權救濟，日本國會於二〇〇七年無異議通過《油症被害者救濟法》。

油症：與毒共存

受此影響，國內油症受害者聲張權益運動從此進入另一階段。二〇〇八年，一部追蹤三十年前米糠油中毒事件受害者迄今生活真相的紀錄片《油症：與毒共存》，榮獲二〇〇八年「南方影展」首獎，並入圍二〇〇九年臺北電影節；次年陳昭如執筆的臺灣第一本食品汙染公害事件專書《被遺忘的一九七九：臺灣油症事件三十年》出版，獲得不少迴響，並促成「臺灣油症受害者支持協會」的成立。

在受害者及支持團體的努力下，近兩年油症再度躍上媒體成為焦點。中央健保局公告「健保 IC 卡存放內容」健保資料段新增「4A-3 油症註記」；衛生署長楊志良並在立法院公開承諾提升對油症患者的醫療照護；臺灣也邀請日本油症受害者支援中心來臺交流，日本 NHK 電視臺並派團來臺採訪臺灣油症始末；相關公聽會和國健局主辦的「臺日油症健康照護研討會」向國人昭告：「油症或許已走入歷史，但油症受害者仍生活在我們未觸及的社會各角落，需要我們寄予更大的關懷與同情。」

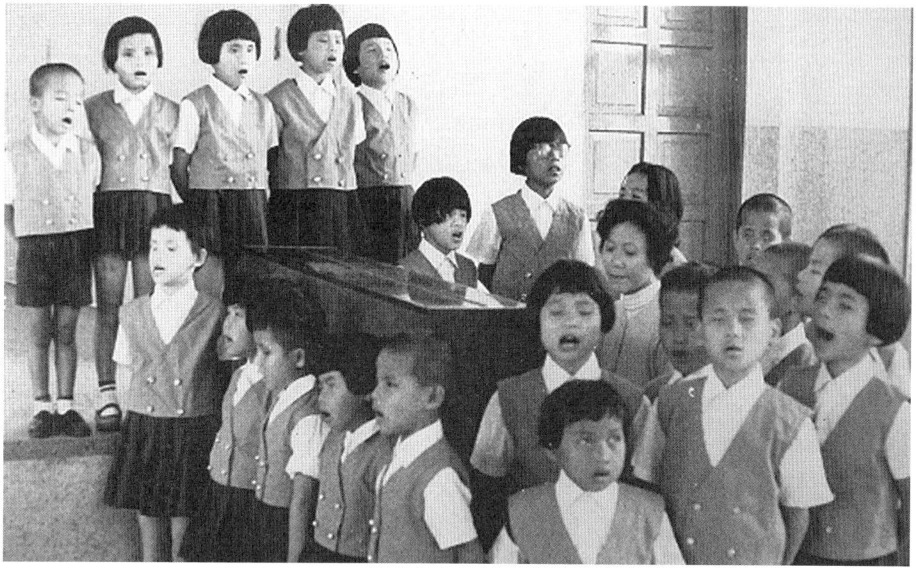

惠明學校師生〈圖片來源：臺中私立惠明盲校〉

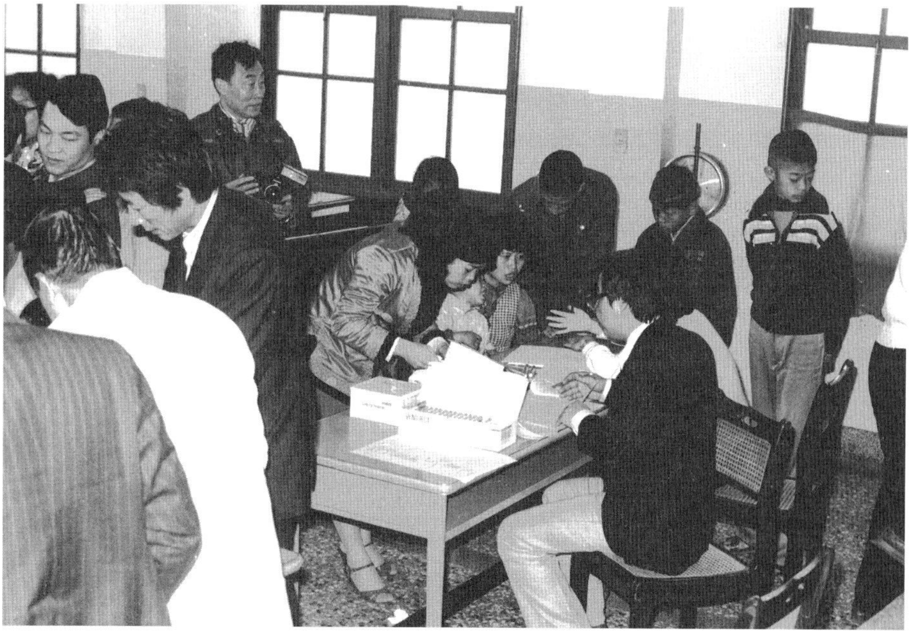

臺大醫院為多氯聯苯中毒患者進行治療〈圖片來源：國立臺灣大學醫學院附設醫院提供〉

螢橋國小事件與龍發堂—精神醫療之痛

◉李淑娟

不定時炸彈的烙印

一九八四年三月十日，一名精神病患無預警地闖進臺北市螢橋國小校園潑灑硫酸，造成三十六名小朋友嚴重傷害，不僅社會為之震驚，也加深了民眾對精神病患「不定時炸彈」的烙印和排斥，讓無數精神病患及其家庭承受嚴重的打擊，可謂歷來最著名、最可怕的校園事件之一。

當天下午三點半，螢橋國小二年級課後輔導班正在上美勞課，忽然闖入一名男子，一言不發地拿出裝滿硫酸的油漆罐，迅即潑向四十二名學童，輔導老師張丹華要小朋友立刻躲到教室後面，但自己也遭到硫酸嚴重灼傷，在小朋友驚聲尖叫聲中，暴徒繼而取出預藏的尖刀，朝自己猛刺五刀後身亡。

官聲彥兩眼失明一耳失聰——隔壁班的沈老師聽到學生的哀嚎趕到現場，只見兇手躺在血泊中，學童亂成一團，沈老師要學童趕快到水龍頭下清洗，隨即報警、叫救護車，將師生送往臺北市立和平醫院急救。五名傷勢輕微的學童當即返家休養，傷勢最嚴重的學童官聲彥則轉送三軍總醫院救治，病情一度告急，另有兩名學童一眼失明。

這些孩子們經急救後多留下後遺症，較幸運的僅手腳受傷，有些則是頭部被強酸侵蝕，終其一生長不出頭髮。傷勢最嚴重的官聲彥，不僅臉部慘遭毀容，並造成兩眼失明、一耳失聰。事後，官聲彥隨家人赴美就醫、就學，在家人鼓勵下，他不放棄、不怨天尤人，承受漫長的復健痛苦，終以全校第一名成績進入柏克萊大學就讀，畢業後通過微軟電腦認證，應邀回臺推廣盲胞運動，讓人不由得感動、歎服。

三讀通過《精神衛生法》

這樁轟動一時的螢橋國小潑硫酸案，經調查，三十四歲的嫌犯蔡心讓，早有公共危險、竊占及傷害等前科，並疑似患有精神疾病，在案發後自殺死亡，依法雖未將之起訴，但他所留給當事人身心巨大的痛苦，與社會對精神病患的恐慌，卻成了長期揮之不去的陰影。

臺灣社會總是在歷經精神病患社會犯罪或相關事件後，才開始正視精神病患的規範與安置問題。然而，各界對此看法、主張不一，就在這樣的衝突和矛盾下，許子秋署長主張先充實精神醫療的人力與設施再立法，一九八五年開始「精神衛生五年防治計畫」，一九九〇年底立法院才三讀通過《精神衛生法》，醫界視該法為臺灣精神醫療邁向現代化社會的新紀元，也標識了法定醫療人權的新標竿。

龍發堂

以動帶靜，以靜制動——龍發堂是由俗名李焜泰的釋開豐法師所創建，他出家後在老家高雄縣路竹鄉搭建草寮修行，受託照顧一名精神病患，為了方便，他將兩人褲帶相繫，一起工作、生活、念佛，不久，病患病情竟因而轉趨穩定。聞訊前來要求照顧的精神病患愈來愈多，釋開豐便依此經驗，獨創「感情鍊」療法，將症狀較輕和嚴重的患者以鐵鍊扣在腰際，兩人一起生活，以達「以動帶靜」、「以靜制動」的平衡作用。

臺灣另類的醫療傳奇——釋開豐並在堂內塑像，供患者頂禮膜拜，此外，患者須養豬、養雞、做裁縫加工，自力更生，並成立樂團外出公演。這種無醫護、不用吃藥打針的民俗療法，成了臺灣另類的醫療傳奇。它也逐步朝多元化、企業化組織發展，病患最多時曾逾千人，成為全臺最具規模的精神病患違法收容機構。但是，此一土法煉鋼收治方式，也引來不少人道爭議，並曾遭控訴虐待病患。釋開豐強調以愛心感化，才能讓病患不服藥，至於讓病人工作，不但可維持龍發堂龐大開銷，病人有了工作寄託並獲得滿足感，也易於康復。

一九九九年，攝影家張乾琦將多年來拍攝龍發堂的系列人像參加紐約人權攝影展，圖中的精神病患身體上鍊影像再度引起國際關注，美國《新聞週刊》（Newsweek）等國際媒體並先後刊登系列專題，讓龍發堂在國際聲名大噪。釋開豐除應邀到國際精神學會年會演講、介紹民俗療法，也到大陸各地精神病院參觀、指導。

就地合法化——有些聲音指出，《精神衛生法》是以國家機器和專業官僚體系，強制介入和干預精神病患的生活。龍發堂的存廢，一直是衛生單位的燙手山芋。從醫療專業角度評價龍發堂，並不合乎現代專業照護水準，然而它卻凸顯了國內精神照護機構的嚴重不足，長期以來一直讓病患和家屬無所適從；《精神衛生法》引爆了這顆長期以來的未爆彈，釋開豐甚至為此曾揚言要「解散龍發堂」，果然引發軒然大波。

二〇〇〇年監察院介入，指示高雄縣政府應輔導龍發堂合法化，讓病患獲得更好的照顧；龍發堂在眾人力勸、政府介入輔導下，總算開放讓署立嘉南療養院醫護人員進入協助，同時，朝就地合法化目標努力。高雄縣政府也核准其籌設財團法人龍發堂康復之家附設身心障礙教養院，但因土地資料等問題，延宕至今仍未合法立案，二〇〇五年元月以「財團法人開豐紀念基金會」名義，登記成立為衛生署監督的衛生財團法人基金會，是踏出合法化的第一步。

《精神衛生法》大幅修訂

因為龍發堂事件，《精神衛生法》也在二〇〇七年大幅修訂，新版《精神衛生法》

對保障病人權益已有長足進步，強調以病人為中心，並且強化對病人，特別是住院病人的各種保護措施，以及禁止歧視病人、鼓勵病人回歸社區等等，其中，強制就醫堪稱最大的變革。

此外，該法也突破了對精神疾病預防與治療的狹隘思維，積極促進國民整體精神健康，較諸先進各國，可謂是進步的立法。

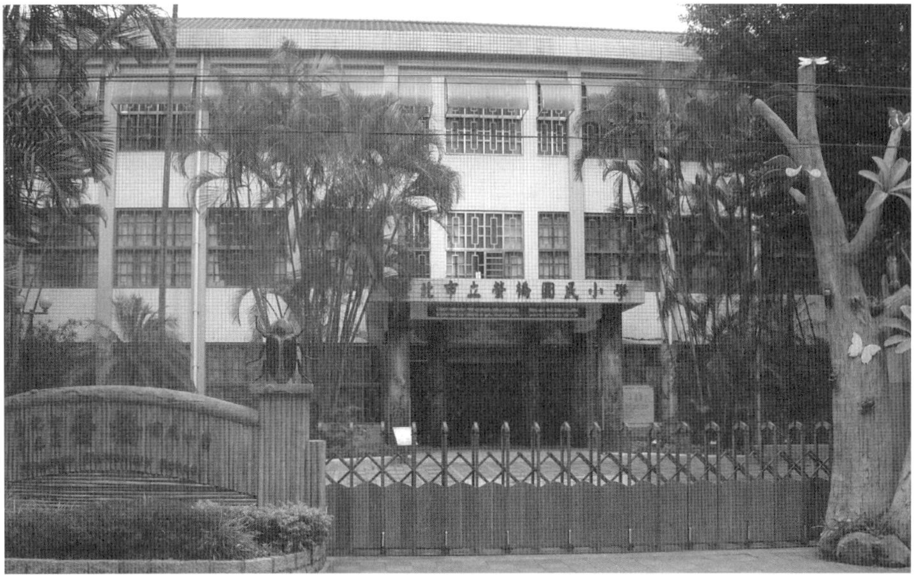

螢橋國小〈圖片來源：五南圖書出版股份有限公司〉

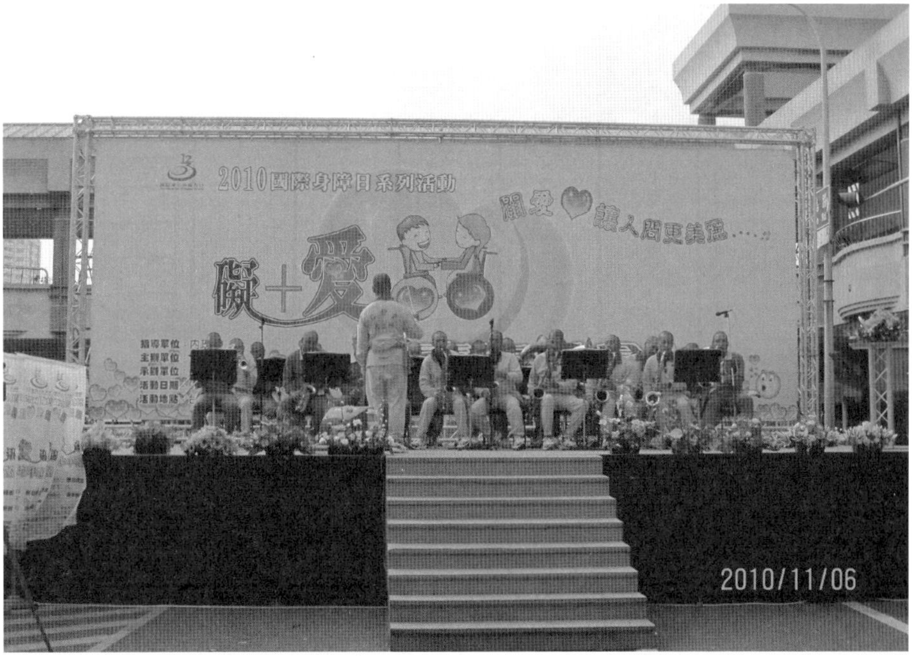

龍發堂大樂團〈圖片來源：龍發堂〉

肝炎聖戰

◉葉金川

B肝帶原世界第一

究竟臺灣為什麼會有這麼多B型肝炎帶原者呢?真正的原因沒有人知道。最先發現B型肝炎病毒的 Blumberg 教授,他在一次研究報告中提到臺灣有百分之十三的B肝帶原者,之後甚至高達百分之十五至二十之間的報告也時有所聞,所以臺灣是世界上B肝帶原人口比例最高的國家。

中國的南方以及東南亞的國家,還有比較早移民到美國的臺灣人,比例都沒這麼高,到底是怎麼回事呢?應該是臺灣本土有某些因素導致了B肝帶原者如此之多。有人說可能是早期臺灣開業醫師打針時使用的鐵製針頭「重複使用」所導致,因為當時消毒針頭的方式只是用熱水煮過而已,而且可能煮不透徹;另外也有人說是因為臺灣在日據時期就已經在「種痘」,當時種痘也是使用重複的接種器所致,當然這都只是猜測而已;另外就是「母子垂直感染」,媽媽是B肝帶原者,會直接感染胎兒,以上種種原因造成臺灣的B肝帶原如此盛行。

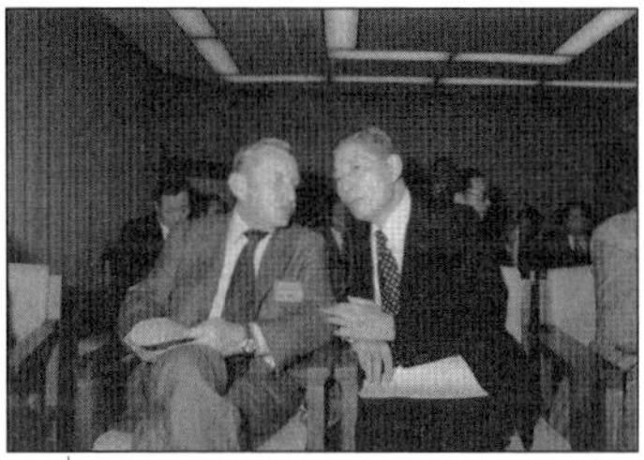

李國鼎〈右〉與 Bennett 科技顧問〈左〉
〈圖片來源：中央研究院近代史研究所〉

肝炎聖戰

楊玉齡、羅時成寫了一本書叫《肝炎聖戰》，相信能稱為「聖戰」，B肝防治一定是有相當重要的成就。

一九八〇年代，孫運璿擔任行政院長時，科技顧問組負責人李國鼎政務委員，每年都會舉辦科技顧問會議，邀請許多國外學者前來參加，其中醫療衛生科技顧問是Bennett 博士。一九八〇年的科技顧問會議，醫藥衛生方面的主題是「B型肝炎」，最主要是因為宋瑞樓在會議中大聲疾呼：「肝炎是國病！」從國父孫中山到一般市井小民，都常有肝病（肝炎、肝硬化、肝癌）的問題，所以李國鼎在一九八二年，將「肝炎防治」列為國家八大重點科技之一，其他還包括「能源」、「材料」、「資料」、「自動化」、「生物科技」、「光電」、「食品工業」，肝炎防治的重要性可見一斑。

衛生署因應科技顧問會議的結論，推動「加強B型肝炎防治計畫」，這也是許子秋先生一九八一年回國後的第一個計畫。

兩百倍的肝癌機率

Palmer Beasley 是華盛頓大學的流行病學家，他於一九七〇年代就已經在研究肝癌的病人，他來臺蒐集公保健檢的資料，從其中挑出B肝帶原者，追蹤數年後再比較B肝帶原者與非B肝帶原者之間肝癌發生率的差距。

Beasley 發表的論文中指出，B肝帶原者發生肝癌的機率，居然是非B肝帶原者的二百倍，這是非常驚人的數字。這篇論文也發表在世界有名的醫學刊物上，甚至有一次在B肝研討的大會中報告，還被別人嘲笑：「差距這麼大的數據根本不可能，應該是造假、捏造出來的吧！」

Beasley 在一九七九年未經衛生署許可，偷偷在一百人身上施打血漿疫苗，雖然風險很小，因為這個疫苗在國外早已上市，是一個合法的疫苗，但是在臺灣還未合法登記，仍是一起爭議的事件。

讓世界驚豔

全面施打B肝疫苗——在科技顧問會議之後，衛生署針對高危險族群以及母子垂直感染的問題，推動各項措施。一九八四年，表面抗原呈陽性的懷孕媽媽，她的嬰兒要注射「血漿免疫球蛋白」加上疫苗接種；一九八六年，全國的嬰兒都要注射B肝疫苗，是全世界第一個全面施打B肝疫苗的國家。

經過 Beasley，加上宋瑞樓、陳定信、廖運範、陳培哲等臺灣專家院士的努力，臺灣在B肝防治上的成果斐然，而最令外國人眼睛為之一亮的其實是臺大小兒科醫師張美惠在《New England Journal of Medicine》，也就是《新英格蘭醫學雜誌》當中發表的一篇論文。

疫苗可以防癌——張美惠在為嬰兒施打B肝疫苗後幾年，在他們六歲的時候做統計，發現B肝帶原率從平均的百分之十．五下降為百分之一．七，疫苗果然有效，但最重要的發現是，在這群兒童當中，原發性肝細胞癌的發生率從十萬分之〇．五二下降到〇．一三，這樣的成果讓全世界非常震撼，施打疫苗有這樣的效果，不只B肝帶原率下降，連肝癌的比率也下降許多，這也是全世界第一篇可以間接證明「病毒」跟「癌症」是有關聯性的文章，這樣的鐵證也證實了之前 Beasley 等所提的論點是對的，當初被嘲笑的委屈終於可以平反了！

另外，這也是全世界第一個證明「用疫苗可以防治癌症」的例子，原本只是要防治B型肝炎，沒想到因此減少了肝癌的發生，也啟發了之後想要用「疫苗」來防制其他癌症的想法，譬如現在的子宮頸癌疫苗，就是這樣的想法。

肝炎防治轉向

由於一九八六年全面施打疫苗的關係，在民國七十五年次之後出生的人，B型肝炎帶原大幅下降，所以肝炎防治轉為研究A、C、D型肝炎。A肝是與B肝完全不同類型的病毒，與飲食、環境衛生有關，原住民部落裡頭發生率較高；而C肝的危險性雖然沒有B肝高，幾乎都是因為輸血導致得病，所以在「禁止血牛賣血」的政策下，捐血中心對所有捐血者進行C肝的檢驗，也大幅度減少了C肝的感染；D肝是附屬在B肝裡面，所以只要B肝處理得好，D肝也不會有問題。

這時候臺灣的「病毒性肝炎防治」已趨完整，之後能夠做的就是治療本來就是B肝帶原者的病人，他們年紀較大，大約是兩百萬人，此外就是治療酒精性肝炎的病患。

全面性的勝利

臺灣從B肝帶原比例最高的國家，直到現在讓B肝在青年人中絕跡，都要歸功於這些有智慧的專家院士們，真的是打了一場漂亮的聖戰，這不僅是臺灣本身的勝利而已，應該說是世界衛生組織與全世界的勝利，因為它可以成為世界各國的借鏡。

不過唯一的遺憾是，沒有趁這個機會促成「本土疫苗自製工廠」生根，直到三十年後遇到H1N1時，才真正讓本土國光疫苗公司立足。

因為臺灣推行B肝疫苗預防接種計畫的成功，促使世界衛生組織訂定全球嬰幼兒應全面施打B肝疫苗的政策。這應該是臺灣退出世界衛生組織後對全球公共衛生最大的貢獻，說B肝防治是臺灣的驕傲，一點也不為過。

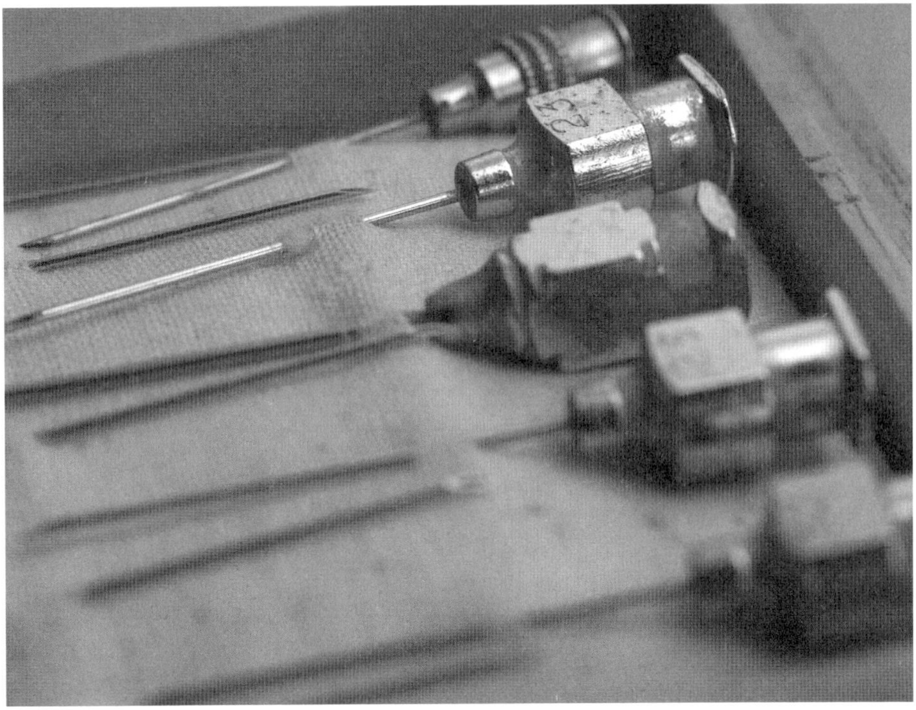

早期可重複使用的鐵製針頭（圖片來源：國立臺灣大學醫學院附設醫院提供）

從GMP到PIC/S

◉李淑娟

芬蘭籍的閔克難，是歐美派駐來臺從事醫療傳道的第一位藥師，他追憶一九五〇年代初抵臺灣時的藥界情況，曾有以下精采描述：「每支藥瓶都貼了三、四個標籤，搞不清楚到底裝的是哪種藥；問藥局同仁，端詳老半天後，卻慎重其事地告訴我：『這三種都不是，是另一種。』」「那時臺灣人做藥有夠簡單！客廳擺上一只鍋，放進糖漿熬一熬，就是製藥啦！」

家庭手工規模的製藥業

臺灣製藥業起步較晚，光復初期，四面環海的臺灣，製藥業只有魚肝油一枝獨秀；一九四九年中央政府遷臺後，鑑於藥品嚴重匱乏，自一九五三年起積極鼓勵設立藥廠，以求藥品自給自足，故一九五〇年到一九五六年間，製藥廠一下子由十多家成長到一百七十餘家，再下來五年甚至增加到六百餘家。不過，國產製藥情況誠如閔克難所述，停留在家庭手工規模，生產健胃整腸、傷風感冒等家庭常備藥為主，治療用藥仍須仰賴進口。

政府為了大力整頓國產製藥業，一九五七年邀請美籍顧問葛倫何爾（Glemn Holder）

來臺調查製藥業情況，他在報告中指陳，我國製藥業缺乏品質管制、不衛生、不安全、無效率、設備老舊、缺少檢驗設備、工人未經訓練、缺乏技術監督、未採預防藥品汙染措施、藥品成分不足等二十大缺失，充分揭露我國當時製藥工業的落後情形。

一九六〇年省政府頒布《臺灣省製藥工廠設廠標準》，隨之並頒布取締偽藥、劣藥、禁藥辦法，明令具製藥執照者應設立工廠並登記，這是我國對製藥業具體規範的起步。國產藥廠愈來愈多，但並未因競爭帶來品質提升，相反地，由於難敵外資藥廠競爭，部分國資藥廠鋌而走險，製造偽、劣藥產品，走低價策略，更加重打擊國人對國產製藥的信心。

推動全面品質提升

成立 GMP 聯合推動小組——一九七〇年代起，隨著經濟改善、社會進步，國際間對藥品品質的要求愈來愈高。美國一九七〇年起推動全面品質提升（Overall Quality Improvement）概念，進而演變成優良藥品製造規範（Good Manufacturing Practice, GMP）要求；世界衛生組織（WHO）亦於一九六九年通函各國，促請實施藥品 GMP，同時制定 GMP 標準。臺灣感受到這股旋風，於是在一九七七年十月，在日本交流協會補助下，由衛生署、省衛生處及臺北縣市衛生局等代表組團赴日考察藥廠實施 GMP 情形。

以當時臺灣製藥條件和環境，如果政府要求實施 GMP，恐一半以上的藥廠都得關門，因而業界要求暫緩實施的聲浪很高。直拖延至一九八一年八月，行政院才由政務委員李國鼎出面召開「製藥工業輔導會議」，決定推動國產製藥業 GMP，動物用藥亦納入實施範圍。次年成立「GMP 聯合推動小組」，成員包括衛生署藥政處副處長黃文鴻、藥物食品檢驗局副局長洪其璧，以及經濟部工業局局長徐國安、組長郭金鏞，還有國家科學委員會周學中、陶瑞格等，任務在收集 GMP 最新資料並研議我國 GMP 制度。

GMP 優良藥品製造標準——一九八二年五月二十六日，經濟部與衛生署聯合公告《優良藥品製造標準》，全文共六十條，從藥廠環境衛生、廠房設施與設備到藥廠作業流程均訂有詳細規範；凡新設立或原 GMP 藥廠擬增加新劑型時，均須符合標準，始可登記；已有工廠登記證之藥廠，必須在發布日起兩年半內，完成現有許可證製造規範，否則，不得申請新製劑的查驗登記；且應於發布日起五年內完成 GMP 規定，否則，將停止現有製劑許可證展延，並由經濟部所成立跨部會 GMP 聯合推動小組，加以輔導及推動。

獎勵措施與說明會——為了推動 GMP，政府也發布獎勵措施，業者可委託 GMP 廠製造、免稅購置進口機器設備、六億美元低利貸款等輔導、獎勵措施，且國產 GMP 廠生產藥品可優先列入省立醫院藥品聯標，免經審查即列入藥品採購清單，期待藉此刺激國產製藥廠升級。

時任省衛生處第四科科長、掌管藥物藥商管理的李舜基回憶，為推動 GMP，省衛生處和衛生署特地將全省分區，邀請藥廠參加說明會，北部藥廠規模較大，且多與日本、歐美藥廠技術合作，參與 GMP 認證的意願也較高；但是，愈往中南部，困難與阻力也愈高，在一場南部說明會上，就有藥廠負責人激動地質問：「日據時期，政府收購三輪車，都先編列預算，以收購汰換舊車，為什麼現在憑一紙公文，就命令廠商不改善即關廠？」李舜基說，只有不斷與廠商溝通、搏感情，才能慢慢說服廠商配合政府執行 GMP。

聯合推動小組功成身退——推動 GMP 最大困難來自於藥廠須投入龐大經費，但國產藥廠通常規模小、資金薄、利潤低、人力不足，對改善或增設軟、硬體設備均力有未逮；不過較具規模的藥廠，多體察此乃時勢所趨，因而積極爭取 GMP 認證。一九八三年，計有十四家藥廠通過 GMP 認證，其中僅二家國資藥廠，其餘均為外商；至一九八九年底，全面實施 GMP 的藥廠已達二百一十六家。

GMP 公告實施經五年緩衝期後，至一九八七年仍有許多藥廠未通過 GMP 查核。三十七歲即升任藥政處長，成為有史以來最年輕藥政處長的黃文鴻說：「有些業者認為五年時間不夠，依我看，若沒有決心做，就是十年也不夠。」其實，業界觀望態度其來有自，一九六五年時，政府一度十分積極，將藥廠分為甲、乙、丙、丁四級，後來卻不了了之，全部藥廠都成了甲級廠。有了這個經驗，部分業者少有行動，待期限已至，又要求網開一面；但是，這次業者輕忽了藥政單位推動 GMP 決心，衛生署強調貫徹 GMP 到底，否則，今後將沒有人相信政府任何改革製藥工業計畫。

一九八九年底 GMP 全面實施，淘汰了一半以上不合格藥廠，政府也鼓勵非 GMP 藥廠委託 GMP 廠代工生產。據統計，一九八八年三月時，有一百八十三家藥廠未進行 GMP 有關作業，其中一百零一家申請委託製造，GMP 聯合推動小組於一九八九年一月宣告功成身退。推動 GMP 的最大功臣黃文鴻，這時也由藥政處長轉任藥物食品檢驗局局長，繼續負責 GMP 廠後續的追蹤執行。

加入 PIC/S 及國際 GMP 相互認證

GMP 僅是製藥最基本的門檻，繼 GMP 之後，國際對製藥規範已朝向「確效」作業要求，進入現行優良藥品製造標準（Current Good Manufacturing Practice,cGMP）。衛生署前藥政處長胡幼圃認為，要確保藥品品質，一定得推動 cGMP；再者，藥廠要生存，藥價不能低，但是品質不提升，藥價也很難提高；國產藥品未來須避免與大陸藥廠低價競爭，並須走向國際、和國際接軌；若我國欲爭取加入國際醫藥品稽查協約組織（PIC/S）及建立國際 GMP 相互認證，cGMP 制度勢在必行。

衛生署於一九八八年五月公告《藥品優良製造確效作業基準》，全文八十九條，於五年內分三階段實施；cGMP 係確保藥品從原料、製程到成品，每一步驟都須經嚴格確效作業評估，務求以科學的數據化管理，使藥品製造每一環節均達到「零缺點」。

由於製藥產業要升級至 cGMP，須投入大量資金、改善硬體設備，當時全民健保即將上路，藥業獲利空間因藥品價格固定與藥價黑洞問題已大幅萎縮，因而業者並不願意配合，致二〇〇〇年公告上路的三階段時程全部往後移。當時藥政處處長胡幼圃仿 GMP 推動經驗，成立推動 cGMP 小組，籌組專家輔導團，赴廠輔導、辦理技術交流會、提供技術諮詢等，以輔導業者全面完成確效作業。

二〇〇四年十一月衛生署修法，將《藥品優良製造規範》內容併入《藥物製造工廠設廠標準》，即將 cGMP 落實到設廠標準。雖然時間上比當初預定的五年推遲了些，但到了二〇〇五年，終於全面完成藥品確效，我國符合 cGMP 西藥廠計有一百六十三家。

值得慶幸的是，政府推動 cGMP 並非孤軍奮鬥，藥業各公、協會團體對協助臺灣邁向 cGMP 亦功不可沒，不斷督促會員廠商產業整合、升級，使其品質更具國際競爭力，並大力輔導廠家擴展海外市場，推動國產藥品國際化，為實施 cGMP 的國產廠帶來國際代工生機。

推動 PIC/S GMP

臺灣製藥業經 cGMP 洗禮後，尚待喘一口氣，但是，隨著科技進步與市場全球化發展，加上消費者對藥品安全與品質要求不斷提高，採用國際 GMP 標準已為全球藥品市場最新趨勢。衛生署也著手推動實施國際 GMP 規範專案，並展開加入國際醫藥品稽查協約組織（PIC/S）規劃。

臺灣為爭取成為 PIC/S 正式會員國，二〇〇七年五月衛生署與各公、協會達成推動 PIC/S GMP 共識，同年八月公告《國際醫藥品稽查協約組織（PIC/S）藥品優良製造規範指導手冊》，十月預告西藥製劑製造工廠實施國際 GMP 標準（PIC/S GMP，即歐盟 GMP 標準），並於二〇〇七年十二月正式公告實施 PIC/S GMP，最晚應於二〇〇九年十二月三十一日前完成，且國產、進口藥品同步實施。衛生署於二〇〇八年四月進一步分國產與輸入藥品，公告實施 PIC/S GMP，配套措施，要求二〇一三年元月一日起，所有國產藥廠 GMP 後續查核應符合國際 GMP 標準（PIC/S GMP）。

PIC/S GMP 與現行 GMP 主要差異在於：

（一）PIC/S GMP 對於無菌製劑的分級要求較嚴格。

（二）為將高致敏性及高生理活性藥品交叉汙染風險降到最低，這些藥品應有專用獨立的廠房及設施，其空氣處理系統應與其他藥品系統區隔，各自獨立。

（三）PIC/S GMP 強調品質管理功能，而臺灣的原料或製劑藥廠均從此步向 PIC/S

GMP 提升品質之路。

生技起飛鑽石行動方案

臺灣生技市場僅占全球市場的百分之〇．四，未有足夠的經濟規模回收相關投資，這是國內藥廠發展的瓶頸；但是若能透過 PIC/S GMP 認證，即可進一步與國際夥伴合作。同時，健保局也配合 PIC/S GMP 認證計畫，提高通過 PIC/S GMP 認證的藥廠藥價。以二〇〇九年七月第一個通過我國 PIC/S GMP 查核的永信製藥為例，目前其產品已行銷北美、日本、歐洲、中南美、東南亞、中國及中東等十六國以上，且在取得 PIC/S GMP 認證及產品線齊全下，外銷版圖將增加至二十五國。

展望未來，在全面實施 PIC/S GMP ＭＰ之後，除了有助於為全民用藥品質把關外，也可呼應行政院「臺灣生技起飛鑽石行動方案」，臺灣也已經成為國際 PIC/S GMP 會員國，藥品輸出障礙也已經排除，讓臺灣的製藥界能夠繼電子業後，在國際舞臺發光發熱。

醫療網

◉李安丙

許子秋歸國

一九八一年，孫運璿擔任行政院長，李登輝為省主席，李國鼎擔任政務委員，他特意成立行政院科技顧問組，廣邀國內外科技專家對臺灣科技發展提供意見，並特意邀請許子秋回國擔任衛生署長，本來許子秋是在菲律賓的世界衛生組織亞太總部擔任家庭計畫專員。

許子秋在一九八一年回到臺灣，接王金茂署長的位子，他在衛生處的時候，先是擔任技術室主任，後來也擔任過衛生處處長。許子秋署長的第一個任務就是要「整頓公立醫院」，當時公立醫院待遇不高，而且紅包、回扣滿天飛，這時民間醫院逐漸興起，像長庚、馬偕、國泰等醫院都辦得有模有樣，相較起來公立醫院根本不能比，所以孫運璿與李登輝都對公立醫院的醫療服務很不滿意。

公立醫院改革

蔣經國總統也曾參觀長庚醫院，要求公立大型醫院要向長庚看齊，所以臺大、榮總陸續開始整建，於一九八〇年代各花了一百億蓋新大樓。另外，省市立醫院和衛生所醫師數量不足，以及收病人紅包、拿藥品回扣的問題也亟需改善。

所以許子秋上任後，於一九八一年提出的第一個計畫就是「基層醫療保健計畫」，是修正原有「加強農村醫療保健計畫」而來的。一九八三年，他又推出「省市立醫院改進計畫」，因為當時省市立醫院缺乏醫師，而且也是最會收紅包、拿回扣的醫院。

芝麻關門——許子秋本人不擅言辭，在立法院備詢時常常被修理得很慘，不過「寫計畫」可說是他的專長了！

當時為了省市立醫院改革計畫，他召集了省衛生處長李俊仁、臺北市衛生局長魏登賢、高雄市衛生局長吳充弟、醫政處長葉金川等，到石門水庫的芝麻酒店，關起門來振筆直書，再一句一句念給大家聽，有什麼意見再一起討論，主要的做法是讓省市立醫院的盈餘可以分配回饋給醫師和其他醫護人員，用軟硬兼施、威迫利誘的手段，慢慢解決紅包、回扣的問題。

國人應該得到好的醫療照顧

其次，就是如何面臨民間醫院的挑戰，長庚、國泰、逢甲（奇美前身）等財團法人醫院和馬偕、耕莘、彰基、嘉基等教會醫院都如雨後春筍般壯大或出現，李國鼎指示：「我們應該要解決整個醫療體系的問題，讓臺灣每一個角落的人民都能得到優良的醫療照顧。」他曾經因為心臟血管阻塞在美國進行繞道手術，他念念不忘國人應該也有權利得到跟他一樣的醫療照顧。

曾經擔任礦業司長，退休後就待在李國鼎身邊的吳伯禎也建議：「醫療建設應該要配合國家建設一起做。」由於經建會當時正在推動「區域計畫和地方生活圈計畫」，區域分成東、西、南、北區，地方則是形塑地方生活圈，生活圈的概念就是必須包含教育、文化、商業各項機能，其中當然也不能欠缺「醫療」！

醫療網計畫——既然要配合地方生活圈，許子秋則提出了「醫療網」的想法，而當時在科技顧問組協助李國鼎的陽明醫學院教授藍忠孚，曾經寫過許多醫療網的論文，於是大家就共同朝著醫療網分區分級、不分公私立醫院的目標，在一九八五年推出醫療網計畫。

「醫療網」基本的目標是要讓「醫療資源與人力的投入分區要平均、各層級醫院要分工」，並喊出地方生活圈「半小時找到醫生，最慢一小時到達醫院」的口號！

另外再配合一九八五年《醫療法》的通過，規定醫院密集的地方不准繼續蓋醫院或增加病床，醫院不足的地方才能蓋，甚至要政府補助或自行興建，幾年下來，確實補足並且拉近了醫療的城鄉差距。

持續轉型——醫療網計畫，從一九八五年開始，每五年一期，進行了三期二〇〇〇年開始，每四年一期，又進行了三期，直到二〇一二年，總共六期的時間。但是其中一九九五年，全民健保開辦，醫療網則退居二線的角色，轉型為注重醫療品質，而後又經歷九二一大地震、SARS 等考驗，醫療網對於災防、緊急醫療救護也日趨重視。

二〇一三年起，則是醫療網第七期計畫的開始，為了配合衛生福利部的成立，醫療網關注的課題慢慢轉為如何應付「人口老化」，這牽涉到長期照護體系與健康保險的整合。

為全民健保奠基

醫療網計畫走了二十六年，還在持續推動中，這都要感謝李國鼎、許子秋、吳伯禎、藍忠孚等人的高瞻遠矚，醫療網計畫為我國各項醫療發展以及全民健保打下了深厚的基礎。

打個比方，醫療網建設就像是車子和司機，而全民健保是汽油和車資，當然先要有車子與司機，後來才開始煩惱汽油和車資。醫療網在臺灣公共衛生歷史上的重要性，可以說是與全民健保並駕齊驅的，沒有醫療網，全民健保是不可能成功的。

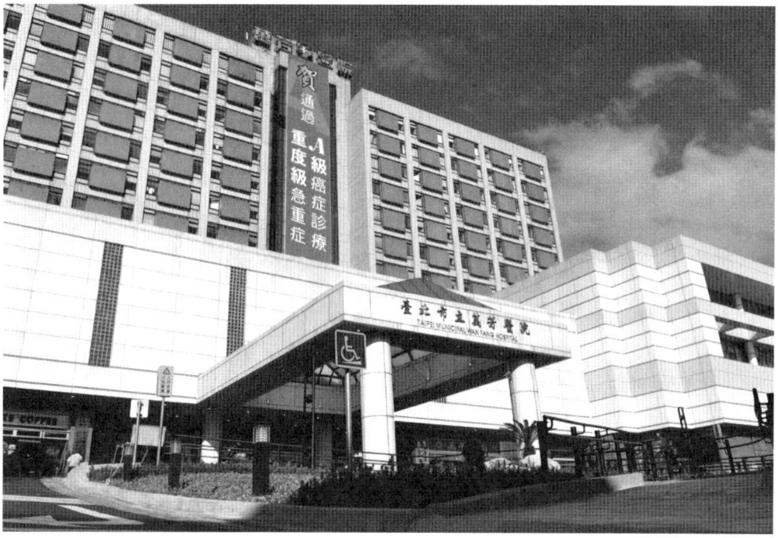

萬芳醫院〈圖片來源：臺北醫學大學〉

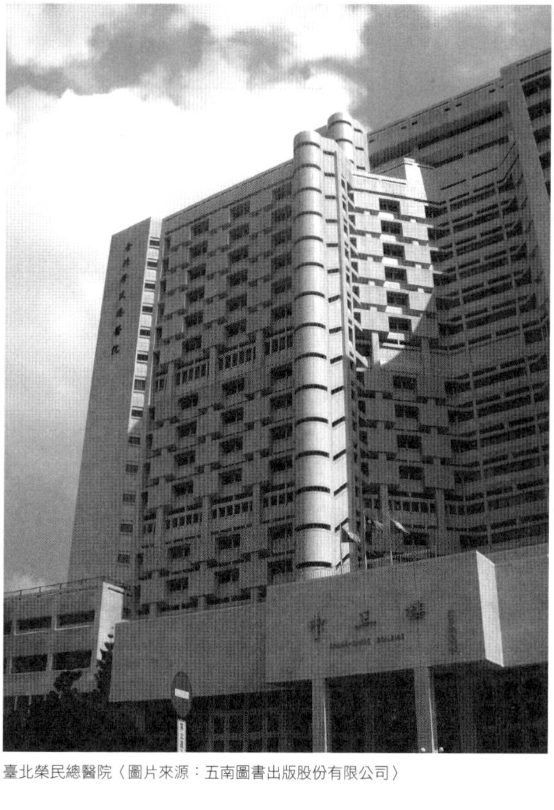

臺北榮民總醫院〈圖片來源：五南圖書出版股份有限公司〉

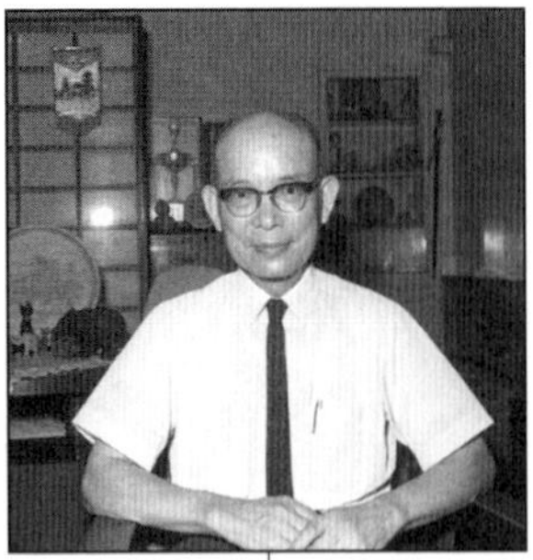
魏火曜〈圖片來源：聯合知識庫〉

醫院評鑑

◉葉金川

一九七〇年代以前，臺灣的大醫院就是臺大、榮總、三總等大型公立醫院，另外還有臺灣省省立醫院及地方政府醫院，民間就只有私立醫學院附設醫院、教會醫院，以及醫師自己開業設立的醫院，例如徐千田婦產科、敏盛外科、黃明河外科、郭婦產科、院外科等等以醫師個人開設的中小型醫院，第一家財團法人醫院是一九七六年在臺北成立的長庚醫院，以及一九七八年的林口長庚醫院，之後臺灣的民間醫院如雨後春筍般出現。

初期的醫院評鑑

一九七八年，教育部「醫學教育委員會」主任委員是魏火曜先生，他認為醫學生出去實習總要有所依據，那要如何判定哪些醫院可以讓醫學生去實習呢？所以「教學醫院評鑑」因運而生。由於當時臺灣的醫院大大小小、參差不齊，評定標準不能只有「合格」與「不合格」，而是分成一、二、三級，不過一開始教學醫院評鑑算是蠻粗糙的。

當時除了主任委員魏火曜之外，臺大院長楊思標、榮總院長鄒濟勳等醫界大老都是委員，張錦文擔任總幹事，這一批人到全國的大醫院去看看，就開始坐下來開個會判定哪家醫院是一級、二級、三級教學醫院，但是大家覺得這樣做不太對勁，所以就組團到美國芝加哥的醫院評鑑聯合委員會（JCHA）去考察，了解他們的運作方式，回國後開始改進評鑑的方式，不過還是以醫院內的人力、硬體設施為主。

當然教育部是與衛生署共同評鑑，第一次只有二十三家合格，直到第四次已有六十多家醫院合格，不過當時臺灣有八百多家大大小小的西、中醫院，所以要通過教學醫院評鑑相當困難。

分區分級的概念

一九八五年通過《醫療法》，其中有一專章是關於「醫療網」，提到醫院必須分區分級，進行功能的劃分，醫院分成醫學中心、區醫院、地區醫院，依照醫療網的規劃，每一百萬人要有醫學中心，每四十萬人要有區醫院，每十萬人則要有地區醫院，這種架構是學習英國的概念。

醫院評鑑也被納入《醫療法》中，最大的改變在於「不再分為一、二、三級」，並「強制每個醫院都需通過評鑑」，原本只有六十多家醫院通過教學醫院評鑑，現在等於八百多家醫院都要通過評鑑，這樣的業務量是要花費大量的人力與財力。

漸進輔導的策略

一九八七年衛生署第一次全面評鑑，有一百多家直接放棄，降格為「診所」，剩下有近六百家西醫院參加，一百家中醫院暫不須參加評鑑，其中有很多小型醫院確實沒辦法通過評鑑，於是衛生署採用「輔導式」策略，希望它們能夠改進，並沒有趕盡殺絕。

由於每一次的評鑑愈來愈嚴格，有些醫院知難而退，所以醫院的數量也就逐漸下降。但是從實務來說，同一個病人要開刀，不管到某某外科診所，或是到臺大醫院，服務與標準應該要一致，不能因為醫院小就簡單、隨便一點。

另外在於勞保的制度上，給予「教學醫院」有特別的待遇，教學醫院可以採「個別洽定」，而普通小型醫院則是依照勞保局的支付標準，這樣對小型醫院是非常不公平的，也導致大家一窩蜂地投資，想要將自己變成教學醫院，違反了醫院分級的初衷。

評鑑制度持續進步

健保開辦後，評鑑制度更進一步，為縮減醫院之間的差距，取消了「個別洽定」，而且儘量「同工同酬」，也就是說，同一項手術，在不同的醫院都是同樣的支付金額，除了病房費等幾個項目外，小醫院收取的金額跟大醫院一樣。但是換個角度想，如果小醫院沒有達到一定的服務程度與水準，被病人淘汰（人人有健保，要求會提高），也應該無話可說。

而目前的新制醫院評鑑，陸續辦理各項以社區民眾的健康需求為導向、回歸以病人為中心的評鑑制度，重視醫療團隊的整體合作，鼓勵發展不同類型之特殊功能醫院，比較著重於過程面至結果面的評鑑，使臨床工作人員也共同重視醫療品質的提升。

評鑑變革對醫院的衝擊

評鑑變革對醫院造成最直接的衝擊就是如何準備評鑑作業，醫院多以專案管理方式，成立評鑑準備小組，統籌辦理所有評鑑相關作業，其中成員包括醫師、醫管人員、醫事人員等。但面對評鑑的變革，若醫院只注重在準備評鑑之作業面，必有所不足，應加強日常管理，才是根本之道。

在醫療機構內推行品管活動是應付多變環境的保證，各醫院應衡量院內文化與組織之不同，推展不同的品管活動，如品管圈、品質指標監測、臨床路徑、ISO 認證及標準作業流程等，提升醫療品質水準。另外，加強醫師及相關人員之教育訓練、成立研究部門、與其他學校建教合作，使醫師直接參與管理工作，以提高醫療成效，建立更具競爭優勢之基礎。

醫策會接手

醫院評鑑是醫政處的工作，業務量與人力的需求龐大，所以約聘了很多工作人員以及外聘的評鑑委員，一九九七年衛生署長詹啟賢認為必須進行改組，於一九九九年成立了「財團法人醫療品質策進會」，將醫政處的評鑑工作委由醫策會來執行。

醫策會對於評鑑的觀念持續改進，醫院的架構、組織、人力是基本的，更重要的是「以病人為中心的考量」，這就必須由醫院內部自行進行評鑑，包括執行過程的滿意度，以及醫療品質、治療的結果等等。

以醫院評鑑制度為榮

臺灣醫院評鑑制度經過三十幾年的歷史，是繼美國、加拿大、澳洲、西班牙等國之外，世界上第五個實施醫院評鑑的國家，雖然許多醫院院長非常討厭醫院評鑑，而醫院評鑑當然也可以更科學化、更簡化，但就像學生討厭考試的意思一樣，總不能因為討厭就不考試吧！

而弔詭的是，在批評醫院評鑑的同時，有醫院還主動去申請國際醫院評鑑協會（JCI），一方面是有助於醫院本身的聲望與名譽大增，第二則是外國病人必須在通過JCI的醫院看病，才能夠向其國際醫療保險公司報帳。

總而言之，醫院評鑑在臺灣醫院發展上扮演了相當吃重的角色，而這樣成熟的制度，也成為日本、韓國、中國大陸等國家的觀摩對象。

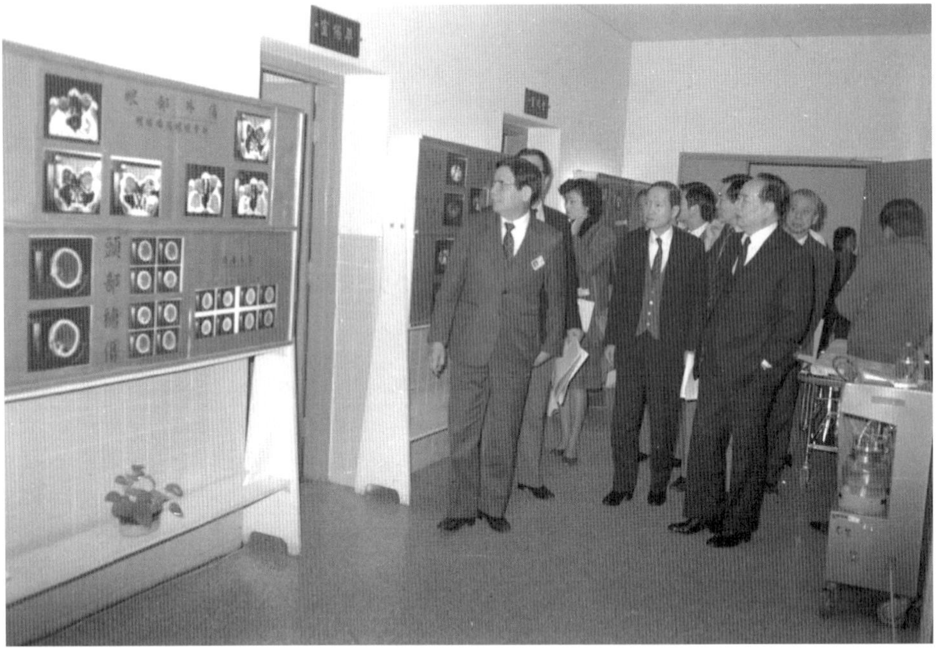

教學醫院評鑑〈圖片來源：國立臺灣大學醫學院附設醫院提供〉

陽明公費醫師

◉張鴻仁

We are second to none!

一九七五年暑假，大學聯考剛放榜，陽明醫學院的一百二十名醫學系新生還沒報到，即接到校長韓偉的親筆函，他告訴這所新創設的醫學院新鮮人：「臺灣雖小，卻仍存在許多無醫村，需要熱血醫師前往服務。」許多首屆的陽明人手捧校長信函，熱血奔騰地到陽明報到。

開學時，韓偉不僅親自迎接學生，還能背出每一位學生的名字，他要求陽明的醫學生應具服務的「陽明精神」，「We are second to none!」他說，陽明雖小，却不輸人，創辦小而美的陽明醫學院，正是基於一股崇高的理想。

基礎醫學與公衛人才

最早提議創辦陽明的其實是榮總，榮總希望有自己的附屬醫學院，可以和臺大醫院並駕齊驅，因此校長早已內定由榮總外科部主任盧光舜出任。豈料，由榮總所屬的行政院退除役官兵輔導委員會出面籌辦醫學院，於法不合，因而政府找上韓偉籌辦，並由總統蔣經國親自召見，足見政府高層對陽明的重視程度。

政府也同時決定，陽明醫學院隸屬教育部，醫學生享有全額公費，以培養臺灣缺乏的基礎醫學與公衛人才為主；而希望走臨床的畢業生，則分發至醫療人力缺乏的偏遠地區服務，以均衡醫師人力資源、解決衛生所醫師荒，充實醫療網計畫。

醫學系公費生制度比照師範學校公費生及山地離島醫師養成計畫辦法，提供醫學生六年公費補助，畢業後分發服務。國外也有類似的醫科公費生制度。以美國為例，由衛生部（National Health Services Corp, NHSC）補助醫學生全部或部分學費，以換取畢業後至偏遠地區服務四年；所不同者，美國醫學公費生並非設定專門學院培養，而是任一醫學生入學後，均可申請公費補助，但畢業須到指定地區服務，萬一反悔，則依合約規定賠錢。

醫學生集資聘請律師告教育部——當年陽明招收的醫學生多是衝著榮總這塊金字招牌而來，事前不清楚服務義務，以為一旦反悔，至多與師大公費生一般，賠錢了事；由於認知差距大，學生與校方、教育部、衛生署，為了分發辦法與選擇科別限制，時有衝突。教育部和衛生署視這群公費醫學生為「占盡便宜的一群」，認為他們千方百計爭取的，無非是「逃避服務」，因而合約載明，公費醫學生必須服務期滿，才能領回醫師證書，若拒不履行服務義務，即使賠錢，醫師證書也將遭永久扣押，作為「逃

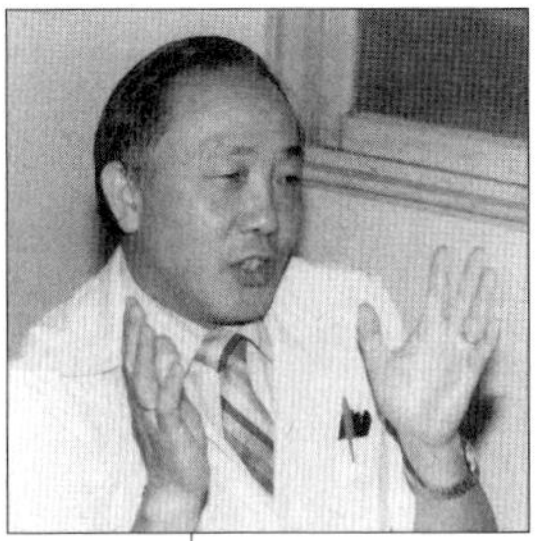

韓偉〈圖片來源：聯合知識庫〉

避服務者」的懲罰。

但是，政府扣押醫師證書是否合法？受到公費醫學生及家長的強烈質疑。第一、二屆的陽明部分公費生甚至集資聘請律師，為此告上行政法院，這場學生告官戲碼，最後以學生敗訴落幕。不過，法官私下也曾向公費生表明：「法理上，你們是對的，但行政法院的判決不能不顧後果；假使公費生可以賠錢了事，政府的公費生制度豈不一夕間就告瓦解？」正因如此，衛生署在勝訴後，即將拒不履約的賠償提高到五倍，希望對有心逃避服務義務的公費醫學生產生嚇阻作用。

有崇高理想的教育家

不過，話說回來，陽明首任校長韓偉對陽明人服務社會的理想十分堅持，在陽明第一屆畢業生踏出校門時，韓偉即以身作則，向教育部申請以休假年名義，與學生一起下鄉服務，他選擇了恆春基督教醫院，做了半年的臨床工作。當年公費制度得以成功，這位懷有崇高理想的教育家是最關鍵的人物，他在公費制度前十年，完成了許多「不可能的任務」。

韓校長為了打響陽明醫學院的名號，打從一創校即自國防醫學院和海外辛苦召募了一支亮眼的基礎醫學教授團隊，加上榮總的臨床菁英，因而第一年加入聯招，陽明立刻名列醫學院第二志願。果然，在一九八二年首屆醫學系公費生畢業，即寫下全體學生全部考取國家醫師執照考試的「全壘打」紀錄，甚至當年醫學生為了來日留學美國，均會參加美國針對外國醫學院畢業生舉辦的資格考（ECFMA），陽明醫學院也一舉擊敗臺大醫學院，讓臺灣整個社會對這所新的醫學殿堂刮目相看。

醫界生力軍

陽明第一批公費生成了眾所期待的醫界生力軍，當時還有人主張：陽明公費生不應到榮總實習，應直接下鄉服務。但韓校長力排眾議，他認為好的醫學服務品質，還是要從完整訓練著手，因而大力推動家庭醫學制度，堅持所有畢業生至少要接受兩年住院醫師訓練，才能下鄉。這份堅持和遠見，讓第一批公費生下鄉後，即受到各地民眾歡迎，成為當年衛生署成功的醫療政策之一。

韓校長並要求教育部至少保留百分之十的名額留校，因為一旦所有畢業生都下鄉，將剝奪部分表現優異的學生成為醫界領導者的機會，而且，所有畢業生都到臨床發展，沒有人才投入基礎醫學和公共衛生，未來國家沒有這些「不賺錢」的科別人才，整個醫界發展將為之傾斜，也更值得憂慮。於是在他的堅持下，教育部終於同意，每年有十二名學生可留校，其中一半名額給願意投身基礎醫學與公共衛生的同學。

陽明公費生除了十二名助教可留在學校、榮總或「人才羅致困難科」，而可以留在榮總以及公立教學醫院之外，其他公費生於住院醫師訓練畢業後，一律至衛生所或中小型非教學醫院服務，以充實公立醫院醫師人力，兼顧衛生政策推展。

短短幾年內，許多平地的無醫鄉在陽明公費生人力挹注後，開始有了長駐醫師服務，贏得當地民眾口碑。以榮總負責的雲林縣四湖鄉為例，過去醫師輪調來來去去、無法深耕，也難為當地民眾所接受；直到陽明首屆公費生徐永年接手後，一駐四湖就是四年，改善了當地的醫病關係。有一次，他在醫學會上爆出醫界濫用X光照射為婦女絕育的弊端存在已久，令各界譁然，也對這群清新的醫界之犢刮目相看。

為全民健保奠定基礎

因為陽明公費醫師的成功，其他醫學院也開始增加公費醫師名額，最多時，一年共有四百名公費醫師畢業。不僅是偏遠地區，公費醫師也解決了公立醫院的人才荒。現任臺北市立聯合醫院中興院區的璩大成院長回憶：當初他到臺北市立仁愛醫院報到時，因為申請者有限，院長在他到任時還對他深深一鞠躬致謝，讓他驚訝得手足無措。

但是，單靠公費生挹注，無法單獨解決醫療資源分布不均問題，一九八〇年代衛生署也訂定《公立醫療機構績效獎金發給辦法》，打破公立醫院傳統的「大鍋飯」薪資制，醫師「不同工、不同酬」，不但可大大提振士氣，也全面提升效率，公費醫師比較願意到衛生所或中小型非教學醫院發展。

公立醫療體系改革成功，也為隨後開辦的全民健保奠定成功的基礎，只剩山地、離島仍有醫療服務的供應問題，這些問題的解決，則是仰賴山地離島地方養成醫師和後來推動的「健保醫療給付效益提升IDS計畫」，才順利完成就醫無障礙的公義社會。

公費醫師制度功成身退

二〇〇三年爆發SARS風暴，所幸，在這場考驗中，公立醫院抗煞、防煞的表現讓大家耳目一新，也凸顯公立醫院公衛功能的重要性。

為了強化署立醫院的社會功能，並賦予更多公共衛生及支援偏遠醫療責任，衛生署逕自更改公費醫師分發辦法：原本由公費生自行選院的作法，自二〇〇五年起一律分發署立醫院服務六年。

此舉引發公費生強烈反彈，不少公費生質疑署立醫院教學、訓練品質，並要求保留分發至醫學中心訓練選擇的權利。分發制度設計與執行遇到瓶頸，而推行公費醫師制度的原始社會背景，在醫療網計畫與全民健保推行之後，已不復存在，因此，衛生署於二〇〇六年起逐年減招公費生，至二〇〇九年起宣告完全停招。

不過，衛生署仍保留「地方養成公費醫師」制度，從二〇〇九年起獨立招考偏遠山區、離島、原住民身分考生。

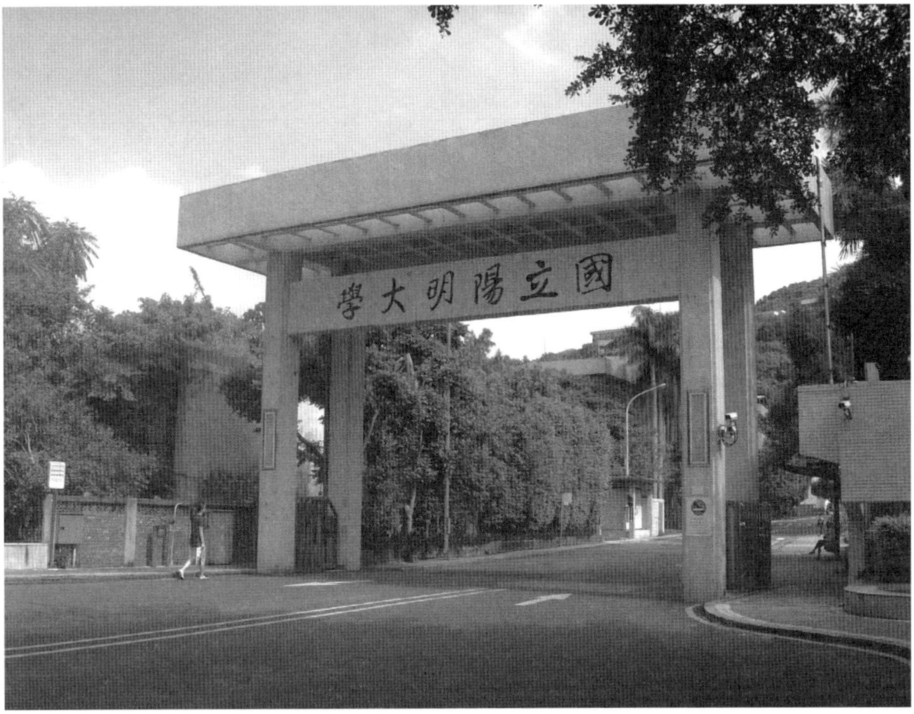

國立陽明大學〈圖片來源：五南圖書出版股份有限公司〉

地方公費養成醫師

◉江宏哲

山地離島醫師養成計畫

偏遠與山地居民就醫的方便性一向是世界各國醫療體系規劃的難題。在臺灣，全國醫療網經過政府的規劃與推動，以及山地與離島公費養成醫師的逐年投入，各偏鄉衛生所與山地鄉衛生所才有能力提供基本醫療照顧。

臺灣現在的緊急空中救護體系，可以適時、適當地把病人送到指定的醫學中心，離島的澎湖、金門和馬祖地區的急重症病患是這項政策的受惠者。相對地，把醫療送進偏遠離島地區，在衛生行政上卻具有一定的挑戰。

山地離島公費醫師養成計畫的實施，為臺灣公共衛生史添加了多采多姿的豐盛成果，這個計畫自一九六九年起至二〇一一年共培育了四百位醫師（含在學生），他們畢業後須回鄉履行義務服務十年，依照衛生署統計，這些醫師在服務期滿後，仍願意留下來為離島及部落族人服務的高達百分之七十二，可見這個計畫的推動已經成了山地離島地區醫師人力供給的重要基礎建設。

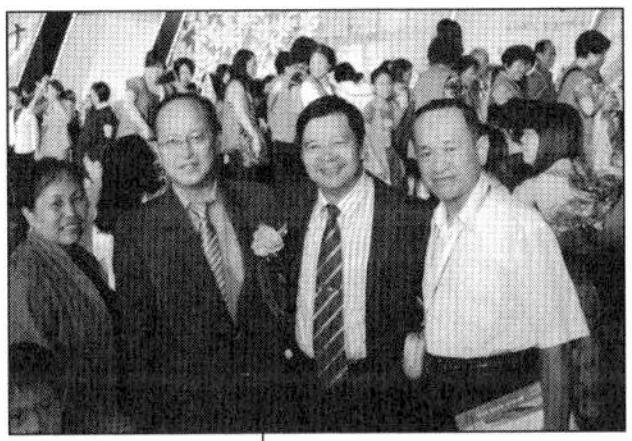

楊綏生〈右二〉〈圖片來源：臺北醫學大學〉

熱心醫療累積人脈

最為精采有趣的是，其中有許多人因為熱心醫療服務累積了許多人脈，轉而參加公職選舉當選縣長或是立法委員，例如廖國棟醫師（臺東縣）自第五屆（二〇〇二年）至目前第八屆（二〇一二年）擔任立法委員，楊綏生醫師自二〇〇九年擔任連江縣長至今，高植澎醫師曾於一九九三—一九九五年擔任澎湖縣長。

縣長或民意代表雖然與醫學或者臨床職業有較大的差距，然而，試想處於偏遠山地離島，苦於醫療資源不足，雖然滿懷救世醫術但受限於有限的醫療設備與制度的束縛，經由日常行醫經驗累積許許多多的壯志未酬，往往會激發出藉由擔任縣長或民意代表爭取更多醫療資源解決困境之決心。另一方面，在純樸與資源缺乏的偏鄉地區的醫師，常是民眾最為依賴的健康守護神，對於醫師提供服務時表現的關心與持續關懷的熱忱，民眾往往最能有感於心而且是一輩子的恩情。

山地離島公費養成醫師制度下，確實也培育出來許多特殊的人物，以下舉兩位典型地方養成醫師的例子。

期滿繼續留在當地服務——一九七三年，楊綏生醫師以優異的成績獲得衛生署「山地離島公費醫師養成計畫」保送臺北醫學大學醫學系，是馬祖地區第一位學醫之人。返鄉服務時，家鄉給他的生涯見面禮是十幾張破舊的病床與極其有限的醫療設備，在那個戰地政務為主的時代，居民生病主要是依賴軍方的醫療系統，在民間是由「衛生院」（連江縣政府衛生局與縣立醫院前身）提供醫療、保健與公共衛生服務。

當時連江縣衛生院是在馬祖南竿的牛角，晚上病房裡開燈後蚊蟲滿天飛，手術室因為不能密閉，偶爾一邊手術一邊還要趕蒼蠅。在如此艱苦的環境下激起了年輕楊醫師的改革鬥志。在硬體建設上，楊醫師親自回臺灣爭取補助完成手術室與牙科診療室的改建；在軟體改革上，楊醫師以視病如親、感同身受的心情對待每一位求診的鄉親，甚至以晚輩的身分為老人換壽衣。一九八六年接下代理院長一職，加上另一位馬祖的公費養成醫師劉增應學成返鄉加入行醫陣容，衛生院的服務業務與績效開始展現特色與重要性。

一九八七年衛生院的遷建更是另一個挑戰的開始，配合馬祖防衛司令部搬遷衛生院的要求，楊醫師在一片荒蕪之地親自動手規劃設計新的衛生院，理想中要蓋一個至少作業能力超過軍方醫院的新衛生院，為此在建院的七年中多次赴衛生署爭取預算支持。

公費養成醫師服務十年期滿後，楊醫師繼續留在馬祖服務，這期間有件事績至今仍為人樂道，他身陷飛機墜海意外事故卻仍奮不顧身救人。由於累積許多傑出的奉獻事蹟，楊醫師於二〇〇九年投入縣長選舉，以解決連江縣的四大問題「交通、醫療、生計、水源」等為其主要政見，擊敗對手贏得勝利。

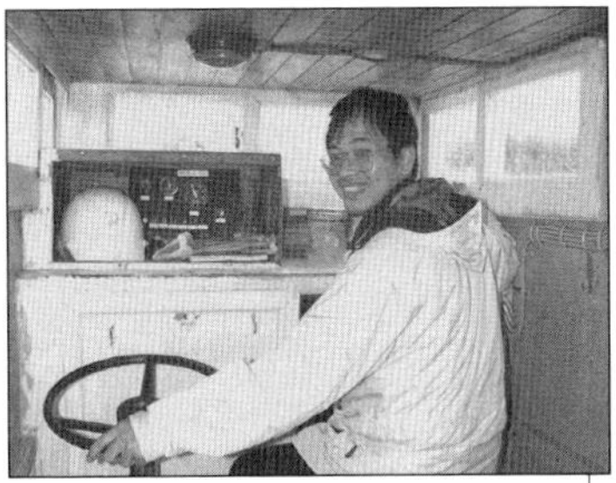

侯武忠〈圖片來源：聯合知識庫〉

開船到小離島巡迴醫療——侯武忠醫師是一九八一年獲得山地離島公費醫師養成計畫的支持進入高雄醫學院就讀醫學系的後起之秀，並先在高雄院綜合醫院擔任外科住院醫師。

一九九一年，因澎湖醫師嚴重不足，侯醫師在衛生署及澎湖縣衛生局的要求下，返鄉服務。第一個上班的地點被安排在澎湖最南端的島嶼七美鄉，憑著年輕醫師的一股服務熱忱，他獨自一個人照護島上三至四千位居民的健康，從早忙到晚，沒有休息假日，因為島上的住民無法挑日子生病或不生病。三年後，他被派到望安鄉衛生所服務，這期間因為服務的熱忱，獲得衛生署三等衛生獎章與行政院服務楷模獎。

侯醫師於一九九五年調回澎湖衛生局擔任第一課課長管理醫政，有趣的是，當年臺灣省政府為了改善澎湖離島醫療業務，設置了澎湖巡迴醫療船澎醫壹號，由於大部分的省立澎湖醫院醫師無法忍受在風浪下提供醫療服務，侯醫師主動要求配合醫療船任務到各島巡迴，於是巡迴醫療船的醫師任務就落到了這位不會暈船的在地醫師身上，侯醫師成了在工作中賞盡家鄉澎湖島嶼風光的醫師。

侯醫師在一九九七年調任白沙鄉衛生所主任，這個鄉的特色是管轄許多附近的小離島村落，於是在衛生局的許可之下，侯醫師開始每天早上在白沙衛生所看診，下午則自己開船到各個小離島巡迴醫療，勤於奔走各小島行醫，並於二〇〇二年榮獲第十二屆醫療奉獻獎的肯定。

醫療奉獻獎得主累計十四人

當然，另外有許多醫師常年堅守偏鄉醫療服務崗位，因服務績效卓著被推選為醫療奉獻獎得主，例如臺東的林忠正醫師、復興鄉的林勝利醫師、南投縣的全文章醫師、連江縣的劉增應醫師等。直至二〇一一年，醫療奉獻獎已經表揚了二十一屆的得主，當中山地離島公費生養成計畫栽培的醫師累計有十四人。

多年來政府投入許多資源改善山地離島醫療，其中較為重要者包括山地離島醫師養成計畫、全民健保整合式醫療照護計畫（IDS）、離島地區緊急傷病後送與轉診轉檢計畫，然而，成效依然差強人意。

公共衛生政策上，單純透過增加山地離島公費養成醫師的培育，是否能有效解決偏鄉醫師人力不足、醫療資源相對缺乏的問題呢？如何在現有的基礎之下，儘量消除因種族、地理、文化或經濟等因素形成的健康不平等，仍然是未來臺灣公共衛生的挑戰之一。

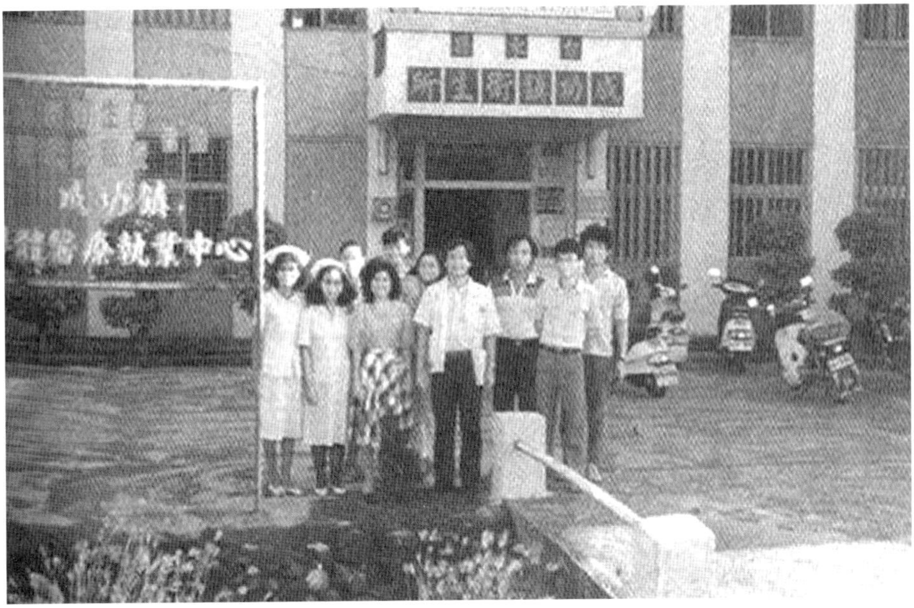

臺東縣成功鎮衛生所〈圖片來源：馬偕紀念醫院 臺東分院〉

人類頭號傳染病——愛滋病

◉葉金川

與頭號傳染病的漫長抗爭

一九八一年六月五日，美國疾病控制與預防中心（CDC）通報全球首例愛滋病毒感染個案，自此人類便展開了與這頭號傳染病的漫長抗爭。

在愛滋病出現初期，醫學界對此病了解不多，苦無醫治對策，染病者只好受折磨至死。直至一九九五年，終於首現曙光，華裔科學家何大一發明雞尾酒療法，延緩了大多數感染者的發病時間，使死亡率開始大幅下降。但是及至現在，科學家仍在進行大量研究與臨床實驗，以期盡快找出能徹底根治或預防的方法。

多數學者認為人類免疫缺乏病毒是從撒哈拉以南的非洲地區蔓延開來，至今已成為全球性的大流行病，而根據聯合國愛滋病規劃署和世界衛生組織統計，自一九八一年首度證實以來，它已經成為史上最具破壞力的流行病之一。

六千四百萬人感染愛滋病毒——截至二〇一一年六月底，世界上約有六千四百萬人感染愛滋病毒，AIDS已奪取超過三千萬人的性命，每天平均有七千宗新病例發生。每年約三百萬人死於愛滋病，三分之一的死亡案例發生在非洲撒哈拉以南，間接也造成經濟發展遲緩以及人力資源的匱乏，每天有一千八百名新生兒一出生就感染上愛滋病毒，百分之四十五感染兒童在二歲之前死亡。

儘管目前研製的藥物能夠抑制病毒的活性、減緩病程發展，間接減少感染後的死亡率和罹病率（morbidity），但是並非所有國家都有能力取得這些藥物，這種情況在開發中國家更為嚴重，但是當地卻同時是後天免疫缺乏症候群盛行率（prevalence）較嚴重的地區，且事實上仍未有任何藥物獲得證實能根治愛滋病，各國政府也透過立法試圖控制傳染的規模，並藉由各種教育宣傳手段，增加全人類對該疾病的認識。

後天免疫缺乏症候群防治條例

在臺灣，一九八四年十二月首次發現愛滋病個案，在一名外籍過境旅客中驗出，並在一九八六年二月底首次發現臺灣人感染案例。一九八八年起規定捐血者所捐血液要經過檢驗確定無病毒後才可使用，一九九〇年公布《後天免疫缺乏症候群防治條例》。

美國知名籃球員魔術強森在一九九一年十一月七日向大眾宣布他將退休，理由是他已經感染了愛滋病毒。隨後強森離開了球場，從事愛滋防治的宣導，一九九五年十月三日臺灣宏福集團陳政忠邀請強森來臺進行表演並宣導愛滋防治。然而，強森感染者的身分，使得強森可能必須面臨法律對於外籍感染者的入境限制，根據一九九〇年制定的《後天免疫缺乏症候群防治條例》第十四條之規定，衛生主管機關可要求外籍感染者離境。

張博雅署長向媒體表示：「沒必要讓強森這樣的『問題人物』來臺。」張博雅不認為強森與「不幸」、「無辜」的形象有所連結，她對待澎湖學童（意外被感染）的方式和對待強生是截然不同的。

臺灣二萬二千零二十人感染愛滋病

截至二〇一一年底，臺灣累計有二萬二千零二十人感染愛滋病毒，其中有八千多個案接受雞尾酒療法，愛滋病發病個案八千四百一十三人，其中有三千三百六十人已經死亡。

分析國內兩萬多名感染個案，百分之四十六是男性間性行為，百分之二十二為異性戀性行為，另外百分之三十一為毒癮者。疾管局組長楊靖慧說，毒癮愛滋感染者在二〇〇五年最多，當年的三千三百八十例感染者有三分之二是毒癮者，但隨著美沙冬減害計畫推動，二〇一一年毒癮感染降為一百多人。

在臺灣，愛滋感染途徑包括性行為、血液與母子垂直感染。性行為包括與感染者口腔、肛門、陰道等方式性交，或其他體液交換；血液傳染包括毒癮者共用針頭或輸血；母子垂直感染包括懷孕、生產或哺乳導致寶寶感染。國內感染者的感染主要途徑，已從五、六年前的毒癮者共用針頭，轉換為性行為感染，且以男性間性行為為主。

通報案例中原來並無因移植器官而感染者。臺大醫院在二〇一一年八月發現一名邱姓器官捐贈者的檢驗結果呈現愛滋病毒陽性，但是臺大醫院器捐移植小組人員在電話確認過程時，竟在通報「reactive」（陽性）時，誤解為「non-reactive」（陰性），致使臺大、成大醫院共五名病患被移植愛滋患者的器官，由於這五人感染愛滋的可能性很高，除告知移植病患及家屬之外，也對患者進行愛滋預防性投藥。

壓縮疾病管制局（CDC）整體的經費

愛滋病感染者及病患在臺灣可享受免費的醫療服務，原是由健保負擔相關醫療費用，並列入重大傷病範圍。但是二〇〇六年一月一日起，愛滋病改由政府編列公務預算支應，CDC一年要編列公務預算十九億來支應愛滋病感染者及病患的醫療費，而且每年增加一億，並逐漸壓縮CDC整體的經費，絕大部分經費用於治療，預防愛滋經費反而年年減少。

二〇一一年全年增加一千九百六十七例感染者，雖然比高峰期二〇〇五年的三千三百八十例減少，但男性間性行為愛滋病感染者的人數逐年上升，且病患數字逐年累積，財務壓力與日俱增，未來還可能因政府公務預算增加不易，影響愛滋感染者享有免費醫療服務的機會。

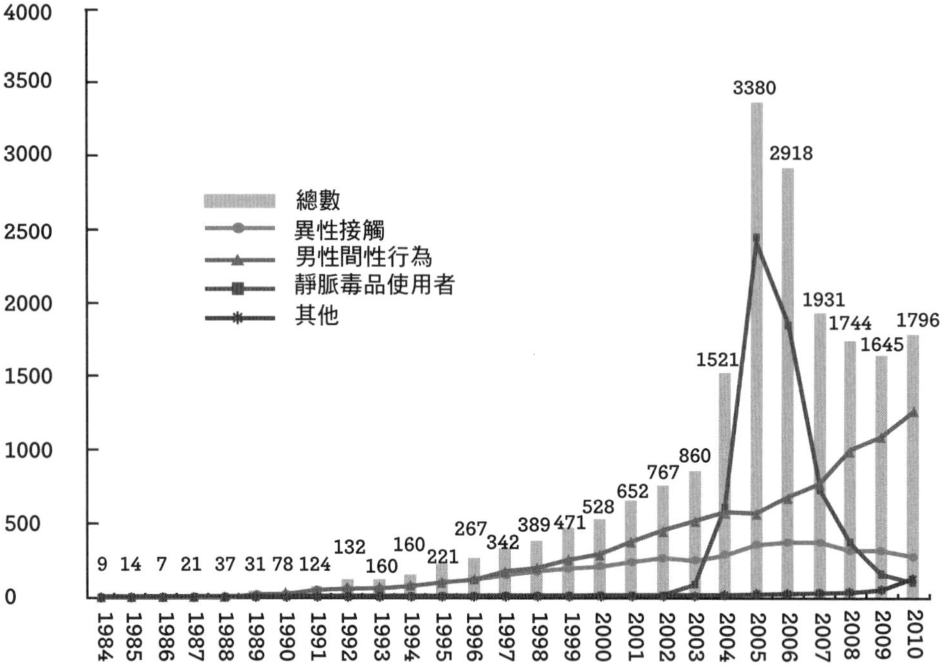

一九八四至二〇一〇年間 HIV/AIDS 個案數及死亡人數。二〇〇三年起，毒癮病人感染 HIV 急速增加，衛生署推出減害計畫，終於在二〇一二年將毒癮者感染 HIV 控制住，但是男性間感染仍逐年增加，二〇一一年創新高。〈資料提供：張鴻仁〉

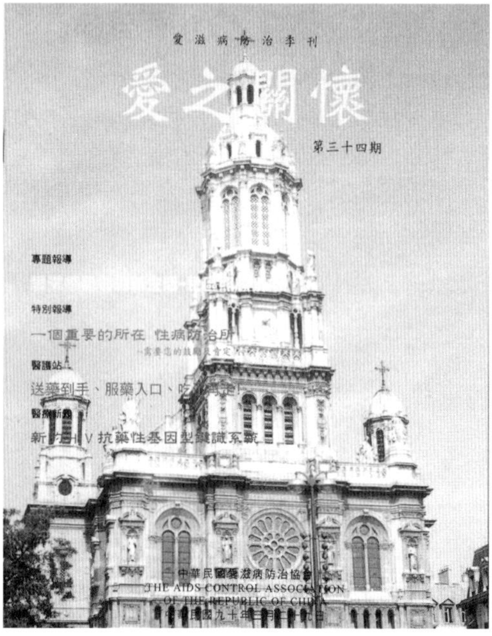

《愛滋病防治季刊 愛之關懷》第三十四期〈圖片來源：國立臺灣歷史博物館提供〉

優生保健

◉葉金川

優生保健其實包含很多面向，像美國就直接分為「人工流產法」和「遺傳學法」，而亞洲國家就比較保守，日本稱為「母子健康法」，韓國、中國大陸和臺灣則都稱為「優生保健」。

優生保健是從婦幼衛生、家庭計畫慢慢發展演進過來的，已進入比較專門的領域，講白一點就是「優生」與「人工流產」，優生方面包含「婚前健康檢查」、「遺傳學的諮詢」和「遺傳學的篩檢」，另外就是避孕失敗或是沒避孕已懷孕的人需要「人工流產」的問題。

極具爭議的人工流產

其實早在一九七〇年代，醫界就想立法讓人工流產合法化，不然婦產科醫師就只能偷偷做，而且隨時會有觸犯《刑法》的可能。但是因為人工流產的條文爭議極大，反對者認為它就是「墮胎法」，有些女性主義者又認為女性有身體的自主權，提倡「人工流產不須經由配偶同意」，另外討論最多的條文就是「因懷孕或生產將影響其心理健康或家庭生活」，此條文遭到保守派強烈反對，這項條文等於是開放無條件可以實施人工流產，所以《優生保健法》在立法院拖了十年才通過。一九八四年七月九日通過《優生保健法》，一九九九年修正一次，二〇〇九年又修正一次，修正的重點都在人工流產的處理。

根據最新修正的《優生保健法》第三章第九條來看，有遺傳疾病或先天缺陷者，產婦分娩時有生命危險，或是經由強制性交懷孕的女生，以上這些情形要進行人工流產並沒有爭議；但是第六款「因懷孕或生產將影響其心理健康或家庭生活」，這一條範圍太廣了，等於說只要是意外懷孕，不想要將胎兒留下，就可以進行人工流產。

RU-486 的使用

RU-486 是一種合成黃體素抗抉劑，可藉由阻斷黃體素接收而達到中止早期妊娠的作用，變成了一種口服墮胎藥，不過必需在胎兒六週以內使用，成功率大約有百分之八十。所以它也被當成一種事後避孕藥來使用，基於宗教、道德的關係，RU-486 自發表以來在各國引起的濫用與爭議始終不斷。

不過，儘管在醫學發達的現在，傳統人工流產手術仍不免會造成子宮感染、子宮穿孔、子宮頸損傷、子宮內黏膜損傷等問題；而在貧窮落後國家，人工流產的危險性更遠大於使用 RU-486，所以如果在法律的監督下，由合格醫師審慎使用 RU-486 的話，也不失為一個人工流產的另類選擇。

遺傳諮詢和新生兒篩檢

《優生保健法》還包含「健康保護及生育調節」，胎兒的檢查最先只有「羊膜穿刺」，取出羊水細胞檢查是否染色體異常，但是這項檢查必須等到胎兒十六週大才可以實施，而且是屬於比較侵入性的手術，有傷到胎兒的風險，此外十六週的胎兒已經很大，這時實施人工流產是慢了些。後來醫學進步，可以用「絨毛膜」檢查取代，在胎兒十二週時就可實施，如果得知染色體異常，要實施人工流產就相對安全些。

一九八四年，臺灣將常見的新陳代謝遺傳病納入新生兒遺傳疾病和罕見疾病篩檢項目內，共有六項：蠶豆症（G6PD），甲狀腺素不足（CHT）、苯酮尿症（PKU）、半乳糖不耐症、楓漿尿症（MSUD）。二〇〇一年，科技愈來愈進步，使用所謂MS/MS，兩個質譜儀串聯的機器來檢查，又增加了五項疾病的篩檢，包括CAH、GAI、MCAD、IVA、MMA的檢查，不過這五項疾病的個案非常少。

所以，臺灣對於新生兒的免費篩檢項目是全世界最多的，在二〇一〇年，新生兒有先天性缺陷的占百分之〇・七五，其中百分之〇・三〇四是「兔唇與顎裂」，這是可以開刀修復的，因此患有其他遺傳疾病的嬰兒數量急遽下降，代表篩檢的效果是極佳的。

不過比較棘手的問題是羊膜、絨毛穿刺有風險性，並非適用於每一位懷孕婦女，「染色體異常」的新生兒數量已經減少六成，但仍然有些個案無法篩檢到。

大量的胎兒篩檢，諸如超音波、羊膜、絨毛穿刺，容易得知嬰兒先天缺陷，但是性別也一清二楚，因此民眾為了胎兒性別而實施人工流產的機率也增加了！近五年我國出生嬰兒性比例維持於一〇八．四至一〇九．七之間，二〇一二年第一季下降至一〇七．三，雖然有下降的趨勢（歷史最高時達到一一二），但是仍較其他先進國家高。

國民健康局估計現在每年有五千個女性胎兒，是因為性別因素而流產，這是典型科技的濫用，所以國民建康局規定，對於各項檢查，醫師不准告知性別，希望能減少科技帶來的後遺症，只是效果如何，還是有待觀察。

母子健康議題的任務多變

在本書五十個事件當中，跟母子健康方面有關的就有四篇，依據每個年代的需求而有不同的任務，第一是五〇年代婦幼衛生的安全接生、安全生產、嬰幼兒營養等問題，第二是六〇年代的家庭計畫，第三是八〇年代注重人口素質與遺傳疾病的優生保健，最後則是九〇年代的人工協助生殖，也就是試管嬰兒。母子健康的議題隨時代改變，也是臺灣公共衛生進步的見證。

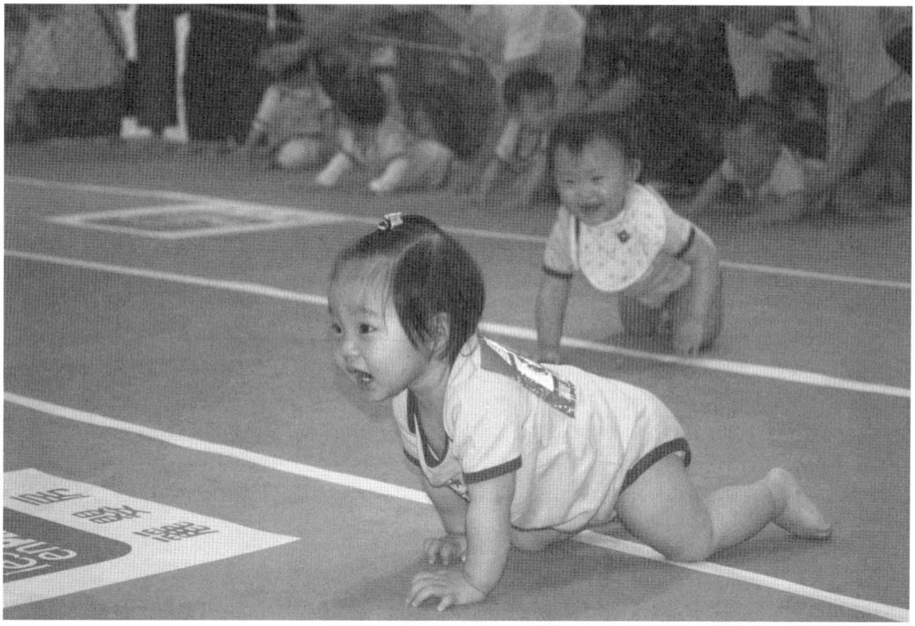

寶寶爬行比賽〈圖片來源：聯合知識庫〉

中沙醫療團

◉李安丙

沙烏地阿拉伯本來是個貧窮落後的遊牧民族，沙烏地是酋長家族的姓氏。一九六〇年代沙烏地阿拉伯挖到石油，有了錢，各種建設迅速發展。臺灣在一九七〇年代，經歷過二次石油危機，所以格外重視與沙烏地阿拉伯的外交關係，希望能穩定石油來源，中沙醫療團就在這樣特殊背景下誕生了。

簽署合作備忘錄

當時沙國政府請德國幫忙蓋了五間省立醫院，其中三間分別交給英國、德國、丹麥經營，而另外二間就是臺灣要去支援的霍阜和吉達醫院。一九七九年三月，當時的衛生署長王金茂就跟沙國衛生部長簽署合作備忘錄，主要內容有三項：

（一）這項醫療合作計畫為期十年。

（二）由臺灣選派醫師及護士二百名。

（三）由臺灣負責這兩所醫院的經營。

霍阜和吉達都是五百多床的大型醫院，簽約的二百名醫護人員根本不夠，後來只好加碼到一千五百人，但是在一九七九年，想要找到這麼多的醫護人員談何容易，更不用說還要他們遠走他鄉，來到民風保守的沙國，所以當時相對地也提出優渥的薪資以及每年一個月的長假來吸引醫護人馬。

阿拉伯幫的由來——這樣的條件要找到醫師還是相當困難，因為醫師並不在乎待遇，所以駐沙國大使薛毓麒只好找好友洪啟仁教授商量，想出了一個辦法：「要當上臺大的主治醫師，條件之一就是要先到沙國服務兩年。」當時提出此條件的背景是，一九七〇年代初，長庚醫院崛起，馬上將臺大和榮總等國家級醫院比了下去，所以蔣經國總統同意臺大與榮總各花一百億興建新大樓，等於必須開始儲備新人才，因此由楊思標院長向人事行政局爭取增加臺大一百名主治醫師員額，但是條件是必須去沙烏地阿拉伯服務兩年，醫師欠缺的問題才迎刃而解，這也是臺大「阿拉伯幫」的由來。

醫院管理之父

當時中沙醫療團由張錦文擔任團長，他被稱為臺灣醫院管理之父，曾待過馬偕及長庚醫院，經驗非常豐富。一九七九年六月，他組織了十二人的籌備小組，先行前往沙國了解狀況，也經過繁複的討論和會議，決定在當年十二月一日就讓霍阜醫院開幕，雖然時間上非常緊湊，但張錦文認為必須讓阿拉伯人覺得我們是有效率的，邊做邊學也無妨。

手術中停電

有一次臺大的外科部主任洪啟仁教授，應邀到沙烏地阿拉伯的吉達醫院，主持當地第一例的開心手術，沙烏地阿伯的衛生部長以及電視記者都在現場觀看，沒想到手術開到一半，居然停電了，心肺功能機停止運轉，情況一度緊張，張錦文低頭默默開始數秒，別人還以為他在禱告，事實是，依照臺灣醫療團的規劃，十秒鐘內自動發電機應該會開始發電，果不其然，在數到第六秒的時候，供電恢復，手術繼續進行，最終也順利完成開心手術。

醫療團一炮而紅——當天晚上，電視新聞馬上播出：「臺灣醫療團雖然遭遇停電的意外，但還是不負眾望地完成開心手術。」事實上，沙烏地阿拉伯的管理相當鬆散，停電是稀鬆平常的事，有一次吉達市大停電，只有臺灣經營的吉達醫院依舊燈火通明，其他醫院則緊急送來早產兒的保溫箱，吉達醫院救了九條小生命。

後來吉達衛生處長就向臺灣醫療團請教：「為什麼只有你們的醫院有電？」張錦文團長就請電工技師到當地其他醫院做檢查，發現醫院內雖有自動發電機，但從未試用與保養，年久失修的狀況下當然發揮不了作用。

以上種種事件讓臺灣醫療團在沙國聲名大噪，得到阿拉伯人的肯定。

醫療團中的名人

其實許多在臺灣醫界有名的人都去過沙國，像是前衛生署長侯勝茂、林芳郁，成大院長楊有任，臺大副院長黃世傑、骨科教授江清泉，仁愛醫院院長劉秀雯等人，都到過沙國。

侯勝茂回憶當年的情景，他和林芳郁兩對夫婦應邀到洪啟仁教授的家裡喝酒聊天，洪教授說：「日本人訓練小孩，會把最優秀的孩子派出去周遊列國，這樣才能成長！」侯勝茂說：「洪啟仁教授接著就一直向我們勸酒，似乎不答應去沙國就要繼續喝。」「喝到早上大家都倒了，只有洪教授沒有倒，我們只好投降，答應了這件事，所以我們就是第一批去吉達的醫師。」

不過吉達醫院整整比霍阜醫院慢了一年開幕，張錦文解釋：「因為我們必須與阿拉伯的醫護人員合作，但對於阿拉伯人『IBM』的特性，我們只能慢慢調適。」I代表的是「Inshala!（只有上帝知道）」，B是「Bukura!（明天再來）」，M是「Mafa!（馬馬虎虎就好，不必太認真）」

沙國衛生部長也向張錦文抱怨：「為什麼霍阜可以那麼快開幕，吉達就不行？」張錦文回應：「只要讓臺灣醫療團處理所有物品，管理沙國醫護人員，隨時可以開幕！」沙國衛生部長也爽快答應，第二天果真開幕了！

生活趣譚

在沙國生活，除了環境相對困苦之外，嚴格的管理制度也讓人吃不消，譬如說「禁酒令」，使得很多醫師只好自己買水果來釀酒，也因此發生了諸多趣事，因為釀酒時要讓二氧化碳排出，不然會氣爆，但又不能排氣太頻繁，怕有雜菌進入瓶內，那就變成醋了！

有一則笑話說，外科醫師開刀到一半，緊急暫停，就為了衝回宿舍讓酒排氣，後來還有人想到上班時就將酒放入冰箱，減緩發酵速度，或者直接研發蒸餾釀酒的方法，所以到最後，許多醫師都成了專業釀酒師了呢！

曲終人散

到了後期，沙國方面的人才慢慢可以自行接手，而臺灣經濟起飛，國內醫師及醫護人員赴沙意願降低，另外更嚴重的是國際外交的現實，中共的壓力迫使沙國對臺灣漸行漸遠，種種因素導致了計畫的終止。

但不可抹滅的是，中沙醫療團在沙烏地阿拉伯的這十年，外派的臺灣醫師在視野、見識、經驗上都提升了不少，另外也是國際醫療合作的典範之一，幫臺灣外交打了光榮的一戰，也使臺灣終能撐過了能源危機。

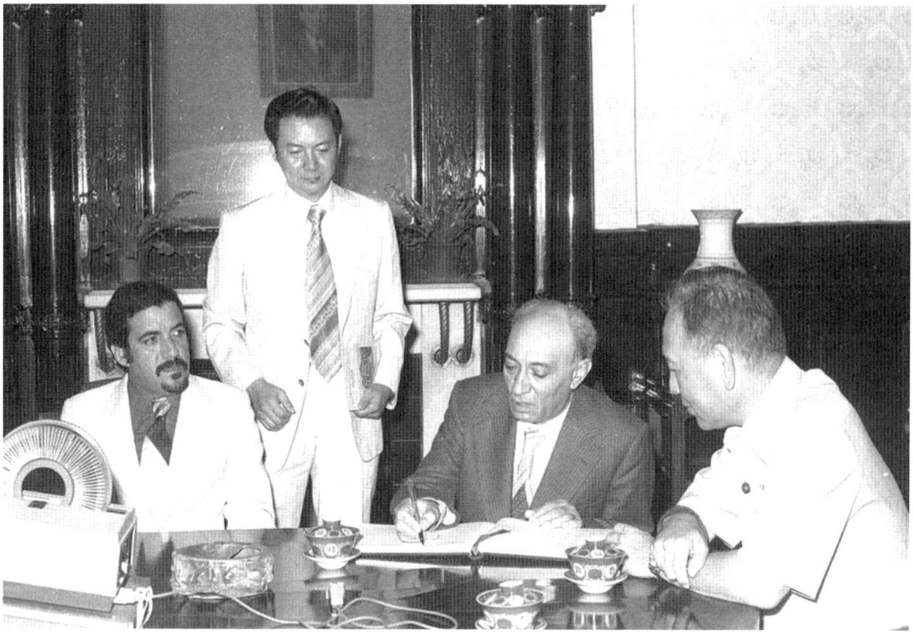

沙國衛生部技術顧問詹博士與楊思標院長及謝炎堯教授研商相關醫療支援事宜〈圖片來源：國立臺灣大學醫學院附設醫院提供〉

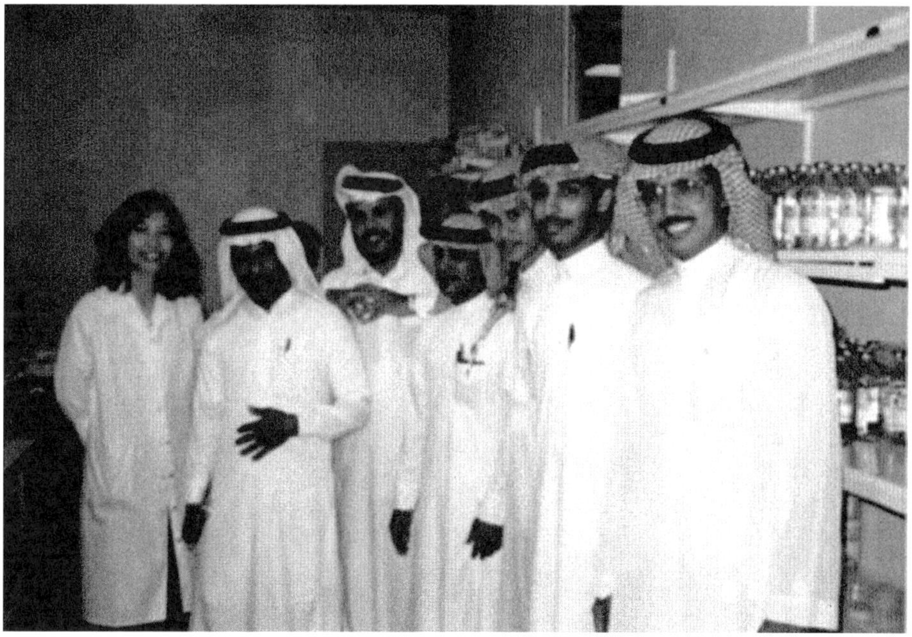

臺大醫療團與沙國醫師〈圖片來源：國立臺灣大學醫學院附設醫院提供〉

醫療奉獻獎

◉李淑娟

創辦醫療奉獻獎

臺灣每一行業多設有獎勵對該行業或領域有貢獻或表現傑出的獎項，像電影界有金馬獎，廣播、電視界有金鐘獎，出版界有金鼎獎，教育界有金鐸獎；那麼，代表臺灣數十萬醫療從業人員的獎項是什麼？

臺灣早期在醫療資源缺乏的年代，社會對醫療人員除了專業信賴外，常抱持更多幾近「神化」的期盼，既曰「神化」，多瞻仰以視，從來沒有人想過要以上對下方式設立獎項來獎勵醫界，因此，要表達對醫療人員的肯定或感謝，除了病家送禮外，就只有醫師或護理師護士公會等每年例行在醫師節或護士節對服務期滿四十、三十、二十年的從業人員所頒發的醫師或護士服務獎了。但是，此純從服務年限著眼，故被視為「人瑞獎」，直到一九九〇年創辦了醫療奉獻獎，才有明顯的轉變。

找回醫療真愛

一九九〇年，全民健保還未開辦，但是隨著勞保、公保人口不斷擴充，醫療議題已逐漸受到社會重視。在政治上，立法院在這一年由黃明和立委號召成立了立院次級團體「厚生會」，由具醫學專業資歷、背景及關注民生的立法委員組成，強調以社會福利、衛生保健、環境保護為問政重點。

當時厚生會為促進醫療事業發展、均衡醫療資源分布，倡議政府應成立醫療發展基金，獎勵前往偏遠地區設立醫療院所的私人或企業無息貸款。但是，何謂偏遠地區？必須設定標準並公告。厚生會在審視醫療資源匱乏地區的現狀時，不禁為少數醫護人員長期戍守在山巔海隅所感動，因而設立了醫療奉獻獎，目的在鼓勵服務於偏遠地區的醫療人員，以專業和無私為人民奉獻服務的精神。

首屆醫療奉獻獎的推薦和選拔由立法院厚生會作業，由服務於山地離島等偏遠地區的十五名醫療人員獲獎，其中三分之一是外籍人士。由於該獎設立時未廣為宣傳其目的和精神，雖然獲得衛生署、新聞局等官方支持，但是這項活動並未得到社會青睞。反而是當時唯一訴求醫療專業報導的《民生報》醫藥版，主動上門尋求與厚生會合作，希望藉由這個獎項的「桂冠」，樹立醫療專業人員典範，鼓勵視病猶親的服務態度，找回已漸為商業氣息淹沒的醫療真愛。

民生報積極參與

《民生報》從第二屆起積極參與，對整個獎項選拔作業和標準加以制度化，在王效蘭發行人的全力支持下，甚至得主名單一公布，打破媒體一般慣例，不惜連續十餘天、每天以頭條版面報導得獎人在窮鄉僻壤服務奉獻的感人事蹟。有來自歐美的醫療傳道人士，在臺灣偏遠地區奉獻一世的異鄉人；也有任憑鄉親賒欠看病，以救命為第一的老醫師，一到除夕，就先燒帳冊，以免老實的鄉下人欠債不敢上門，拖累了病情；也有醫師自東瀛深造回國，放棄到都市行醫賺錢的大好機會，寧選擇到小鎮懸壺，卻窮得連日本政府送他、本想當傳家寶的銀器也拿出來，熔鑄成醫療器械救人；也有離島的助產士自己懷孕了，半夜仍得出門為別人接生等等。

在媒體助陣下，這些愛在吾土吾鄉的醫療人員奉獻事蹟，像臺灣史懷哲般，打動了無數民眾的心，獲得廣大的迴響；尤其是外籍醫療傳道者來臺醫療拓荒和無私奉獻的行止，更讓臺灣人動容。醫療奉獻獎頓時也攫取了社會眼光，成為醫療界最受矚目的獎項，每年頒獎典禮隆重舉行，不僅各家媒體爭相報導，後來主辦單位甚至也加入了電視媒體，除了報導得獎者事蹟，並現場轉播頒獎實況，讓醫奉獎的宣傳更深入社會各階層及各角落。

而得獎人每年均由總統親自召見，代表國人向這些勞苦功高的得主致謝，在衛生署支持下，得獎人的事蹟報導已編列成一系列專書，廣送海內外，部分得獎人故事甚至列入國中小學教科書題材。

二十一屆二百二十七位得主

醫療奉獻獎舉辦至二〇一一年已第二十一屆，共產生了二百二十七位得主，其中外籍人士有六十八人，團體獎十七個。它也曾數度經歷轉型，例如該獎原依得獎人身分，分為優秀醫師、優秀護理人員、優秀衛生行政人員等獎項，但是，回顧臺灣醫療發展的過往便可發現，這些得主所奉獻的偏遠地區都是醫療人才最匱乏地區，也談不上什麼專業分工，往往只有一名醫師或護士、保健員、助產士苦守當地半世紀，什麼都得做，若依職別分類，便形成不對等、不公平情形，因而最後廢除了這些分項，個人獎部分完全按個人奉獻的歲月和事蹟來選拔；由於有的山地離島醫護人員是政府特殊養成教育所培育的人才，本來就有回鄉服務的義務，所以後來又加了一條門檻：即在當地服務十年以上，始取得候選資格。

另外，隨著臺灣的快速發展和醫療資源均布，所謂的偏遠地區愈來愈少；相對地，臨床上，有些如愛滋、痲瘋或SARS等高傳染風險領域，即使身處首善之區或在醫學中心殿堂，卻人人避之唯恐不及，全賴有愛心和膽識的醫護人員奮不顧身地前往照顧，他們正具最崇高的醫療奉獻精神，因而醫奉獎打破選拔的地域標準，將風險也納入其中。

醫療貢獻特殊獎項——值得一提的是，醫療奉獻獎從第二屆開始就設有一特殊獎項，即「醫療貢獻獎」。它和奉獻獎不同的是，後者係鼓勵在基層、偏遠地區或高風險領域默默奉獻的醫療從業人員，而貢獻獎除了有這樣的奉獻精神外，其人事功或影響必需在臺灣醫學史上占有一席之地，例如謝緯、陳拱北雖然獲獎時已作古多年，但透過事蹟報導，讓醫界、甚或全國人更深入了解其人其事，也是對他們身後最深的致敬。

醫療奉獻獎的無價——由於醫奉獎的頒發引起國人重視，也曾有不少人建議，這樣重要的獎項不應只是舉辦一年一度的頒獎典禮，或可設置高額的獎金，以提供實質的鼓勵；但幾經辯論，主辦單位認為，再高的獎金也難以表達國人對這些得主的崇敬，仍堅持維持它「無價」的精神。

醫療奉獻獎所引起的社會效應，除了讓這股杏林和風得以淵遠流長、普獲傳頌外，在醫界與其他服務業區隔漸泯、甚至被諷為「披著白袍的商人」的現今社會裡，醫奉獎所刻劃的得主身影，似乎為人們找回最古老、最熟悉的醫療人員形象和體溫，它也帶著我們重回過去那個最單純、最和諧的醫病關係。

還愛行動

教會醫院展開募款整建——早期來臺從事醫療拓荒、傳道的外籍醫事人員，他們在臺灣奉獻大半生後，不論是返回更陌生的故鄉或客死他鄉，臺灣當局從未加以聞問，或關切他們老成凋零、乏人照顧的晚境；更現實的是，這些外籍教會人士早年一手創立的教會醫院，在醫療競爭日益激烈的今天，已無法延續過去藉著奉獻精神來維繫醫院的經營，因而多面臨醫院老舊、難以為繼的窘境。沒想到，這些外籍人士一一獲醫奉獎表揚後，教會醫院也開始以得主的事蹟為訴求，展開募款整建的社會運動，從花蓮門諾醫院、臺東基督教醫院、臺東聖母醫院、恆春基督教醫院到羅東聖母醫院，都藉由醫奉獎得主募款而重建、轉型或再出發，這也正是臺灣人最具體的「還愛」行動。當然，許多年輕或退休後醫師受這些得主精神感召，願追隨他們腳步，加入這些醫院的行列，也使得這些原本垂危的醫院稍解人才羅致的困難。

參與國際醫療還愛——「還愛」行動的另一具體影響是，二十年來，臺灣的醫學生和醫療人員主動加入國際社會，參與醫療救援相關行動的人愈來愈多了。其中容或有宗教或其他資源和影響，但追溯來時路，許多人都會提及早期臺灣醫療也曾受惠國際人士支援，於今我們有了能力，更應適時回饋。

但是隨著時代變遷，醫奉獎的社會關注和影響已在遞減中，它還可以持續多久？沒有人知道，但是，至少在我們翻過這一頁歷史前，它幫我們重溫了臺灣歷史最感人、最溫馨的一頁。

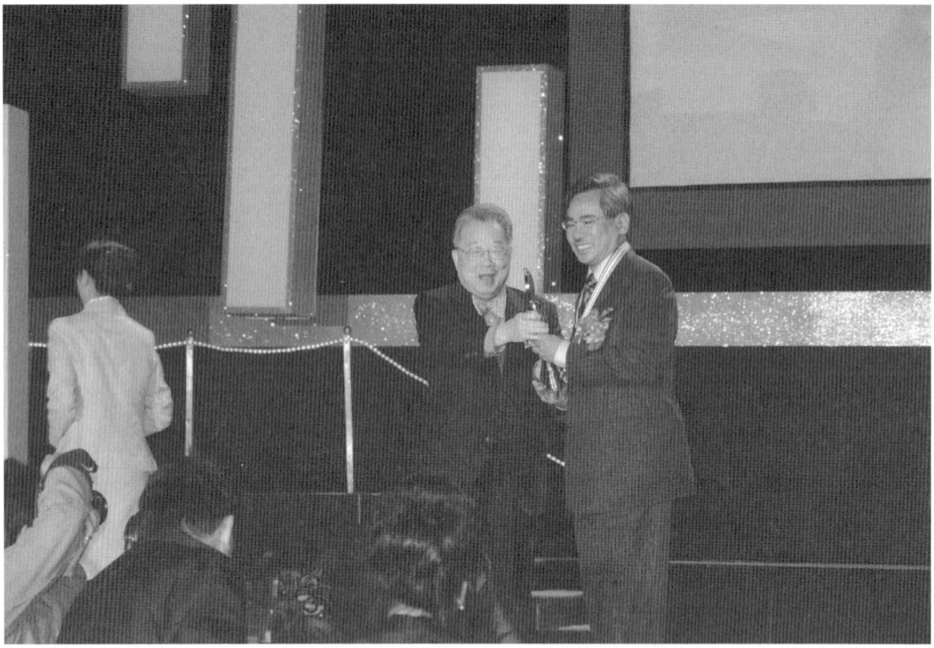

施純仁前署長頒發醫療貢獻獎給邱文達〈圖片提供：臺北醫學大學〉

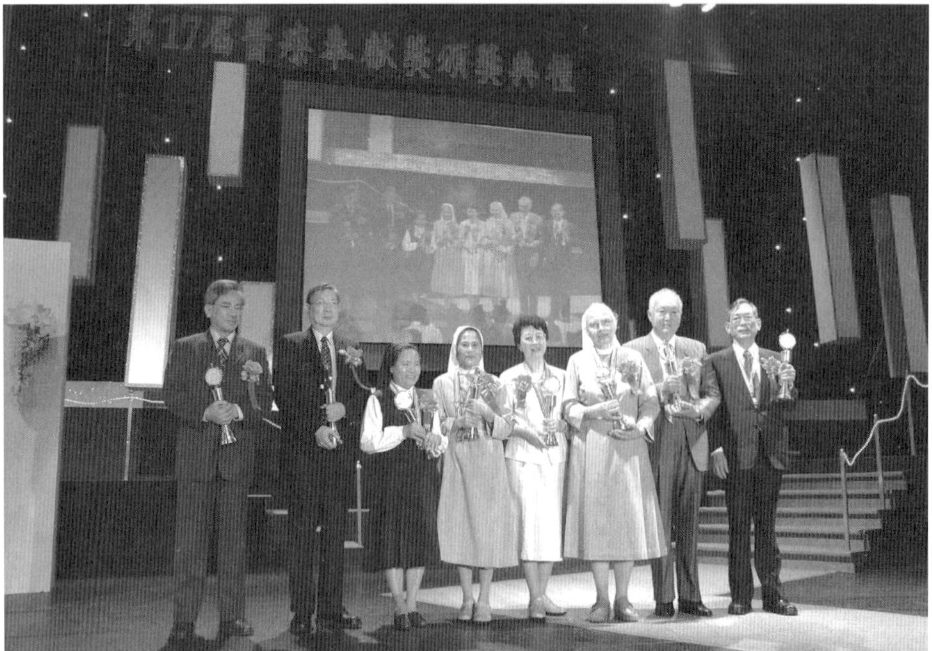

第十七屆醫療奉獻獎頒獎典禮〈圖片提供：臺北醫學大學〉

菸草戰爭

◉李安丙

健康第一殺手

最近常聽到「只見公益，不見孫越」，大家的孫叔叔常在電視廣告中提到吸菸與COPD的相關性，也就是慢性阻塞性肺部疾病，這類疾病大都是由吸菸所引起。

不記得是從什麼時候開始，孫越就全力投入反菸的行列，強調吸菸對於「肺癌」的影響，不過到了現在已經比較少談肺癌了，鼻腔、咽喉、食道、肺、膀胱，都可能因菸害得癌症，另外比癌症嚴重的就是心臟疾病，菸的毒物和一氧化碳會破壞血管壁，進而會影響到全身血管，在臺灣死於菸害者，以心臟病、肺癌、COPD最多，全臺灣有百分之十八的死亡率都跟菸害脫離不了關係，臺灣每年大約有二萬七千人死於菸害。

為健康戒菸——近年的公益廣告已不再只是宣導戒菸，而有更深的健康涵義，孫越並不是第一個出來反菸的人，他原本也是菸癮的受害者，有一次在扶輪社的會議中跟董氏基金會的董事長嚴道碰面，談到本身吸菸的問題，孫越恍然大悟地說：「我根本不知道吸菸有這麼多害處，而且還危害了身旁的人！」也就是所謂的「二手菸」，而「二手菸」這個名詞其實就是因為當時孫越的電影《二手貨》而得名，後來就用「二手菸」來當拒菸的宣導主題，孫越之後也成了董氏基金會的終生義工，雖然孫越開始戒菸，但後來肺癌還是找上了他，慶幸的是，他戰勝了肺癌，但終身仍得和 COPD 這病魔纏鬥。

董氏基金會董事長不姓董

基金會的創立——董氏基金會創會董事長是嚴道，嚴道是上海富家子弟，之後當了律師，從十一、十二歲的時候開始抽菸，在五十二歲時發現罹患肺癌，切除了右肺葉，身體經歷重大的打擊，使嚴道決心將他的餘生奉獻在社會公益上。

董之英先生是香港商人，有一次拿了一筆錢到臺灣投資紡織廠，沒想到卻被坑，發現價格買貴了，想撤回資金卻也已經來不及，所以董之英就聘請嚴道來打官司，嚴道表示想要解約的機會很小，但是已經買下的那塊地，占地廣闊且地段不錯，當時臺灣經濟開始起飛，他建議董之英放個幾年絕對有增值的空間，董之英照辦，果不其然，幾年後，董之英賣了那塊地，反而賺了一大筆錢。董之英很高興，就詢問嚴道要多少律師費？嚴道說：「我沒幫你打贏官司，不然這樣，我想做社會公益的工作，你就幫我成立一個基金會好了！」所以董之英就捐了一億元，成立了「董氏基金會」。

臺灣簽了不平等合約——董氏基金會成立之初，曾詢問當時的行政院長孫運璿需要做些什麼？孫運璿建議他們去找藍忠孚教授，當時藍忠孚是李國鼎的醫療政策顧問，他提議做「菸害防制」，嚴道也找了心理衛生領域的宋維村、國民營養領域的孫璐西，董氏基金會的工作內容大致底定。

一九九○年，中美菸酒談判，美國利用《三○一法案》，強迫臺灣進口洋菸洋酒，對臺灣是一個很嚴重的威脅，當時臺灣的代表，除了經濟部以外，衛生署是石曜堂、陳陸宏，在美國簽了這個不平等合約。董氏基金會為了因應《中美菸酒貿易協定》，開始擬訂《菸害防制法》來反制。

阿麗助一臂之力——這段期間，董氏基金會在全力推動社會反菸教育的同時，有一位藝人陳淑麗也加入了反菸的行列，陳淑麗是模特兒出身，原本也有抽菸的習慣，是孫越勸她不要抽菸，並將她拉入了董氏基金會，陳淑麗與生俱來的俠女性格，使得她對反菸也是不遺餘力，發揮了莫大的影響力。

財大氣粗的外國菸商，不管是美國、德國、日本菸商都用廣告來做促銷，當時沒有《菸害防制法》，所以董氏基金會只能用街頭式的社會運動來對抗，但畢竟不是辦法。

菸害防制法

直到一九九七年，終於通過了《菸害防制法》，主要內容在於公共場所禁菸、限制菸品廣告、限制青少年購菸等等，董氏基金會跟立法院委員周旋了很久，雖然立法院中有隱形的菸商立委，但菸商立委只能拖延，沒辦法否決，因為大部分民眾都支持《菸害防制法》，再加上女性記者常常受到二手菸的危害，更是熱烈響應。

一九九九年五月，世界衛生大會（WHA）通過《全球菸害防制公約架構》（Framework Convention of Tobacco Control, FCTC），這是第一個由世界衛生組織發起、制定的國際衛生條約。

雖然臺灣不是世界衛生組織會員國，沒辦法簽約，不過經由董氏基金會等社會團體的促成，立法院也通過了這項條約，雖然有點一廂情願的味道，但對於《菸害防制法》的修正有很大的幫助，可以依照這項國際衛生條約的精神來修正國內的《菸害防制法》，諸如菸盒上的警告圖示、禁止廣告、禁止販賣給未滿十八歲者等等。

菸品健康捐

葉金川在一九九八年二月離開健保局，到花蓮慈濟大學當教授，也兼任董氏基金會的執行長，他跟董氏基金會的同仁說：「下一步要做的就是將菸品健康捐付諸實行！」其實早在一九九五年《健保法》中，已有開徵菸酒健康捐的法條依據，而當時《中時晚報》記者林妏純和許多醫藥記者，都非常支持董氏基金會的提議，提出一包菸加徵一塊錢健康捐，但是葉金川認為太少，至少一包菸要五塊錢才可以，不過最後則提出一包菸十塊錢讓立法院討論，給他們有打折的空間，立委們討論許久的結果，果然採取折衷，於二〇〇〇年三月二十八日正式通過一包菸五塊錢健康捐，雙方皆大歡喜（支持的立委認為通過就贏，反對的立委也如願刪了五元），董氏基金會的目的也達成了！

之後由於健保經費短缺的問題，二〇〇六年提高到十元，二〇〇九年再提高到二十元，菸捐能順利提高，其中很大的關鍵是，這些經費除了補助健保及菸害防制工作之外，還用在弱勢團體、山地離島、癌症篩檢、罕見疾病等等，所以菸商立委們也沒辦法反對。

吸菸人口高居不下

雖然董氏基金會與政府已經為反菸做了許多事情，但臺灣的吸菸人口卻還有一定的數量，一九九七年全臺有百分之二十四的吸菸人口，約有五百三十萬人吸菸，到了二〇一一年是百分之十八，大約四百萬人，雖然有降低，但目標是要降到百分之十二，將吸菸人口降到二百七十萬人以下，目前離目標還有一大段距離。

今天，臺灣的反菸運動，雖然比不上北歐、香港、新加坡、澳洲，但成效至少可以排入世界前二十名以內。最近國民健康局也推出了「二代戒菸」，規劃全額補助想要戒菸的人；另外，未來幾年菸捐應該還要再增加。

總而言之，菸草戰爭從一九八四年董氏基金會成立至今已有二十八年，成績有目共睹，我們甚至可以說「反菸」是臺灣最成功的社會運動。

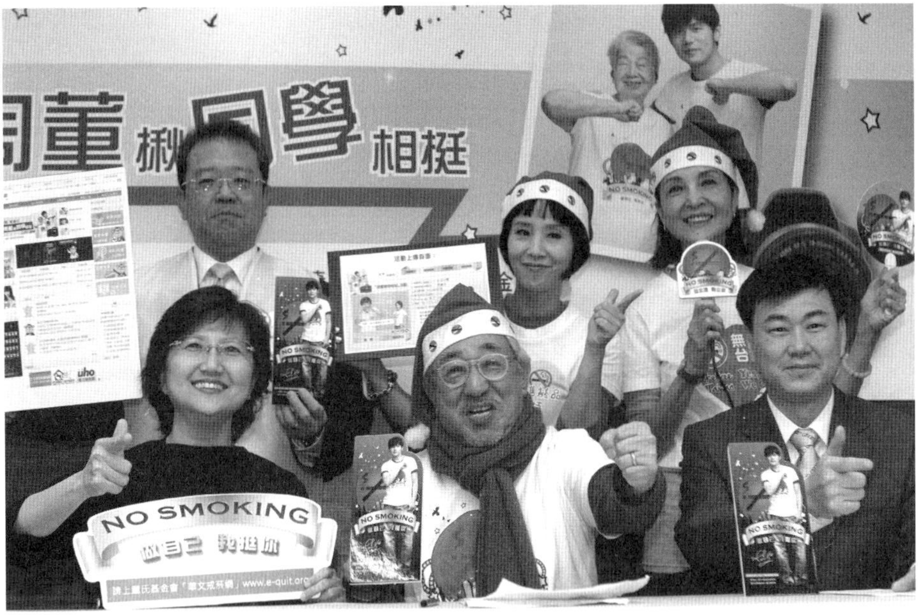

孫越叔叔（前排中）與陳淑麗（後排右）為無菸臺灣進行宣傳〈圖片來源：聯合知識庫〉

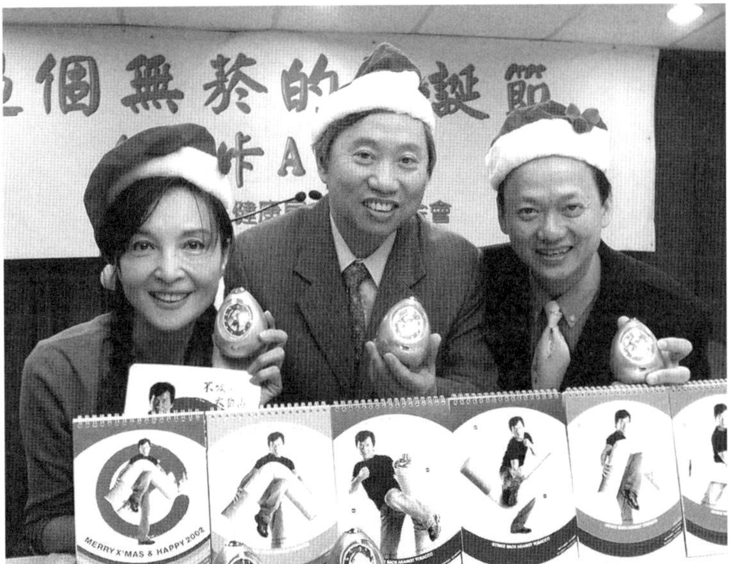

葉金川（見圖，由右至左）、衛生署國民健康局長翁瑞亨、陳淑麗進行戒煙宣導〈圖片來源：聯合知識庫〉

從安非他命到美沙冬

◉李淑娟

路邊撿到安非他命

一九九〇年六月報載，一名七歲小孩在路邊撿到一小瓶裝港製保濟丸，經送警化驗發現，裡面裝的竟然是安非他命！

連幼兒在路邊都可隨手撿拾到安非他命，足見其泛濫程度。在這之前、同年二月衛生署署務會報上，藥物食品檢驗局局長黃文鴻向署長張博雅報告，檢警偵辦緝毒相關案件時，查獲的疑似毒品必須送請該局檢驗，而這些送驗案件一向以檢出安眠藥、鎮靜劑居多，安非他命占不到一成；近半年來卻一反常態，檢出安非他命的案件急遽上升，甚至高達半數以上。而從醫療院所通報的毒品中毒案驗出安非他命比例，也呈激增現象。

黃文鴻這份報告，正是為一九九〇年代安非他命如火燎原般入侵校園，造成空前嚴重毒害預警所發出的第一槍。

張博雅知此事非同小可，次日即提報行政院會，行政院也迅即成立跨部會反毒會報，吹起社會反毒戰爭的號角。

中樞神經興奮劑

安非他命是從麻黃提煉的中樞神經興奮劑，長期使用有致慢性中毒、幻聽、妄想等類似精神分裂症危機；它的濫用始自二戰，德國希特勒、日本神風特攻隊都曾用來提振精神。臺灣產製的安非他命一向以外銷日、韓為主，因價格便宜，且當年未以毒品列管；但是日本在一九八一年初明令禁止安非他命輸入後，安毒便轉而在臺灣流竄，並流入校園造成大流行，學生間以「安公子」互稱，粗估在流行高峰期吸食者曾達臺灣人口百分之一。

本來臺灣藥癮問題局限於特定圈子，毒品與幫派、槍枝有「社會治安三大毒瘤」之稱。安非他命氾濫令人不安的是，它竟在校園瀰漫開來，且濫用程度之深、幅度之廣，已發展為全國性問題，確為首見，所衝擊的當不只是社會治安，勢將嚴重戕害下一代身心健康。

為了矯正這股安非他命濫用歪風，衛生署一九九〇年十月九日公告將安非他命列入《麻醉藥品管理條例》所稱的「化學合成麻醉藥品類」，在此之前，安非他命是神經中樞興奮劑而非麻醉藥品，使用者依法不罰，但在禁止其醫療用途後，吸食者將可依法逮捕並施以禁戒處分。為體諒濫用者以青少年居多，有些學生在不知情或同儕慫恿、威脅下接觸，並無犯罪故意且蒙受禍害，故修法時特別網開一面：凡三個月內自動申報或請求治療者，從寬處置，並明定報繳的安非他命，由衛生主管機關逕行銷毀。

春暉專案

掃蕩校園安毒，需由教育部出面，教育部在一九九〇年十二月十一日訂頒「各級學校防制學生濫用藥物」實施計畫，復於一九九一年九月將防制藥物濫用、消除菸害、預防愛滋病合為「春暉專案」；八十學年起輔導各校成立春暉社團，統籌春暉專案教育宣導工作，以校園為反毒基石，希望據以擴大，影響社區。

值得一提的是，校園「春暉計畫」一度雷厲風行地執行學生尿液篩檢，尤其是寒暑假過後，學校一開學即加強尿液篩檢，一時間各行各業受此風影響，也加入尿液篩檢行列，社會相習成風。為了應付激增的尿液檢驗需求，藥檢局甚至開放民間檢驗認證，並加速培訓檢驗人才。

一九九三年五月行政院組成「中央肅清菸毒協調督導會報」，次年召開「第一屆全國反毒會議」，確立我國反毒體系為緝毒、戒毒與拒毒；從此，反毒會議每年定期召開，延續至今。

但是，因應毒品問題形態演變和社會變遷，反毒工作和觀念也有很大的變革。比如早期多將毒癮者視為罪犯，逼得吸食者隱入暗巷，四處流竄，難以掌控行蹤。新觀念則以慢性病患看待毒癮者，主動提供替代藥物，對其妥善照顧，以掌控其生活動向，了解其接觸對象，再根據這些資訊研擬防治措施。

注射毒品感染愛滋病

衛生署自一九八八年接獲第一例注射毒品感染愛滋病例通報以來，愛滋感染人數即成倍數成長，且以二十五至二十九歲最多，三十至三十四歲居次，顯示我國藥癮愛滋感染者幾乎集中在生產力旺盛的青壯族群，也意味著臺灣愛滋感染高危險途徑，已從原來危險性行為轉移到靜脈藥癮者身上，成了愛滋防治的新議題。

藥癮者成為愛滋傳染的溫床，主要是透過靜脈注射藥物時共用針頭，一旦有人感染愛滋，透過血液、體液交換便很容易散布開來；再者，愛滋感染者在性愛過程中使用酒精或娛樂性藥物，會提高因不安全性行為而感染愛滋或其他性病的風險。聯合國世界衛生組織（WHO）即曾嚴重警告，當愛滋病毒散布到毒品注射群時，疫情將面臨爆炸性成長，必須及早因應，才能避免釀成嚴重公衛危機。

二〇〇五年三月十七日，侯勝茂署長在行政院會上提出毒品施用者感染愛滋病防制報告，並首度介紹減害計畫。指藥癮再犯率高達八成以上，為了降低藥癮者共用針頭傳播愛滋危害，基於兩害相權取其輕，衛生署決定推動聯合國「減害計畫」，以減緩藥癮愛滋蔓延。

減害計畫、清潔針具計畫——減害計畫除了提供藥癮者正確預防愛滋的衛教諮詢服務外，還包括清潔針具計畫和替代治療。替代療法是指無法戒毒的藥癮者經醫師評估後，幫助他們以小毒換大毒，小毒是指提供二級管制藥品、即具長效的口服鴉片類「美沙冬」，它也是嗎啡替代品，可降低身體對海洛因的渴求，以減少成癮者用藥，尤其美沙冬是用喝的、而非注射，經醫師處方後，病患須至特定地點，在藥師監督下服用，以避免病患把美沙冬帶回家濫用。這種替代療法由政府補助，病患只須負擔一、兩百元費用，減輕不少負擔，希望吸引藥癮者至醫療體系求治，進而成功戒毒。

從二〇〇六－二〇一一年的五年減害計畫中，全國共有六十三個醫療站提供美沙冬替代療法服務，成效卓著。

減害計畫另一重點是清潔針具計畫。二〇〇二年一項調查全球二十四國、一百零三個城市的跨國研究發現，採行清潔針具計畫的三十六個城市，每年愛滋感染率平均下降百分之十八．六，而未實行該計畫的六十七個城市，則提高百分之八．一。

疾管局自二〇〇五年八月起在臺北縣市、臺南縣市試辦，由縣市衛生局主動與當地社區藥局、民眾溝通，選定數個輔導站，由政府提供針具，藥局以每支五元賣給藥癮者，並鼓勵回收用過針具，可再獲補貼二元，以避免因共用針具或稀釋液而感染傳染病，也鼓勵社區藥局加入，對藥癮者趁機施行衛教、輔導、諮商、轉介治療等服務。果然，新增注射藥癮感染人數持續下降，每年新增感染人數比例由高峰二〇〇五年的百分之七十二逐年下降至二〇一〇年的百分之六，顯見減害計畫已獲致具體成效。

另外，專家依實施減害計畫前後的愛滋疫情變化推估，至二〇一〇年藥癮病患感染愛滋病毒人數至少減少五萬人，節省愛滋醫療費用高達一千兩百億元，並有效提升勞動參與率、降低犯罪率，保住臺灣經濟活動及治安狀況。不過，愛滋減害五年計畫推行以來，公園引來毒犯聚集，常引發附近居民抗議，也是不爭的事實。

防止青少年藥物濫用

隨著社會型態改變、今日藥癮問題型態已日趨複雜。例如吸食人口多元化，即使看來單純的白領階級、學生，染上藥癮者亦十分常見；而成癮藥物的多樣化，尤其是新興毒品流通快速、取得容易，加上網路販售，警察取締不易，價格也較傳統毒品，如海洛因、大麻等便宜許多，青少年不論是基於好奇、同儕壓力、反抗權威或尋求認同，都容易受毒品誘惑。尤其是隨著PUB、夜店盛行，新興成癮藥物，如快樂丸（MDMA）、K他命（Ketamine）等明顯增加，其他新興濫用藥物還包括GHB、FM2、LSD、甲基安非他命、大麻、笑氣等，而多種藥物合併使用的「雞尾酒」化，其所帶來的傷害和戒治的複雜和棘手，更是不容小覷。

藥物成癮人口的年輕化，雖然舉世皆然，但成癮藥物對下一代健康戕害甚劇，為了搶救下一代健康，反毒和防制藥物濫用應以防止青少年濫用為首要目標。

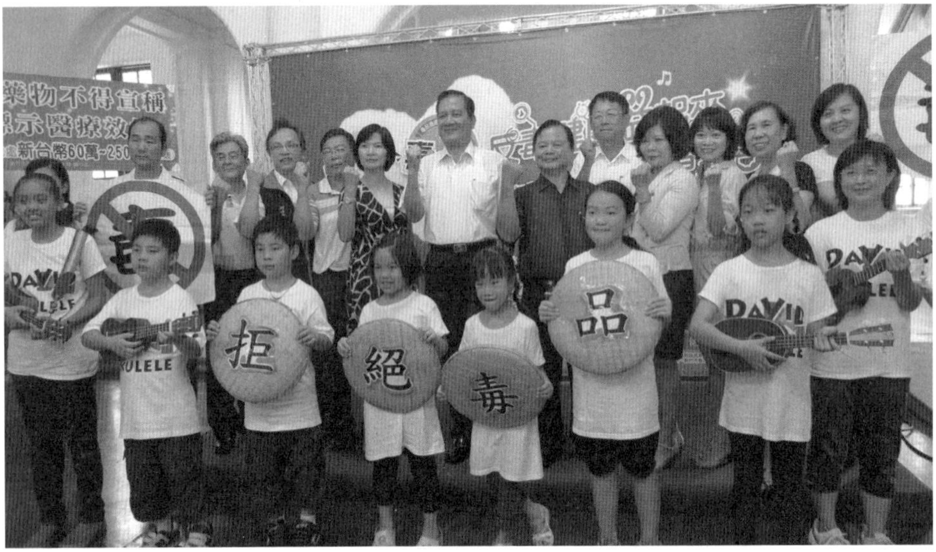

新竹市舉辦的反毒活動〈圖片來源：聯合知識庫〉

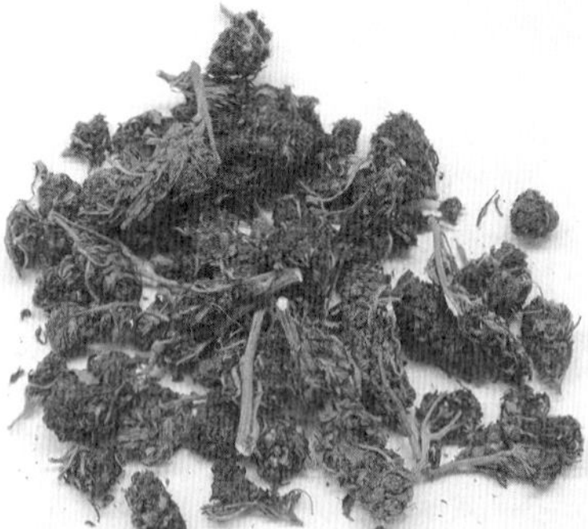

大麻〈圖片來源：維基百科〉

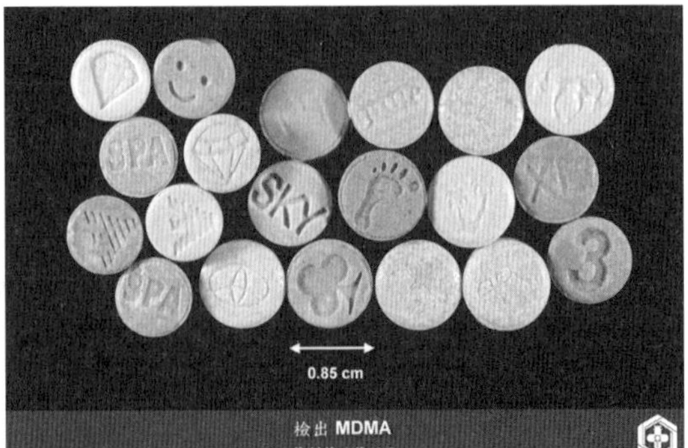

搖頭丸〈圖片來源：行政院衛生署食品藥物管理局〉

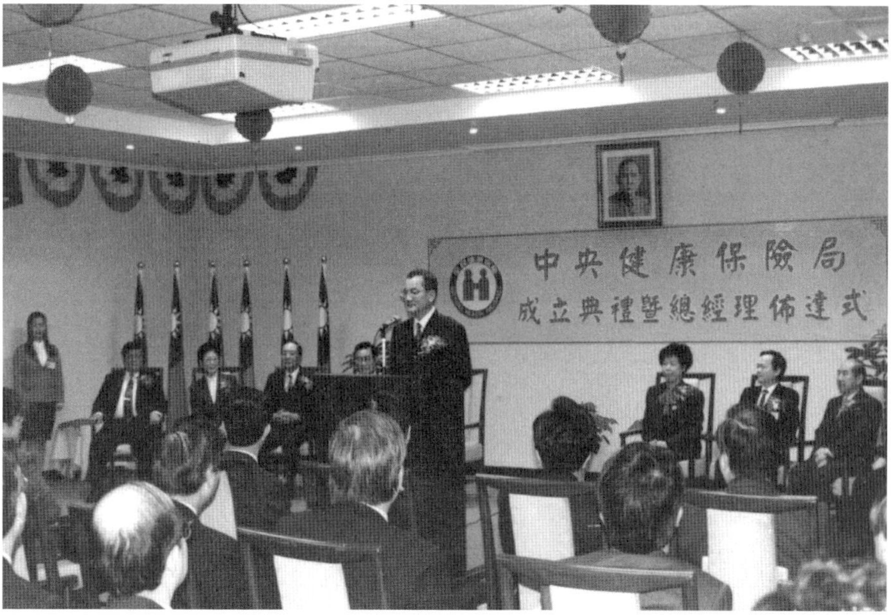

〈圖片來源：葉金川〉

全民健保時期

1995 — 2012

全民健保

臺灣健保是美國的借鏡

◉葉金川

二〇一二年，美國有線電視網（CNN）的一個新聞性節目「Zakaria GPS Special」一連做了四集探討健保的專輯，主持人特別介紹臺灣的健保制度，並稱臺灣、瑞士制度可以供美國作為借鏡，臺灣的單一保險是他一再稱道的方式。這件事並不是第一次發生，在這之前，美國公共電視（PBS）也介紹過六國健保制度供美國參考，臺灣是其中之一。

不過最有說服力的是《紐約時報》（New York Times）專欄作家 Paul Krugman 的文章，他是諾貝爾經濟學獎得主，他更直言臺灣是美國健保改革的借鏡。

我們時常聽到許多僑胞提出這樣的問題：「我能不能繼續保有全民健保的資格？」也就是很多人雖然已經移民，但是不敢放棄國籍，即使這些人保有國籍沒有戶籍（遷出停籍），也不敢中斷健保，甚至健保已被中斷的，也一心一意想要恢復納保。這些僑胞以美國和加拿大為大宗，代表臺灣的健保制度比美、加兩種不同制度都要好。

歷經坎坷之路

全民健保的誕生是一條坎坷的路，一九八六年兩黨異口同聲要求行政院院長俞國華盡快實施全民健保，但俞國華生性保守，他宣布二〇〇〇年正式實施，並於一九八八年在經建會下成立規劃小組開始研擬，後來行政院院長郝柏村上臺，由於他軍人的性格，宣布要提前在一九九五年實施，一九九三年連戰擔任行政院長時，將法案送進立法院受審。總計經過了七年的努力，終於在一九九四年七月通過法案，八月馬上將法案裡的「自由加保」條文修正，一九九四年底開辦全民健保正式敲定！

醫界的二二八事件——執行的過程其實非常匆促，一直到一九九四年十二月下旬《健保局組織法》才通過，一九九五年一月一日健保局掛牌，再經過兩個月的人員籌組，當時的行政院長連戰在二月二十五日宣布一定要在三月一日實施，只剩三天的時間，全國的醫院當然來不及配合，甚至民眾都還沒有任何人領到健保卡，只好用國民身分證代替，所以一片混亂是注定的，醫界在張博雅署長的力勸下勉強配合，但也自稱這是「醫界的二二八事件」。

規劃和實施有落差

原始規劃是經建會的版本，於一九八八年開始，最主要是由哈佛大學的蕭慶倫教授主導，與楊志良教授、江東亮教授、吳凱勳教授、中研院研究員羅紀琼等人共同討論研擬。

論戶不論人——一九九〇年由衛生署接手，進行第二階段細部規劃及立法，於一九九三年送立法院，規劃的大原則都是正確的，採用社會保險的架構，最大優點是將許多不同制度合併。另外規劃「論戶不論人」，而實際上公、勞、農保都是「論人不論戶」，論戶是較偏社會主義的，不是保險的概念，一下子要改成論戶不論人，是有實質上的困難，立法時政策大轉彎，還是以論人為主。

「一卡到底」是天方夜譚——第二個規劃是要「一卡到底」，也就是使用健保卡來刷卡，但當時的資訊系統尚未普及，技術還沒到位，民眾對於刷卡的概念也非常陌生，而原有公勞保單制度又是弊病百出，所以只好先使用紙卡，一張卡有六格，看一次病由醫院蓋一格章，六次看完後再換卡。

舉個例子說明，就知道為何說當時資訊未普及、技術沒到位：健保局買了一套六十四G磁碟陣列，已經是當時臺灣數一數二的資料庫，每個磁碟有二G，要價近一千萬，等於總共花了三億，而現在隨便一個硬碟六十四G根本就是小CASE，幾千塊就有了！

「轉診制度」改不了舊習——第三個則是「轉診制度」，當初規劃時是希望民眾可以先到基層醫院看病，真的有需要再藉由轉診進入大醫院，不要一窩蜂往大醫院跑，但是民眾看病的習慣非一朝一夕就可改變，直到現在，健保局將大醫院的部分負擔提高許多，卻還是沒辦法阻止民眾到大醫院就醫的陋習，何況是健保開辦時，就要推動強制轉診。

醫院分級——第四個是「醫院分級的問題」，這是長期以來造成的，支付費用的制度對大型醫院有利，導致幾乎每個醫院的終極目標就是要成為醫學中心。打個比方，總不能讓全國的幼稚院、托兒所都變成大學吧！當然，也不是說醫院分級不對，問題在於病人就醫自由，加上支付制度的誘因，即使用部分負擔差別來鼓勵分散病人，大醫院仍然占盡優勢。

滿意度最高的公共政策

儘管如此，全民健保走過十七個年頭，滿意度從開辦之初的百分之二十、三十，半年後超過百分之六十，一年後達到百分之七十，之後每年的滿意度調查就再也沒低於百分之七十過，一直是臺灣滿意度最高的公共政策。

全民健保實施多年後，流傳著一個笑話：「葉金川葉（A）了三年，賴美淑賴了三年，張鴻仁張鑼打鼓東補西補又要撐個三年！」意思是說健保在財務上已經撐不住，七年都沒有調漲保費，是背後的政治力量干擾，讓保費凍漲，臺灣的健保真是俗擱大碗！

除了健保費收得不多之外，人口老化導致每年醫療費用持續攀升，再加上醫藥科技進步，使得新醫藥、新科技帶動價格上漲，加上許多政客希望健保持續放出利多等等因素，所以發生財務吃緊的狀況絕對是必然的。

研擬二代健保——因此，在二〇〇〇年李明亮上臺時，就成立了二代健保的規劃小組，並於二〇〇二年硬著頭皮將保費從百分之四・二五調到四・五五，漲幅百分之七已經算是非常少，二〇〇二年九月一日生效，但李明亮八月三十一日就趕快辭職下臺，因為即使調漲是必要的，還是會被罵到臭頭。

《健保法》中明定費率在百分之四・二五至百分之六之間，調漲不需立法院同意，只要衛生署簽報行政院批准即可調漲，但是沒有一位政治人物有 GUTS 調保費，只好犧牲李明亮署長，而這之後就正式進入二代健保的時代。

無論如何，全民健保是國民政府在臺年間最重要、最成功的社會建設，也是臺灣民主社會中公平正義的最佳體現。

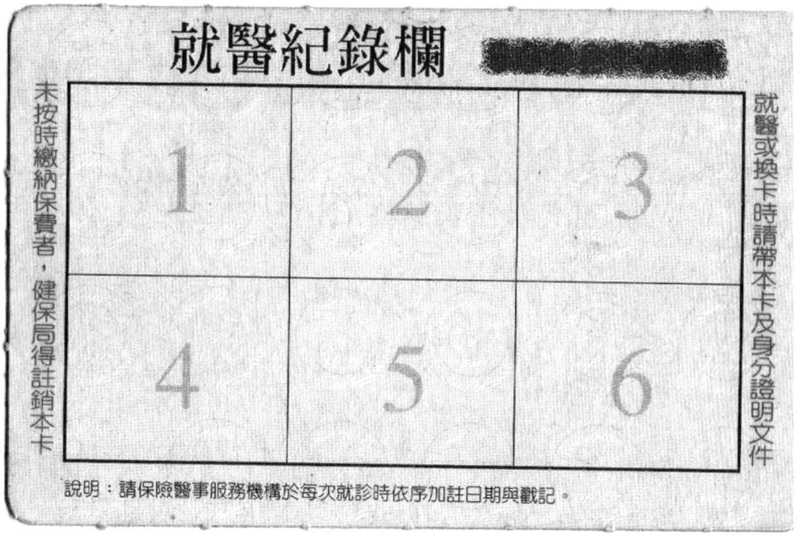

初期的紙本健保卡背面有六格就醫記錄〈圖片來源：傅安沛〉

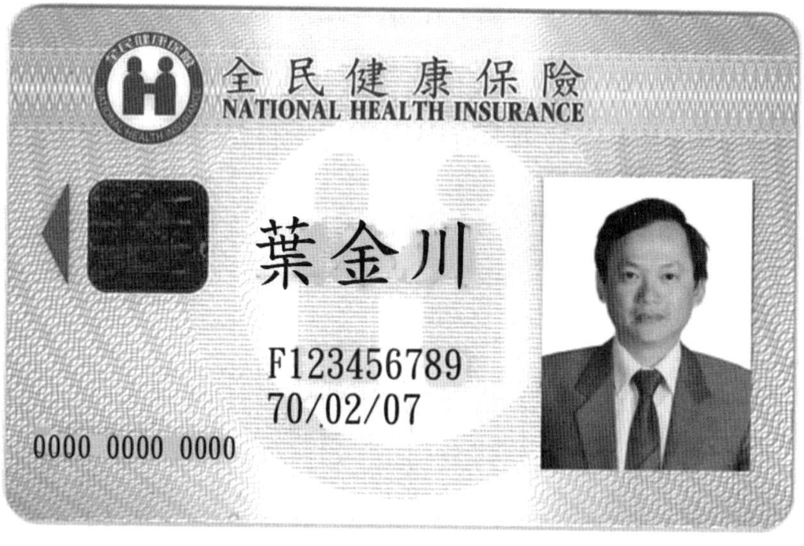

健保 IC 卡〈圖片來源：葉金川〉

臺灣民眾健康狀況

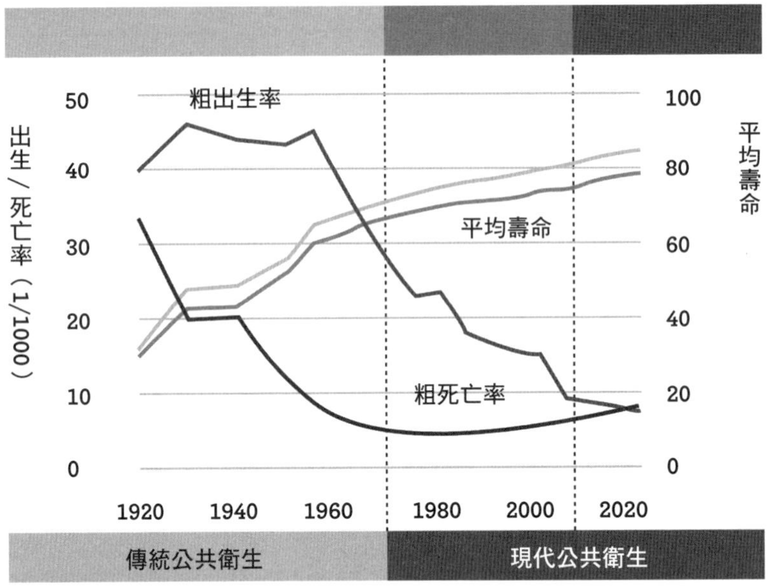

醫療網和健保讓臺灣「人人有醫療」，但現在必須轉向以「人人有健康」為目標〈資料來源；江東亮〉

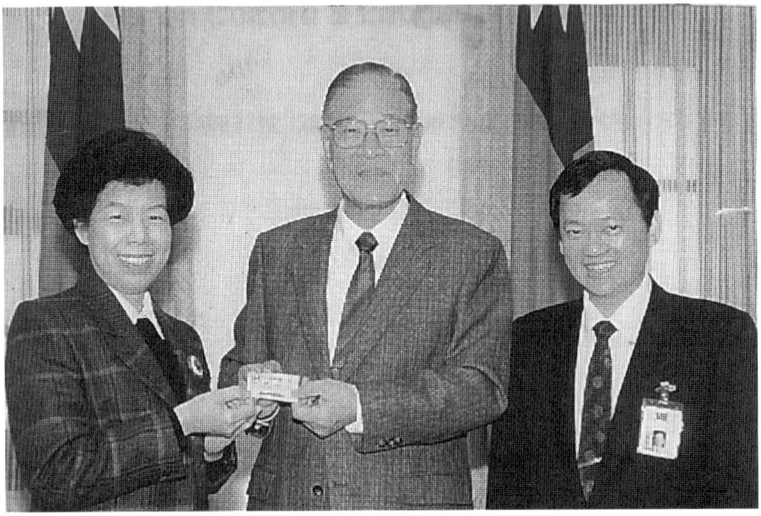

全民健保的實施是在臺灣經濟情況最好的時期完成的〈圖片來源：葉金川〉

六分鐘護一生─臺灣癌症篩檢的漫長旅程

◉邱淑媞

男生也耳熟能詳的口號

「六分鐘護一生」這句話，十多年來，幾乎成了臺灣推廣婦癌篩檢的代名詞；連立委質詢都用它來舉例，希望某某疾病（例如腎臟病、近視）的防治宣導，也能做到像「六分鐘護一生」一樣成功。

「六分鐘護一生」口號的第一次出現，是在一九九五年，這一年，衛生署開辦全民健康保險，將子宮頸抹片篩檢納為健保給付的預防保健服務之一。當時，已經進入臺灣市場十年的寶鹼公司（P&G），因其產品多為女性日用品，公益活動亦選定以女性健康為主題。該公司品牌經理的阿姨，不幸因子宮頸癌去世，有感於國內婦女抹片風氣未開，篩檢率非常低（一九九五年受檢率不到百分之十），每年有高達一千多位婦女不幸因此病死亡，因此，配合全民健保給付三十歲以上婦女免費子宮頸抹片檢查，寶鹼公司便結合婦癌基金會與衛生署合作，啟動「六分鐘護一生」子宮頸癌防治宣導公益活動。

為破除國人對做抹片的害羞和禁忌，該公司聘請知名女星做代言人，包括崔麗心、陳美鳳、蕭薔和林志玲等，成為家喻戶曉的保健口號，知曉度在二〇〇〇年曾高達百分之九十八。隨著子宮頸癌受到控制、乳癌威脅快速上升，自二〇〇一年起推出「六分鐘護一生—『三點不漏』」，將防治範疇進一步拓展到乳癌篩檢。

防癌協會最早推動抹片篩檢

一九七四年，中華民國防癌協會最早開始推動子宮頸抹片篩檢與乳房自我檢查，次年，陶聲洋防癌基金會加入推廣子宮頸抹片篩檢。一九七八年，陽明防癌十字軍成立，周碧瑟教授帶領陽明大學師生，到社區進行衛教、推廣與追蹤，在保守的年代，一群對兩性關係還懵懵懂懂的醫學院學生走入住家，問起婆婆媽媽的性生活，留下不少震撼體驗，但也建立了寶貴的本土流行病學資料。

衛生署從一九九二年起開始大規模地推動子宮頸抹片篩檢。首先在一九九二年五月的母親節推出子宮頸抹片檢查券，憑券可減免一百元；一九九三年起由衛生局與婦產科醫療院所和檢驗單位合約，在合約院所受檢者，部分補助一百一十元，每年約補助四十萬人左右；而政府的子宮頸癌篩檢登記，也在一九九三年建立起來；一九九五年全民健保開辦後，給予全額補助，目前每年篩檢量已達兩百萬人次以上。

用汗水與意志達成目標

臺灣除了靠婦產科醫師對上門就診的女性「順便」作抹片，其他的，就有賴公衛體系每年設定目標、主動出擊，在社區使盡渾身解數，上演拉人大作戰，總之，就是要設法叫婆婆媽媽躺上檢查檯！

外號「抹片王」的陳耀德，擔任過好幾個縣市的衛生局局長，所到之處，抹片篩檢率隨即提高。他規定衛生局每位女同仁也都必須接受抹片檢查，否則考績乙等；對民眾，不能打考績，就投婆婆媽媽所好，加以利誘，包括送醬油、送水桶等，價格不重要，好用才有效！

陳耀德這番拚勁，其來有自。一九九四年他擔任澎湖縣衛生局長時，發現辦公室有位女同事好多天沒上班，詢問後才知道她因晚期子宮頸癌住院，幾週以後就過世了，令陳耀德感嘆：「我們一天到晚叫民眾接受抹片檢查，自己人卻沒做，明明可以預防的癌症卻因沒做篩檢喪命，無法挽回。」因此，他規定女性同仁必須做抹片，也設下很高的社區篩檢目標。

餐巾紙上的社區健檢新模式——幾年之後，為突破瓶頸，陳耀德在一次聚餐時向陳秀熙教授請益，陳教授抓起餐巾紙寫下重點，建議他以三年未做的女性為目標，並結合成人健檢（四十至六十四歲也是三年一次），到社區推行「七合一」的篩檢，包括四種癌症和三高（血糖、血脂、血壓）檢查。陳耀德把三張餐巾紙帶回局裡進行規劃，一九九九年推出「基隆市闔家歡複合式篩檢」，結果把基隆市抹片篩檢率從百分之五十六拉高至八十一。現在全國已經有二十個縣市提供這套整合式篩檢服務。

邱于華是抹功出名的衛生所醫師，她知道媽媽們對女性醫師的接受度較高，她日以繼夜坐著抹片車，巡迴到新屋鄉的沿海，有時遇到連家門都不肯出、多年未篩檢的鐵板族，乾脆來個到「宅」服務，一個也不肯放過！十年跑下來，總算把新屋鄉抹片篩檢率提升了近百分之十。後來轉戰中壢市，針對較都會的女性，改用舉辦講座、鉅細靡遺的解說，讓許多超過三年沒檢查的女性投降，占了她八成以上的受檢人數（遠高於全國平均值百分之三十四・八）。

全臺各地，有無數個他們的分身。各衛生單位卯足全力，要宣導教育、要主動通知、要假日設站、要請出女醫師，還要端出婆婆媽媽最愛的醬油、牙膏、毛巾、白米、蔬果等禮品，甚至直接送現金，或來個歲末摸彩，送黃金、機票、汽車等大獎。

癌症防治納入治國目標

子宮頸癌防治經過二十年蘊釀、十七年開步走，歷程雖然艱辛，卻逐漸開花結果，三十至六十九歲婦女三年一次的抹片篩檢率從一九九五年不到百分之十，提升到二〇一一年的百分之六十二。這還不包括許多自費健檢的人數，根據全國電話調查，篩檢率已達百分之七十以上，接近先進國家水準了！

子宮頸癌的發生率和死亡率降低了百分之六十，讓各界津津樂道，也使得馬英九兩次總統大選都訂出把癌症總死亡率降低百分之十的目標，這樣的承諾，帶動政府大力投入經費和行政資源。

葉金川前署長在二〇〇九年把菸捐從每包十元調到二十元，並指定百分之六作為「癌症防治」之用，除了子宮頸抹片，其他三種已證實對國人健康具有成本效益的癌症篩檢（乳房攝影、糞便潛血檢查、口腔黏膜檢查），也同時在二〇一〇年開始全額補助。四大癌症篩檢開跑，對公衛體系當然又是一個嚴苛考驗！除了善用更成熟、更有組織的社區巡迴篩檢，還找來醫療體系和職場協助，讓預防保健服務延伸到民眾最常進出的場域，民眾在哪裡，服務就在哪裡，以便與設站邀請的動態模式發揮互補力量。

公私立醫院和診所也建立電腦主動提示系統，民眾就醫，不論是看哪一科，電腦都會主動偵測或詢問是否已做過篩檢了，對於還沒做的項目，就可立即安排或預約時間來做。光是二〇一〇年一年，全國衛生醫療體系一共提供了四百四十萬人次的篩檢，找出一萬一千名沒症狀的癌症病例，並發現三萬三千例癌前病變的個案！

癌症篩檢的挑戰還很多

但是臺灣癌症篩檢的挑戰還很多！除了建立可長可久的制度化篩檢服務體系，更重要的是培養民眾定期保健的好習慣，每個人為自己的健康多負一點責任，就可讓基層公衛與醫療人員在辛苦之餘，減少一點遺憾！

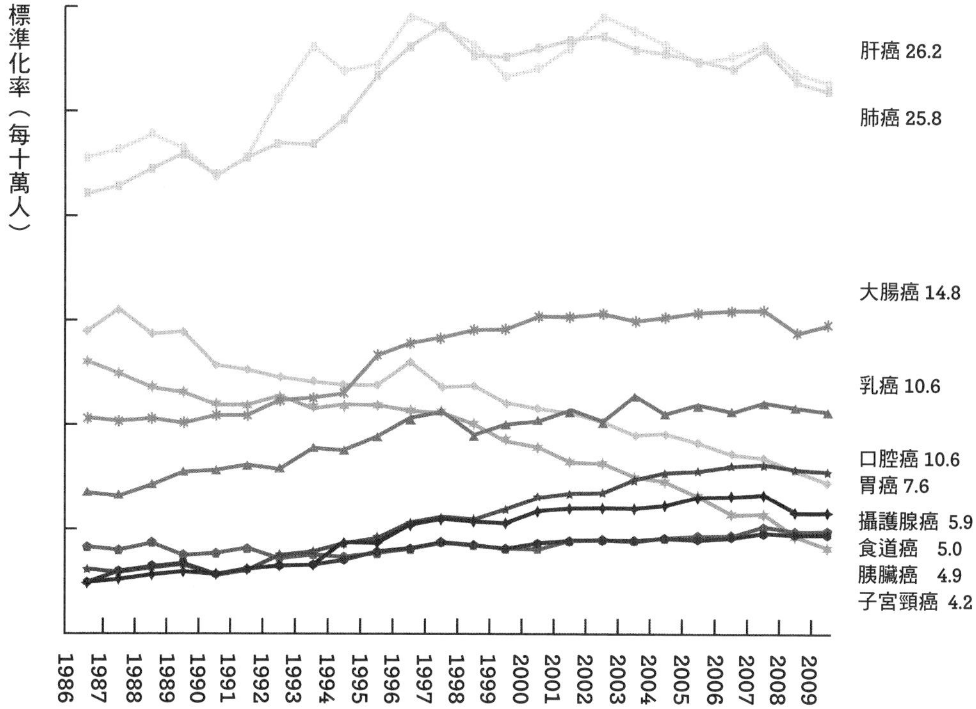

歷年來，大腸癌、乳癌、口腔癌年齡調整死亡率逐年增加，肺癌和肝癌有緩緩下降的趨勢，但相對地，子宮頸癌死亡率降低最多。〈圖片來源：邱淑媞〉

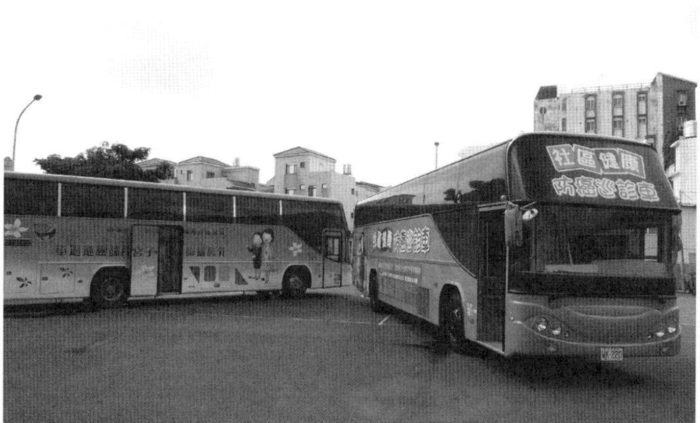

篩檢巡迴車〈圖片來源：聯合知識庫〉

安全帽年救千人命

◉李安丙

建立頭部外傷資料庫

一九八六年，施純仁以一位臨床醫師身分接任衛生署長，他是神經外科醫師，在臨床上見到許多頭部外傷病人，是因為摩托車車禍造成的，施署長看到癌症登記資料發揮很大的功效，因此他要神經外科醫學會建立頭部外傷和腦中風病人登記，並由洪慶章、林烈生、邱文達等醫師負責建立資料庫。

邱文達在美國受過流行病學訓練，他從資料庫中頭部外傷七年多共五萬餘病例之數據，證實高機車使用率及低安全帽配戴率，是造成臺灣地區超高事故死亡的主因，並且證實安全帽可以有效減低腦外傷的住院率及死亡率。

根據這些科學數據，他開始極力推動「安全帽」的立法，舉辦了非常多場關於安全帽立法的記者會、誓師活動以及公聽會等等活動。而交通部也全力配合，成立了道路安全會報。在立法之前，安全帽的使用率小於百分之十，他們先在臺北市試行推動，結果成效還不錯，安全帽使用率和腦外傷的住院率及死亡率，都有明顯的改善。

有了臺北市的經驗和數據，神經外科醫學會在一九九四年起，開始致力於促成機車強制戴安全帽的立法。他們持續在立法院遊說，終於通過《修正道安法案》，強制機

◉ 邱文達〈圖片來源：臺北醫學大學〉

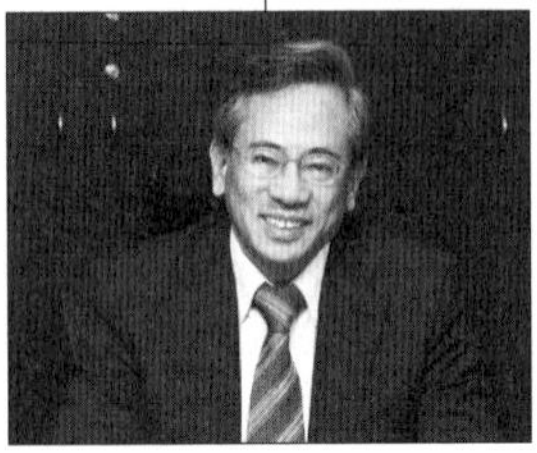

車騎士戴安全帽，並且在一九九七年六月一日開始實施全國安全帽的大執法。

健保局電話報喜

「鈴、鈴、鈴……」「喂！我是健保局葉金川總經理，我有重要的事情要報告署長詹啟賢！」那天是一九九七年八月底，詹署長才從腸病毒疫情脫身不久，聽到這天上掉下來的喜訊，指示馬上與交通部聯繫持續加強宣導，並要求健保局看看是否能釋放些健保利多方案。

葉金川的電話，是報告六月份的健保申報資料，健保費用中頭部外傷少申報了一億多元，死亡少了八十幾人，估計一年可省十幾億醫藥費，並救回一千條人命。沒想到強制機車戴安全帽政策一上路，就看到立竿見影的效果。

一年七千八百四十二人死於機動車意外——一九七〇年代臺灣經濟起飛，人民慢慢累積財富，到一九八〇年代初，雖然汽車還不普及，但一般家庭幾乎都負擔得起「機車」，當時全臺已有一千萬臺機車，但整體交通設施卻無法負荷如此龐大數量的機車流量，所以在一九八九年，一年內有七千八百四十二人死於機動車意外事故，是一個非常不可思議的數字。

在林洋港當省主席的時代，他曾經想要推動強制戴安全帽措施，但因為執行上的輕忽，宣導也不夠，加上政府政策的搖擺不定，購買者並不多，但業者已經投入大量資金，造成價格偏高，一頂安全帽要五百元以上，民眾觀感不佳，無法強制要求民眾戴安全帽，許多業者也虧損倒閉，導致政策無疾而終，失敗收場。

而新法在一九九七年上路，根據實施第一個月的數據，就發現頭部外傷的醫療申報費用比去年六月少了一億元，死亡人數少了將近九十人，換句話說，一年大約可以節省十二億，並且救了一千多人。

當時交通部道安會報得知這些數據，士氣大振，也發給各家媒體這項喜訊，並安排表揚績優的交通大隊人員，報紙也以斗大的標題來報導此事，這是政府與民間裡應外合的大成功，對於決策及推動者來說，則是得到莫大的鼓舞，對於未來各項交通安全措施的推動也更深具信心。

世界衛生組織肯定臺灣成就

新法上路之後，安全帽的使用率馬上大於百分之九十，另外，意外事故從十大死因第三名降為第五名。之後交通部也積極推動其他像「酒駕臨檢」、「兒童安全座椅」、「汽車後座繫安全帶」等等措施，逐年陸續推出執行，也看到了成效。在二〇〇八年，意外事故更進一步降到第六名，是非常可觀的成就。

經過將近二十年來的努力，大大地減少了頭部外傷的數目，挽救了數以萬計的寶貴生命，減輕了家庭與社會的負擔，其他關於殘廢的人數、替國庫省下的經費等等細節就不提了。

總而言之，這是一件值得臺灣驕傲的事，甚至世界衛生組織在二〇〇六年發行的全球第一本道路安全專業決策執行手冊中，也引用了臺灣騎機車強制戴安全帽之成效的資料。

倒楣的理髮師

可是，神經外科醫師卻因此開刀數目大幅降低，只剩腦瘤、顱內血管異常、脊髓病變等刀可開，許多人轉行行政、醫管、醫事法律、醫資等工作，衛生署長邱文達就是神經外科醫師轉行，真是另一種緣份。

最倒楣的是，馬偕急診處本來有一專職理髮師，車禍病人要先剃光頭才能送開刀房，結果也因病人減少，被馬偕醫院解聘，可說是安全帽政策下的無辜受害者，百年前，理髮師與外科醫師是同行，百年後，都因安全帽受難。

城鄉差距仍是問題

臺灣的交通安全工作進步非常快，從事故傷害標準化死亡率之國際比較來看，我們不會比美國差，但是與英國、德國、日本、新加坡來比，確實還有一段可以努力的空間。

「城鄉差距」仍然是很大的問題，舉例來說，臺北有二百六十萬人，花蓮縣和臺東縣人口分別只有三十五萬和二十八萬，但是最近一年的 A1 交通事故死亡人數（事故二十四小時內死亡）居然都是八十人左右，鄉下地區車禍的情形仍然非常可怕！

這可能是因為城鄉道路狀況不同，在開闊的鄉下開車車速較快，飲酒開車或摩托車很多，加上執法不夠徹底，鄉村警力本來就不多，取締困難，這都是接下來急須解決的問題。

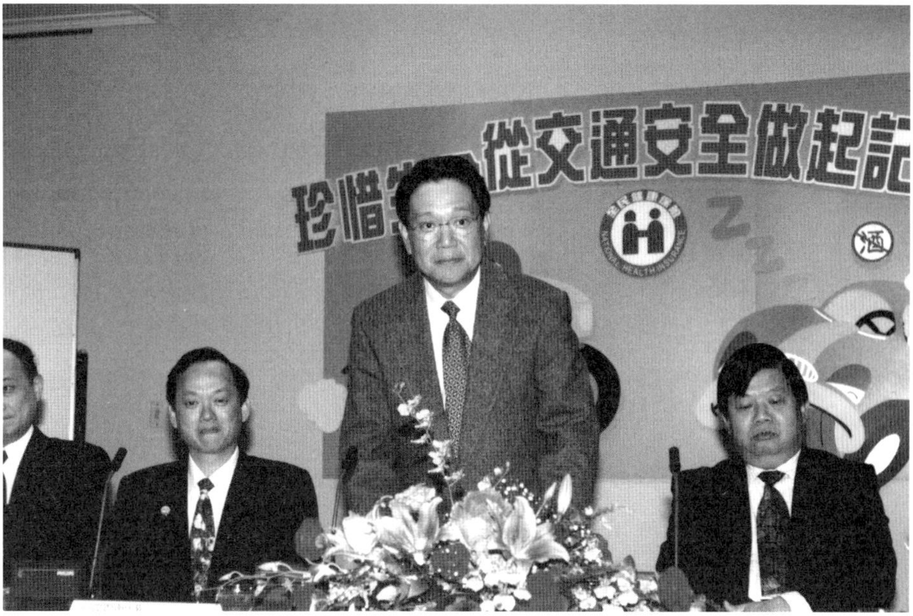

交通安全宣導〈圖片來源：葉金川〉

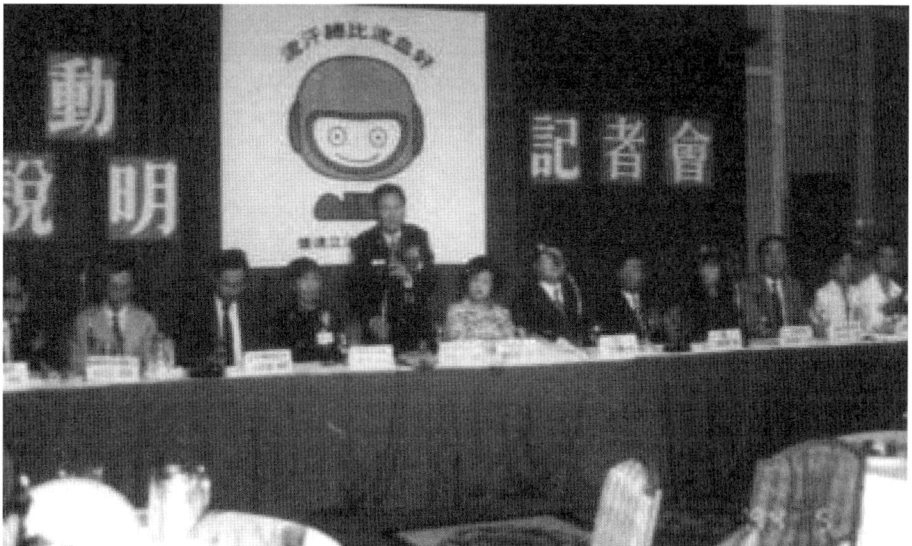

安全帽宣導〈圖片來源：葉金川〉

健保IDS計畫

◉江宏哲

解決山地離島就醫問題

健保開辦初期，為了解決山地離島地區就醫的方便性，葉金川總經理鼓勵各分局經理提出各種可行的策略，並由主管及同仁一起評估分局提出的策略之可行性與財務衝擊。這些策略包括由醫院利用平日或假日提供巡迴醫療服務，或者鼓勵醫院到山地鄉開設醫療服務據點。

離島醫療外包計畫——健保局高屏分局在當時江宏哲經理的規劃下，提出一個「離島醫療外包計畫」，構想是引進外來醫療資源時，要一方面解決當地衛生所醫師的問題，更重要的是形成醫療資源提供的互補而不是互斥，讓當地的衛生所醫師可以有時間到本島或臺灣去進修或開會，讓當地衛生所醫師能經常有同儕可以切磋討論，支援醫師由健保局支付固定酬勞，以免造成財務收入的排擠作用。

阮綜合醫院承辦這個計畫，提供當地專科醫師輪流駐診，讓當地衛生所醫師有個專業討論的對象，也讓離島衛生所醫師能夠趁支援專科醫師到來的時間放心地離開崗位，到馬公或臺灣參加醫學會或休假。各分局也紛紛提出類似的方案，改善山地離島醫療服務。

山地離島醫療給付效益提升計畫

健保局第二任總經理賴美淑在這基礎上，提出IDS的概念，整合「醫療照護的連續性」、「資訊系統的共通性與共享性」、「財務的誘因」等三個要素，亦即希望藉由改變保險支付方式，鼓勵院所增加醫療服務供給，提升醫療照護可近性。

一九九九年十一月起健保局全面推動「山地離島醫療給付效益提昇計畫」（IDS），逐年將全國四十八個山地離島鄉納入計畫，共有四十七萬山地離島地區民眾受到IDS的照護。該計畫不僅提供當地民眾專科醫療外，同時也提供預防保健及衛教；另外山地離島地區由於風光明媚，所以常有遊客，也對遊客的生命安全提供了相當的保護。

莫拉克颱風、八八水災

二〇〇九年八月八日莫拉克颱風襲擊臺灣南部地區，高雄縣山地鄉道路及電力均完全中斷，那瑪夏鄉衛生所更遭土石流沖毀，災後僅桃源鄉及茂林鄉衛生所有醫師駐守。承做高雄縣山地鄉IDS計畫之高雄醫學大學附設醫院，指派醫療團隊進駐桃源鄉最偏遠的梅山村及勤和村設立醫療站，醫療團隊在勤和村提供醫療服務期間，還遭到土石流沖毀醫療站。災後IDS計畫承作醫院持續協助災區醫療重建，支援當地衛生所醫療人力或增設醫療站。

在八八水災期間，各IDS醫院配合各山地鄉災區或安置所醫療需求，彈性調整醫療服務內容，另指派護理人員全天候進駐國中、小學安置之學校，提供門診及假日全天候醫療照護；屏東縣霧臺鄉IDS計畫指派護理人員夜間輪值，以陪伴、安撫因緊急撤離尚處驚惶情緒中的災民；另請承作醫院進駐災民安置所設立醫療站，並支援衛生所醫師人力，協助各鄉提供未受災村落原定醫療服務（如巡迴醫療或專科醫療）。

二十四小時定點醫療站

阿里山鄉因位處偏遠，鄉內有近半數村落公車無法到達，雖設有一個衛生所、九個衛生室，但是僅有的一位醫師仍然無法全面照顧鄉民之健康，民眾半夜牙齒疼、產婦臨盆、急病或意外傷害，無法及時就近找到醫生的話，都得開上兩小時車飛奔下山到嘉義市區就醫。一九九八年三月，開始由天主教聖馬爾定醫院、嘉義基督教醫院協助，設立全國第一個山地醫療站，提供二十四小時、全年無休的醫療照護，以服務山地民眾，使他們不必過著需「擇時看病」的窘境。二〇〇〇年五月一日，更擴大充實二十四小時定點醫療站的專科醫師診次，並巡迴至每一個村落提供門診、急診服務、牙科、居家照護、流感疫苗注射、衛生教育、預防保健疾病篩檢等。

這項計畫服務至今已逾七年，歷經九二一大地震、一〇二二嘉義地震、颱風、水災、阿里山森林火車及遊覽車翻覆等意外之考驗，在一次次的緊急中，考驗著第一線參與救護人員的專業應變和體力的極限。

馬偕臺東分院「蘭綠計畫」

蘭嶼鄉與綠島鄉是離島，島內除當地的衛生所外無其他醫療院所，由於離島環境因素，到臺灣本島最近的臺東市就醫，須仰賴十九人座小飛機，交通不便且經濟成本高，醫療資源相當缺乏。於是，自一九九八年七月起委由馬偕紀念醫院臺東分院辦理蘭嶼鄉及綠島鄉醫療服務改善計畫，簡稱「蘭綠計畫」，由該院派遣專科醫師及醫療團隊，於每月第一週及第三週之週六、週日，分別前往蘭嶼鄉及綠島鄉提供定時定點專科巡迴醫療服務，包括家醫科、內科、婦產科、小兒科、骨科、皮膚科、精神科等專科診療服務。

自二〇一〇年一月起，蘭嶼鄉及綠島鄉 IDS 承做醫院專科醫療團進駐次數由每月兩週進駐一次，改為每週進駐，讓蘭嶼鄉、綠島鄉民及遊客就醫更為方便。二〇一一年四月九日十五時四十分，一位跟團剛到蘭嶼的旅客，年約五十歲的女性病患，因坐船吐血，經蘭嶼鄉 IDS 承作醫院馬偕紀念醫院臺東分院專科醫師問診後，判讀疑是「馬威氏症候群」的疾病，不是急性胃炎，是喝酒過度引起嘔吐，因搭船使嘔吐更劇烈，導致食道和胃連結部的黏膜破裂而出血，嚴重時會因大量出血而引起休克，經救治後，個案穩定出院。

還好有IDS計畫的實施

二〇〇九年八月八日莫拉克颱風侵襲，造成嚴重災情，臺東縣太麻里鄉、金峰鄉、達仁鄉、大武鄉及海端鄉交通中斷，金峰鄉衛生所大樓被洪水沖走，健保局聯繫各IDS承作醫院馬偕紀念醫院臺東分院、臺東基督教醫院、慈濟醫院關山分院派遣醫療團前往受災地區，提供醫療服務。八月九日上午安排一位金崙村糖尿病昏迷病患，以直昇機救援送至馬偕醫院臺東分院醫治，另繼續安排三位洗腎病患以直昇機運送就醫。

山地離島地區還好有IDS計畫的實施，除了讓居民、遊客能享有二十四小時的專科醫療、預防保健等服務外；更可貴的是，天災發生後，第一時間內能有承作醫院百分百的配合與相關資源的挹注，讓民眾的身心健康得到更多一層保障。

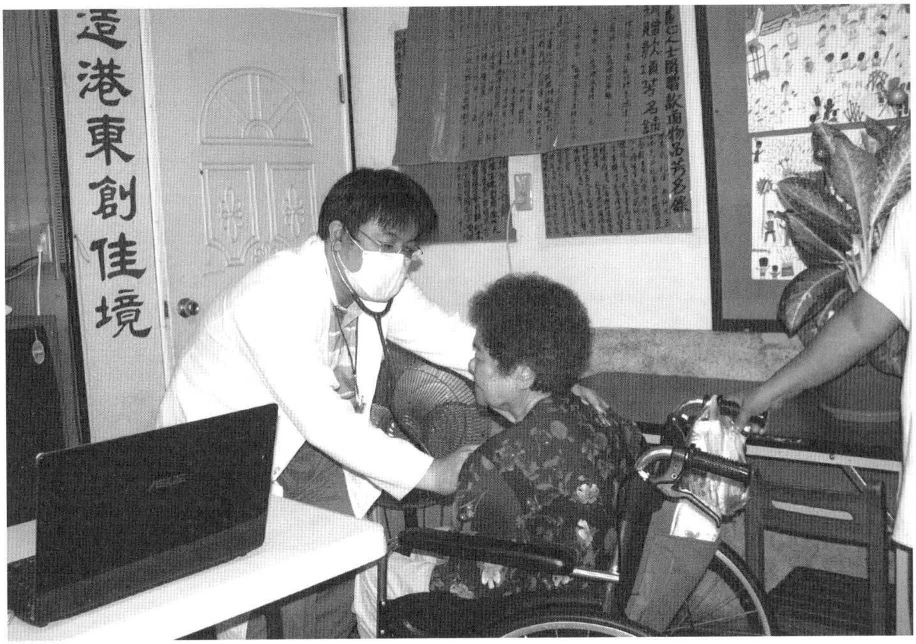

健保 IDS 計畫：下鄉醫療巡迴服務〈圖片來源：聯合知識庫〉

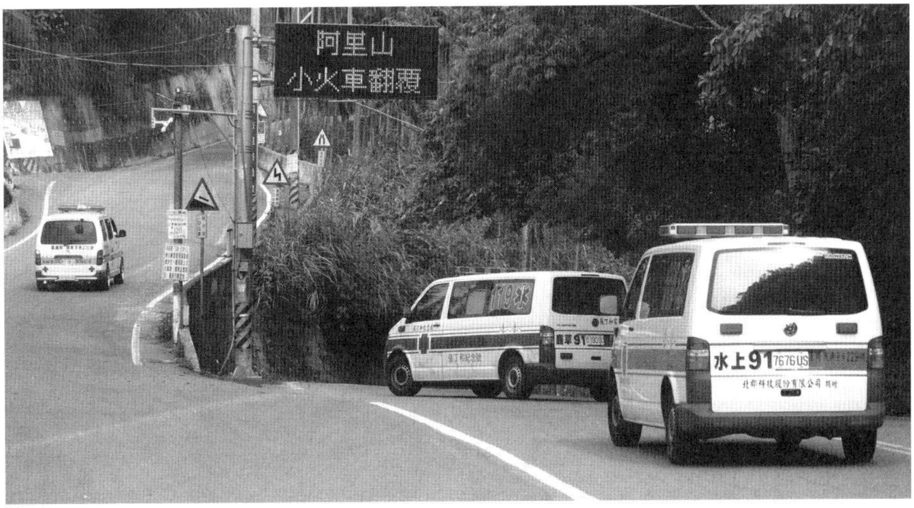

健保 IDS 計畫：緊急救護制度〈圖片來源：聯合知識庫〉

國家衛生研究院

◉李安丙

腫瘤專科醫師養成

內科腫瘤專科醫師訓練——一九八〇年代，臺灣的醫學專科訓練和臨床研究才剛起步。一九八六年，美國臨床癌症治療專家 Paul Carbone 是美國 Wisconsin 大學癌症中心主任，應中研院生醫所彭汪嘉康院士之邀，來臺協助辦理首次內科腫瘤專科醫師的訓練。

當時彭汪嘉康認為，臺灣病人應該不用跑到國外，就能在臺灣接受世界級的治療；況且美國肝癌、鼻咽癌的病例不多，這些在臺灣較常發生的癌症，本就該在國內加以研究或進行治療。

於是，她從衛生署醫政處爭取到每年七千萬的經費，開始了內科腫瘤專科醫師訓練計畫，在一九八六—一九八九的三年中對臺大、三總、臺北榮總等醫學中心的三十五位（分三年）年輕主治醫師進行訓練，當時由於國內師資的缺乏，海外教師們每人是一至二個月來臺接力指導的方式，完成二期共三年的訓練課程，這些結訓的學員回到自己的醫院，後來成為繼續推動癌症專科醫師訓練的種子師資，目前都是國內腫瘤醫學界的中堅分子。

癌症臨床研究合作組織——前項計畫為我國腫瘤專科醫師人才養成及內科腫瘤專科醫師制度奠下基石，接著彭汪院士開始推動國內的癌症臨床試驗，整合臺大、長庚、榮總等九家大型醫學中心，以院際整合的方式對國內重要癌症治療進行第三期臨床試驗，臺灣癌症臨床研究合作組織（Taiwan Cooperative Oncology Group, TCOG）因而誕生，為國內第一個院際臨床試驗合作的模式，重視研究的安全性及倫理性，並建立嚴謹審核制度，尋找新的治療方式及新的抗癌藥物。直到最近，全臺共有二十四家醫院加入TCOG，癌症病患人數約占臺灣全部癌症病人數的百分之九十以上，這也是美國FDA公認，亞洲最完整與先進的癌症臨床研究組織。

中研院的感染症專家何曼得院士，隨後也提議第二步應該著重在臨床感染專科醫師的訓練，一切比照內科腫瘤專科醫師訓練計畫，在腫瘤訓練結束不久，也付諸實現。

國家衛生研究院成立

一九八八年，在吳大猷的邀請下，吳成文從美國回臺灣，籌設中研院生物醫學所，成為第一位回國的中研院海外院士。一九九三年，生醫所已經有三十名研究員，成為中研院人數最多的研究所，人員和資源占了中研院的六分之一。

吳成文認為臺灣需要一個國家衛生研究機構，就向當時的衛生署長張博雅建議，而後張博雅極力向行政院爭取，終於在一九九六年一月一日，在苗栗竹南成立了國家衛生研究機構（NHRI），也就是國家衛生研究院。吳成文出任第一任院長，院內設了十個研究組，並推動國衛院和臺灣各醫院合作，整合研究和臨床的資源。

國衛院曾聯合四十四家醫院調查臺灣抗生素濫用的情況，報告發現，從上呼吸道感染到開刀，許多醫師都濫用抗生素，造成臺灣人的抗藥性是世界第一。後來，國衛院以這份報告建議健保局，如果醫師因為上呼吸道感染就開給病人抗生素，健保就不該給付。

薪資被外界做文章——當年八月初，外界質疑長吳成文月領六十一萬高薪的正當性，吳成文始終低調，一直到九月六日，法國尼斯傳來他當選世界最大生物科學組織之一的「細胞生物學國際聯盟」成立三十二年來首位華人會長，這位中研院院士臉上才又露出笑容，並打破沉默向外解釋，也替國衛院「辯護」。

吳成文的薪資被外界拿來做文章不是第一次。十六年前，當時的中研院院長吳大猷延攬吳成文回國擔任生醫所所長時，依中研院「特聘研究員制度」，給予月俸三十五萬元，就有很多人質疑所長領的薪資怎麼能比後來李遠哲院長的二十八萬元還高？

吳大猷親自站出來開記者會辯護，他說：「『特聘研究員制度』是正確的，不然就不可能爭取海外傑出人士返國。」也有學者表示：「硬要將薪資壓到大學教授的平均標準，將會是臺灣科技發展的大災難！」

研究經費分配

中央研究院的經費大約每年一百億，但必須向下分配給院內各研究所，而國家衛生研究院是一個獨立機構，並不受中央研究院或衛生署管轄，每年的經費由衛生署撥給，大約有三十億，依法來說，衛生署長是其當然的董事長，但似乎只能依法撥款，董事會是集體決策，衛生署只是象徵性有監督指揮權。

但是衛生署很傷腦筋！因為每年衛生署的研究經費總共不到五十億，分配給國衛院高達三十億，如果國衛院不能妥善運用經費的話，對全國其他醫學研究單位來說，是很不公平的。

國家衛生研究院的定位

任務導向的國衛院——國家衛生研究院對外說：「我們是『任務導向』的研究單位，因應國家的需要，來執行特定的任務，譬如說研究生產臺灣特殊疾病的疫苗。」但是在新流感流行時，國光疫苗廠是由世界衛生組織和美國、澳洲疾病管制局（CDC）協助，國衛院並沒幫上任何忙；在SARS期間，也看不到國衛院協助了衛生署什麼。

國衛院強調：「我們是執行衛生署交付給國衛院的任務。」但是從詹啟賢、李明亮、侯勝茂、林芳郁、葉金川、楊志良等歷任署長在任期間，都未曾公開說明國衛院對於衛生署的必要性，並且有少數國內學者開始質疑國衛院的績效。

如果以中研院的標準與模式來評鑑國衛院研究員，國衛院的研究成果評比顯然是不及格的，但弔詭的是，國衛院自行邀請國外專家進行的評鑑，結果都是「成效很好」！

建立明確的組織目標——後來甚至有國內土生土長的中研院院士在審查國衛院預算會議上，嚴厲批評國衛院：「沒有清楚的定位，根本就是浪費國家資源！」而葉金川署長在任期間，曾經拜託中研院院長翁啟惠，希望可以由中研院與衛生署共同建立監督國衛院的績效制度，但後來也不了了之。持平而言，有些事件，例如腸病毒 EV71 疫苗開發及塑化劑事件上，國衛院有其一定的角色。

但整體而言，「國衛院的定位」外界仍不是很清楚，怎樣才能與中研院分工、與衛生署配合，在組織目標與任務管理上，將是國衛院未來必須面臨的挑戰。

結核病防治

◉李淑娟

公共衛生進步的指標

俗稱肺癆的結核病是古老傳染病，一個國家或地區對抗結核病的成果，常被視為其公共衛生進步的指標。

臺灣在日據時代，對結核病並未能有效治療，日本政府以設立療養院為主要策略；二戰後，臺灣結核病更加猖獗，以一九四七年首度發布的生命統計為例，六百五十萬人口中，全年死亡人數十一・五萬人，其中死於結核病者有一・八五萬餘人，占了六分之一。但是，光復後國民政府遷臺之初，中央因戰亂頻仍、百廢待舉，亦無餘緒投入結核病防治工作。

防癆局改制慢防局

一九六七年，政府整合臺灣省立臺北、臺中、嘉義、臺南結核病防治院成立的「臺灣省防癆局」，確立以專責機構結合公共衛生、醫療照護體系執行結核病防治的政策，到一九八九年正式改制為「臺灣省慢性病防治局」，業務則擴及高血壓、糖尿病、COPD、氣喘等非傳染性慢性病，北、高兩市也跟進。

專責防治機構的更名改制，似乎意味著臺灣結核病防治有成，故而功成身退，事實卻並非如此。在防癆局變身的同時，頑固而多變的結核桿菌非但未見消滅，反而抗藥性日增、持續擴散，讓幾十年來帶領臺灣走出「肺癆」陰影的防癆體系，在變動之際無力支應，愈顯疲態。

臺灣自一九五七年起，每五年展開一次大規模結核病流行病學調查。一九八七年所進行的第七次調查結果卻出人意料，盛行率一反長期下降趨勢，陡然上升。雖然各方專家對此看法不一，致調查報告遲遲未發表，但是，這個結果正是敲響防癆體系的第一記警鐘。然而，衛生署當時忙於規劃全民健保，防疫體系又因愛滋疫情漸熾、登革熱死灰復燃、校園痢疾集體感染事件頻傳而疲於應付，竟未適時針對此一重大警訊採取因應措施。

好不容易奮鬥有成的結核病防治，此時猶如防疫工作的孤兒，得不到政府關愛眼神，直到全民健保開辦後，才找到第一支援軍。

全民健保資料庫

一九九五年全民健保上路，當年年底衛生署長張博雅派任主管科技與醫療資訊的技監張鴻仁接掌防疫處，或許正因他非出自防癆體系，與該領域沒有淵源，也少束縛，可以有新策略和做法。

張鴻仁在檢視結核病登記資料後，認為結核病通報系統有嚴重低估疫情之嫌，但是，再來一次盛行率調查少則兩年，儘管資料可望較完整可信，卻緩不濟急。基於過往協助建立全民健保資訊系統經驗，他利用健保資料庫提供未必準確、但快速的估計，再據此擬訂確切可行的策略。

在中央健保局協助下，張鴻仁先比對健保住院資料庫與結核病登記資料，這也是國內首次以全民健保資料庫針對單一疾病所進行的分析報告，這項結果卻帶來比預期更悲觀的結論：所有因結核病住院的病人中，百分之五三未經防治中心登記，其中六成屬應通報而未通報個案。中央健保局總經理葉金川一看報告，知道事不宜遲，決定以健保支付為籌碼，協助防疫處推動結核病防治工作。

健保局的及時雨——一九九六年七月一日，中央健保局宣布結核病「不通報、不給付」、「結核病完治費」兩大重要措施。前者要求醫師依法通報疑似結核病例，否則，個案治療費用申報將不獲給付。祭出此一殺手鐧後，果然，效果立竿見影，第二年起的健保資料也清楚顯示，過去防癆體系建立的結核病登記制度，僅收到三分之二的病患，許多具傳染性個案在確診、收案時，早已在社區散播傳染多時，這場健保局的及時雨，讓長期被忽視的結核病防治出現轉機。

疾管局接手——一九九九年，精省和衛生署防疫體系兩大組織再造工程同時完成，原衛生署防疫處、檢疫總局和預防醫學研究所三合一成立的「疾病管制局（CDC）」，並非結核病防治的權責機構，二〇〇〇年監察院提案糾正後，結核病防治政策制定與工作執行才回歸到防疫體系，交由疾病管制局負全責。臺灣自光復後建立的結核病專責防治體系，也就此正式走入歷史。

不過，疾管局接手防癆業務之初並不順利，這段期間，疾管局忙於組織再造後的整合與調適，直到二〇〇二年才建立「網路通報系統」，並鼓勵發現疑似個案即通報，希望所有可能結核病十年減半計畫個案都能在第一時間內獲得確診、追蹤與治療，此一政策讓當年度的通報個案創下一萬六千多人新高。不過，疾管局還來不及對結核病端出對治新策略，二〇〇三年 SARS 來襲，風狂雨驟，瞬間擊垮了這個尚未站穩腳步的新機構疾病管制局。

也是在二〇〇三年，SARS 餘悸猶存，十月再度爆發臺北市振興醫院七位醫護人員感染肺結核，另有五十二位員工被列為疑似病例事件，不僅撼動社會，期間美國疾病管制局（CDC）亦曾前往協助監測感染源。一年後，協助 SARS 防治有功的郭旭崧於二〇〇四年出任疾管局局長，郭旭崧上任一年，提出「結核病十年減半全民動員計畫」，制定二〇〇六年至二〇一五年全方位防治策略，包括主動篩檢計畫、聚集感染事件處理及預防、接觸者檢查、潛伏結核感染（Latent TB infection, LTBI）治療政策、航空器限乘政策、建立檢驗體系、全面推動「都治計畫」（Directly Observed Treatment

Short-course, DOTS）及「多重抗藥性都治計畫」。

革命尚未成功，同志仍需努力

全方位的結核病防治計畫執行至二〇一〇年，已收到明顯成效。當年結核病死亡率降至十萬分之二・八，成功達成世界衛生組織所制訂太平洋區十年減半區域目標（二〇〇〇年死亡率為十萬分之六・九一）；二〇一〇年發生率也降至十萬分之五十五以下，證明疾管局的作為已有效控制結核病蔓延，尤其是花東地區最令人擔憂的多重抗藥性結核菌，已在掌控之內。

只是，整體結果距離十年減半的目標尚差「好幾里路」，特別是發生率十萬分之五十五，實在不像一個已開發國家的水準，死亡率十萬分之二・八，與已開發國家的最低要求十萬分之二來比也不及格。最後，引用中山先生留給世人最後的訓勉：「革命尚未成功，同志仍須努力！」

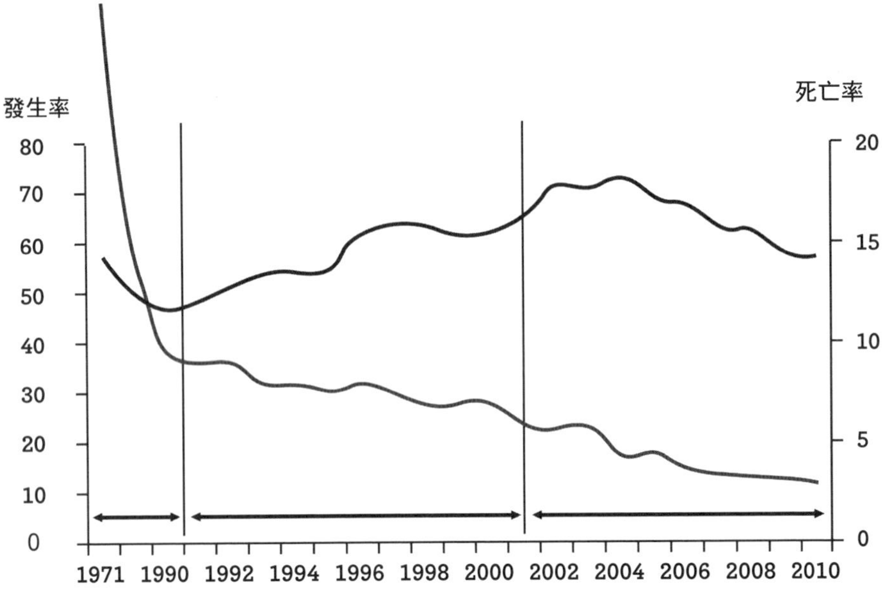

肺結核發生率自一九九〇年後不降反增，健保強制通報更讓發生率達到高峰，直到 CDC 十年減半計畫後，才開始下降〈圖片來源：張鴻仁〉

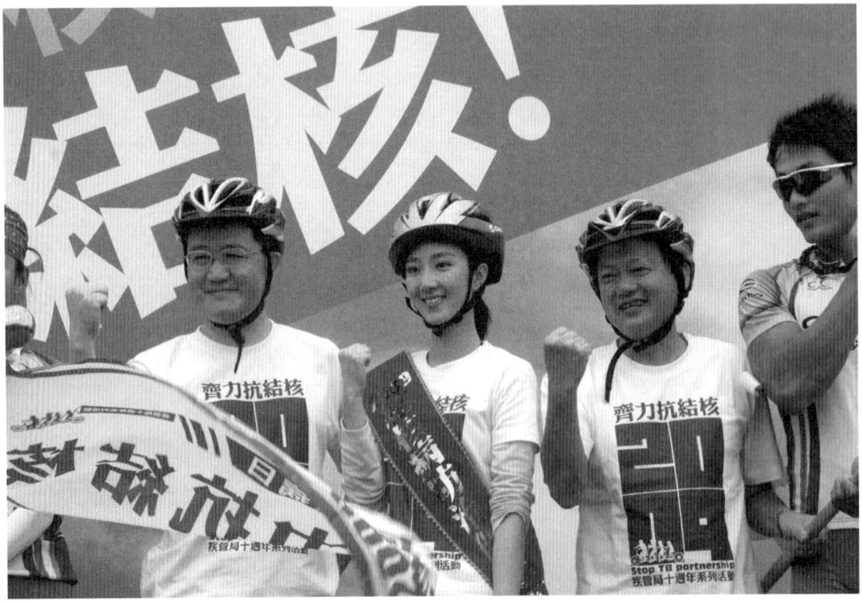

齊力抗結核宣導運動〈圖片來源：郭旭崧〉

從 EV71 到 H1N1—疾病管制局

疾病管制局（CDC）的成立

◉郭旭崧

一盤散沙無法控制傳染病——若沒有一九九八年的腸病毒 EV71 流行，臺灣就不會有疾病管制局。那年腸病毒造成幼童父母大恐慌，感染症專家出身的防疫處長王立信擔責下臺。但是，當時即有學者，如臺大教授金傳春公開質疑：「一盤散沙豈可有效控制傳染病大流行？」呼籲「應由育才與建立優良體制的方向來著手」。

其實，在王立信之前，已有前鑑。一九九七年爆發甲魚霍亂事件，在宜蘭礁溪鄉養殖池驗出霍亂弧菌，衛生署迅即發布消息，並抽絲剝繭查出傳染源可能來自私下進口飼料；雖然防疫措施無誤，疫情也在控制中，但業者不甘損失、群起抗議，監察院遂以「隱匿不報、互相推諉卸責、未立即處置」為由，彈劾防疫處長張鴻仁等四名防疫官員，張鴻仁自認做了所有該做的防疫措施，無法接受與事實不符的指控，憤而請辭。

詹啟賢整併防疫體系——監察院的處置，連臺大小兒科教授李秉穎都質疑：「防疫官員向來有話就說、有事就講，作風開明、愛做事，防疫體系下有防疫處、檢疫總所、預防醫學研究所，互不相屬，一旦口徑不一，讓人感覺在互相推諉；這不是官員過錯，是體制問題，不是彈劾幾位官員就能改變。」

果然，這一年，防疫處換了四位處長，證明防疫體制不是領導人問題，是體系和制度出了問題。甲魚事件及腸病毒流行，一再凸顯防疫三頭馬車的積弊。於是當時署長詹啟賢決定大刀闊斧，三合一整併防疫體系，並大幅修訂《傳染病防治法》。

臺灣防疫體系的發展足跡和美國十分近似，均以防瘧起步。美國在一九四六年於亞特蘭大成立防瘧專責單位，成為今日美國疾管局前身。臺灣則於一九四八年在屏東潮州成立「臺灣省瘧疾研究所」，後來隨著時代需要，此單位由單一傳染病走向所有急性傳染病防治，再由急性擴大至慢性傳染病，如結核病、愛滋病，最後進一步擴及非傳染病，如癌症或糖尿病。因此，當整併防疫機構時，雖僅限傳染病防治，卻以「疾病管制局」（Center for Disease Control）為名，企圖打破「防疫局」規格，預留未來發展空間。一九九九年七月一日，疾病管制局正式成立，張鴻仁以副署長兼代，成為疾病管制局首任局長。

疾病管制局的轉型

加強硬體設備——三年後，SARS風暴來臨，又有新的體認。急性傳染病與非傳染病的防治，屬性確實不同，前者有其迫切性，速度決定一切，而後者則否。因而改變原有規劃，疾管局就此停留在「防疫局」階段，非傳染病則分道揚鑣，交由國民健康局專責主導。只是，疾管局之名依舊沿用至今。

疾管局成立後限於空間，並未真正整合，而是由防疫處和檢疫總所先合署辦公，預研所則留在六十年前以美援所建、早已老舊不堪的昆陽老建築裡。二〇〇六年，行政院決定由局管局率先遷入竹北生醫園區，一來帶動園區的後續發展，二來落實三合一的初衷，同時重建符合國際水準的病源實驗室，如此局管局將可成為世界級的防疫和研究機構。

二〇〇八年國民黨重返執政，對於弊端疑雲重重的竹北生醫園區並無好感，一度擬將防疫中心遷往桃園，易地重來。可惜到了二〇〇九年，吳敦義上臺，由於新竹縣長邱鏡淳反對，吳揆喊停，楊志良署長忙於二代健保也未堅持，使得局管局脫胎換骨的計畫仍告破滅。

人才更是關鍵——硬體設備之外，人才更是關鍵。但是，想留住優質人才，除了薪資外，仍需環境配合；以美國疾管局為例，七千多人編制中，即有二千名以上醫師，平均待遇雖僅及醫療單位的三分之二，但在疾管局發展不比學術界差，且負威望，可得到專業上的滿足；相對之下，臺灣疾管局成立之初，具醫師背景者不及十人，還得兼任行政職。

所幸，SARS之後，陳建仁與當時疾管局局長蘇益仁聯手爭取三十名防疫醫師編制，提供每人額外五萬元防疫加給，此為前所未有。

疾病管制局的發展

疾病管制局畢竟是公務機關，如何在公務體系內維持一定技術能耐（technical competency）與公信力？參考南韓和荷蘭發展路線，過去都曾仿美國規劃疾病管制局，同時也成立國家衛生研究院（NIH），最後則將疾管局和國家衛生研究院合而為一，或許這不失為臺灣未來發展的選項。

回顧歷史，每一次重大疫情都為防疫工作帶來新的考驗：腸病毒 EV71 流行時，讓每一幼兒擔心受怕的禍首病毒株卻是由長庚率先分離出來，因而影響醫界對於防疫單位的信任，重創政府信譽，也提醒檢驗能力對防疫單位的重要性。

SARS 帶來的教訓

經過腸病毒的教訓後，面對 SARS 時，疾管局在第一時間即掌握 PCR 技術，很快鑑定出 SARS 禍首的冠狀病毒。

但這次，SARS 為疾管局出的考題是：在如此大規模災難事件中，從中央與地方、乃至各部會之間，防疫體系應如何有效溝通、指揮、協調和運作？SARS 著實為疾管局上了一堂震撼教育。

SARS 第二道考題則是：防疫儲備的概念與落實。不錯，「防疫視同作戰」是一響亮的口號，但是，此一響亮的口號對文官體系而言，畢竟只是抽象概念，缺乏作戰思維，更從未落實作戰準備。經此一役，提醒了防疫人員，從口罩到隔離衣，防疫首在充裕的戰備物資，從此建立了平日安全庫存制度，並與廠商簽約，確保維持必要時供應無虞，平常並舉辦各類演習，儲備人員應變能力。

SARS 所帶來另一值得深思的課題是：在恐慌中，往往被迫要求「料敵從寬」，結果造成社會對所有防疫要求無限上綱，口罩從 N90 到 N95、甚至要求 N99，臺灣居家隔離人數也創下全世界之最，結果，幾乎導致整個國家機器癱瘓。如何在不放鬆疫情防備下，將人力、物力用在刀口上，也是寶貴的一課。

H1N1 帶來的考驗

馬照跑、舞照跳——所幸，二〇〇九年 H1N1 並未重蹈過去幾次重大疫情覆轍。各相關部門很快動員，戰備物資不成問題，更重要的是，「馬照跑、舞照跳」，社會仍可正常運作；比起日本、大陸，臺灣恐慌程度相對要和緩許多，但是，H1N1 一樣帶來新的考驗，那就是疫苗安全性的風險溝通問題。

國產疫苗掀起軒然大波——為了降低流感大流行的衝擊，疾病管制局早在二〇〇五年即展開準備，以期提高流感疫苗接受度與接種率，由李明亮及詹啟賢兩位署長一前一後努力促成的國產國光流感疫苗，也適時到位，確保供應無虞。未料，疫情未造成恐慌，國產疫苗卻掀起軒然大波。

楊志良署長控告名嘴

國光疫苗首次自製，受到幾位臺大醫師對國產疫苗公開質疑的影響，以及名嘴們在電視談話節目裡漫無邊際地批評，加上民眾接種疫苗意願原本就脆弱。二〇〇九年十二月底，七歲劉小弟在校接種疫苗後宣告不治，也是醫師的劉爸爸在喪子之慟下，在反對黨市議員陪同下召開記者會，除控告醫院業務過失外，也對生產疫苗的國光生技公司提告，獲得社會最大的同情。經此事件，部分基層醫師或被動、或主動勸告民眾不要打疫苗的傳聞不絕與耳，本是防疫利器的疫苗，結果卻成了眾矢之的。

避免陷入政治鬥爭——這一門吃力不討好的功課，後來引發楊志良署長在卸任前控告名嘴，社會輿論再度譁然。我們從中則學會了要培養民眾疫苗的信心優於疫苗接種的宣導，醫界的事前溝通和共識，也是政策成敗的關鍵。難怪葉金川前署長感慨地寫道：「疾管局要如何避免陷入政治鬥爭，改善對媒體溝通的能力，都是亟需改進的地方。」

◉ 楊志良〈圖片來源：葉金川〉

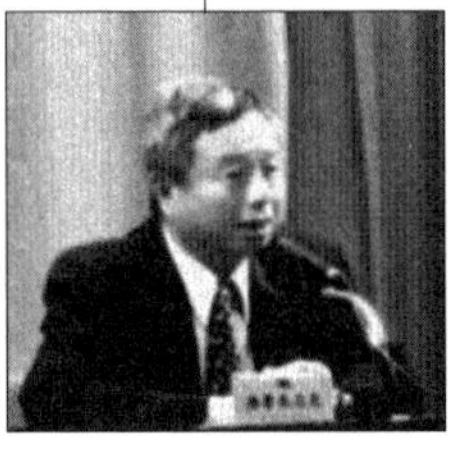

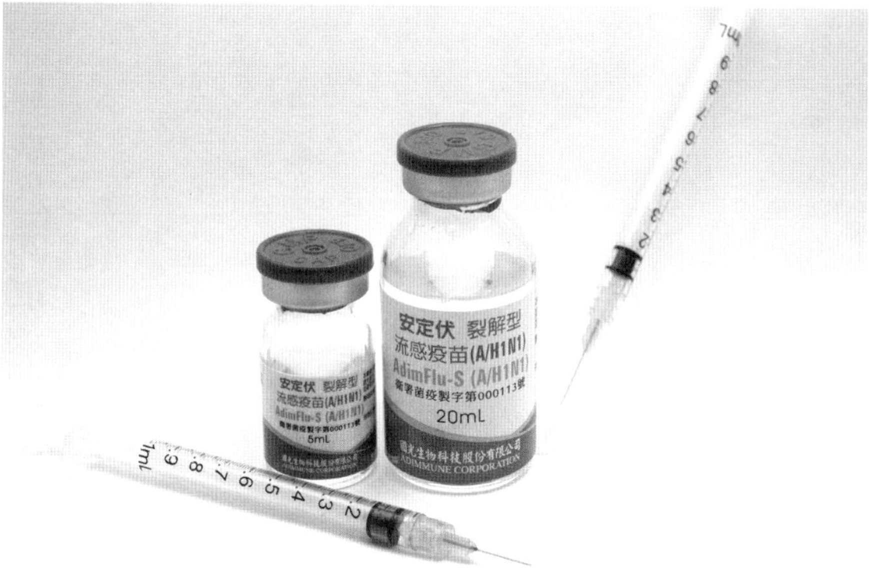

國產國光流感（H1N1）疫苗〈圖片來源：國光生物科技股份有限公司〉

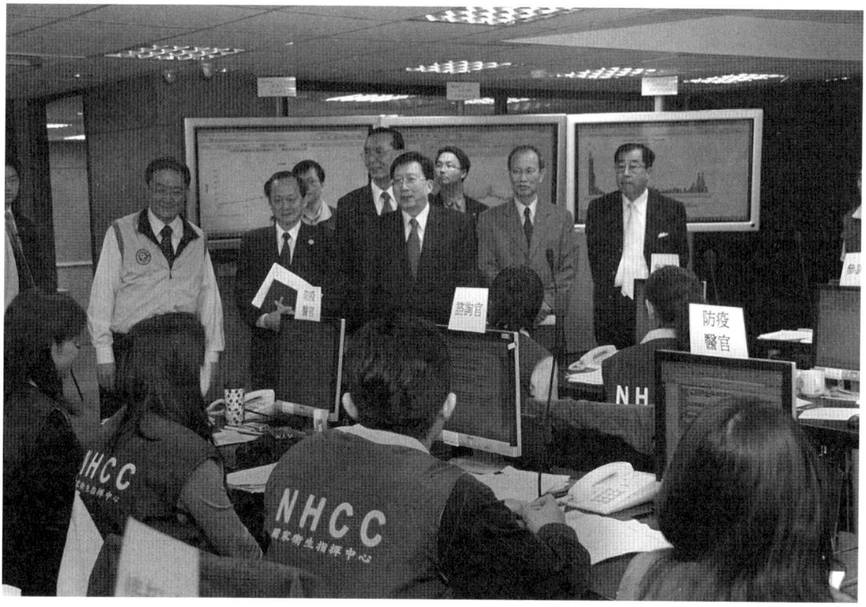

H1N1 流感疫情指揮中心〈圖片來源：郭旭崧〉

罕見疾病防治及藥物法

◉李淑娟

罕見疾病

第五個罕病立法國家——《罕見疾病防治及藥物法》（以下簡稱《罕病法》）在二○○○年二月九日公告實施，臺灣成為繼美國、歐盟、日本、澳洲之後，全球第五個為罕見疾病防治立法的國家。雖然國內適用《罕病法》的病患不超過五千人，但是，為最弱勢的病患立法，保障其治療權益，卻是國內公共衛生、社會福利和藥政發展的重要里程碑，也讓臺灣的衛生立法一舉邁向先進國家之林。

所謂罕見疾病，顧名思義是指很少見的疾病。美國界定其境內罹病人數少於二十萬人的疾病，都稱為罕病，日本只要病人數不及五萬的疾病均屬之。我國法令對罕病認定標準是指疾病盛行率在萬分之一以下；以目前臺灣二千三百萬人估算，一種疾病人口不到二千三百人，才稱為罕病。

難逃醫療棄兒的宿命——由於病人數少，藥廠無利可圖，多不願意製造或引進這些孤兒藥。在《罕病法》立法前，病家申請救命藥唯一的管道是「專案進口」，但申請進口程序繁瑣，必須先有醫師同意協助，並通過醫院內部核准，再由醫院出具治療計畫、藥品來源、數量、預估用量、產品仿單等文件，甚至附上文獻資料證明，再送交衛生署。遞件過程中，往往因須補件而一再被打回票，讓病家疲於奔波，且送件後等待時間又長，搞得家屬心力交瘁。稍有經濟基礎的家庭，為了爭取孩子一線生機，不惜跨海就醫，千辛萬苦從國外帶回救命藥，代價則是散盡家財、負債纍纍，且由於壓力、財務負擔過鉅，不免顧此失彼，常因而致家庭破碎。多數人則在一、兩次就醫碰壁後，只有消極承認醫療棄兒的宿命。

財團法人罕病基金會的創立

財團法人罕病基金會創辦人陳莉茵的次子當年診斷出罹患高血氨症，治療的降血氨藥物，全球僅美國加州一家藥廠出產。一開始，陳莉茵千方百計託親友「夾帶」藥物入關，但是多緩不濟急，而且這種藥須憑醫師處方交付，程序上須由國內醫師開具診斷證明，再寫信給美國藥廠出貨，病家須即匯款，再以「樣品」名義向衛生署申請專案許可；這種藥品不僅昂貴，入關後還得繳納關稅、營業稅，並由國內藥廠代為進貨。沒有幾個家長能經得起這番折騰，而且，英文還得夠好！陳莉茵親自和整個流程奮鬥下來，果然成了孤兒藥進口專家，不僅病友一遇問題即上門諮詢，還偶有同病相憐的罕病兒家長向她懇求「周轉」藥物。

經由這樣的接觸陳莉茵才了解，自己孩子並非唯一的罕病「孤兒」，臺灣還有為數不多、卻罹患各式各樣罕病的孩子，都面臨相同的命運。父母四處打探，在驚慌中度日，即使順利取得藥物，費用也往往令人咋舌。以代謝異常的高雪氏症為例，初期每兩週得打一劑特殊酵素才能活命，但一針酵素即高達新臺幣三十二萬元。要救孩子，就算傾家蕩產也維持不了多久；不救？父母終身都將在虧欠和懊悔中度日。陳莉茵因而聯合罕病兒家庭，成立罕見疾病基金會，他們要向政府和社會請命，希望能有一社會支持系統，協助罕病兒維護應有的醫療權益。

陳莉茵四處奔走、募款，並投書報紙，透過報導，社會大眾才知道罕病家庭的辛酸，愛心人士開始踴躍捐輸，一筆筆來自民間的小額捐款終聚沙成塔，達到成立基金會所需的一千萬元門檻。一九九九年六月六日，財團法罕見疾病基金會宣告正式成立。

罕見疾病防治及藥物法的立法

推動罕病法立法——罕病基金會最大目的在推動《罕病法》立法，基金會在內部成立「罕見疾病立法小組」，也召開公聽會，廣泛蒐集專家、學者、病友家庭意見，並參考美國、日本罕見疾病藥品政策，提出罕病兒治療以外，擴及教育權、工作權與社會福利等全方位照顧的罕病法草案。

其實，在罕病基金會努力為罕病患者發聲的同時，政府已了解罕病患者無藥可用的困境，且體察國際對照顧弱勢族群立法的趨勢，因而前衛生署藥政處處長胡幼圃甫上任，即利用午餐時間討論、蒐集並分析已完成罕病用藥立法的國家法規，並比較各國得失。為了爭取時間，他們每天這樣的午餐簡報進行近一年後，提出衛生署版《罕見疾病藥物法（草案）》。

史無前例的立法速度——為了讓此一全新法案能盡早過關，嘉惠罕病患，胡幼圃先會各相關部會，取得共識後，並費心安排上午七點由負責審查此案的政務委員黃大洲召開審查法案會議，果然在政院一次過關。送進立院後，更以短短四十幾天的「噴射機速度」，獲得朝野共同支持，迅速三讀通過。這樣的立法速度，史無前例。

《罕見疾病防治及藥物法》全文共三十七條，內容涵蓋罕見疾病定義、罕見疾病藥品定義、罕見疾病及藥物審議委員會的設置及任務、防治、研究與宣導，甚至法條對國際醫療合作也有周延的考慮。

在藥品方面，除規定罕見疾病藥物查驗登記及專案引進的程序外，也保障罕見疾病藥品擁有十年的市場獨占權，藉此鼓勵藥商、藥廠製造或引進罕病藥物；另外，罕病患者維持生命所需之特殊營養食品也納入條文，以保障病友的生存權。

醫療平權最好的指標

二〇〇〇年八月，《罕見疾病防治及藥物法》正式施行，並於同年七、八月公布各項配套措施。《罕病法》實施後至二〇一一年十一月底止，政府公告罕見疾病種類共一百九十三種，而國內罹患罕病人數，依國民健康局罕見疾病通報個案有三千一百七十二人，若依健保局重大傷病人數推估，則高達六千五百一十五人。另外，公告罕病藥物品項七十八種，每年有超過千名罕病患使用；營養品共四十種、九十八個品項，符合十五種適應症，目前計有三百多人使用。行政院衛生署已陸續成立「罕見疾病個案特殊營養品暨罕見疾病藥物流中心」、「罕見疾病國際醫療合作代行檢驗服務方案」，以及在北、中、南、東設置「遺傳諮詢中心」等。

至此，罕病患者的醫療權益不僅已受到法律明文的周全保障，從民間到官方，大家對照顧罕見疾患的努力，正足以顯現臺灣社會溫情的一面，也是檢視臺灣醫療平權最好的指標。

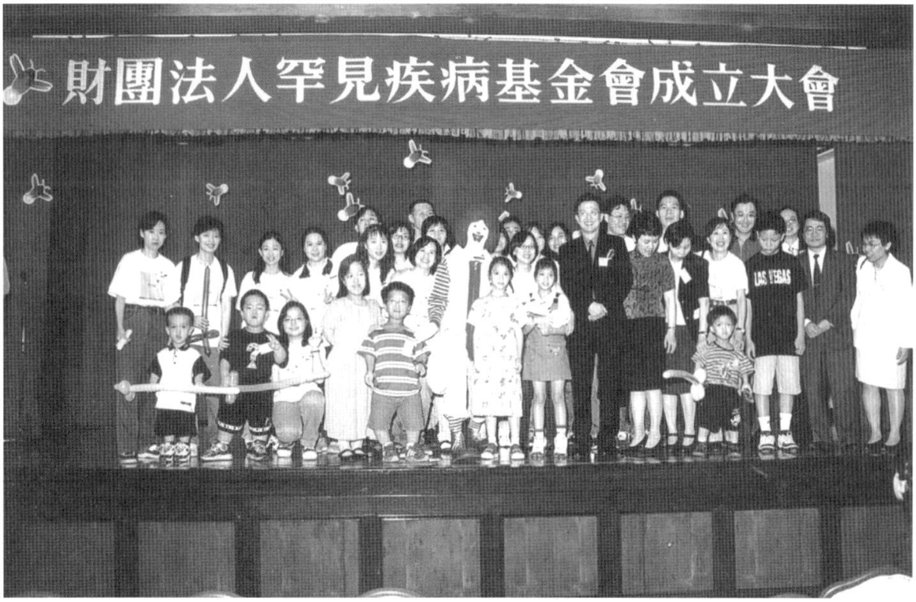

財團法人罕見疾病基金會成立大會〈圖片來源：罕見疾病基金會〉

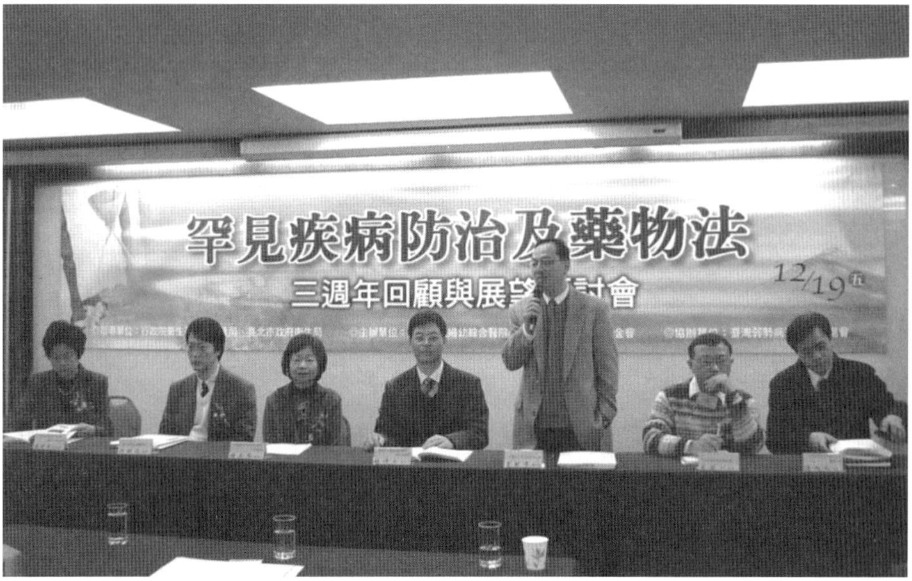

罕見疾病及藥物法三週年修法座談會〈圖片來源：罕見疾病基金會〉

試管嬰兒

◉葉金川

臺灣醫療的重要里程碑

一九八五年四月十六日，臺北榮總婦產科張昇平主任接生了一個健康男寶寶，這件看似平凡無奇的事，卻是臺灣的一項重要里程碑，這小男嬰是臺灣第一例人工生殖的試管嬰兒。

小男嬰現已滿二十六歲，是個英俊挺拔的臺大研究生，他從小就認張昇平為乾爹，未來希望能鑽研人工生殖科技，效法張昇平幫助更多不孕夫婦。

其實早在一九七八年，英國產科醫生派翠克．斯特普托和生理學家羅伯特．愛德華茲就已經成功做出世界上第一個試管嬰兒，被稱為人類醫學史上的奇蹟。由於卵子與精子是在體外受精，且受精後最初幾天是在試管或培養皿內培養，所以稱之為試管嬰兒。一九九二年比利時 Palermo 醫師在人體成功應用卵漿內單精子注射（ICSI），使試管嬰兒技術的成功率得到很大的提高。

三百萬個試管寶寶

全球第一位試管嬰兒路易斯布朗誕生至今，全世界拜此技術而誕生者已超過三百萬人，臺灣也有數萬名之多。在歐洲每一百位新生兒中有三位是試管寶寶，臺灣介於百分之一－二，每年臺灣執行約八千到一萬次試管嬰兒週期，每年有兩千至三千個試管寶寶出生。

晚婚及延遲生育——二十二至三十歲是公認為女性最適合生兒育女的年齡層，但是因為晚婚的結果，大部分媽媽都錯過這個時機。而試管嬰兒的成功率也是一樣，根據馬偕醫院試管嬰兒室的報告，如果在三十五歲植入新鮮胚胎，懷孕率是百分之四十九；再拖二年，進入三十五至三十七歲，懷孕率又會略為下降至百分之四十五，到了三十八、三十九歲，成功率只有百分之三十六，到了四十歲更慘，成功率只剩下百分之二十，每五個只剩一個能成功受孕。而且年齡愈大，流產率也會增加，三十多歲的女性，試管嬰兒的活產率還有四成，但是四十歲的女性，活產率只有百分之十四。

在世界各國的統計資料中顯示，約百分之十－十五的夫婦會有不孕的困擾，在美國約有百分之十三的夫婦曾接受不孕症的治療，臺灣的一般統計也類似，但由於近年來晚婚及延遲生育的影響，不孕的比率快速增加中。

不孕症的原因——懷孕的機會以百分比來分析，一般而言，正常夫妻每個月懷孕率為百分之二十—二十五，如果以一百對夫妻為例，假設每個月懷孕率百分之二十，經過半年後約有二十六對尚未懷孕，一年後有七對不能達到懷孕的目的，有百分之九十以上的正常夫妻在一年內應該可以懷孕。隨著結婚年齡的延遲，不容易懷孕將會是未來夫妻的一大困擾。

不孕症的原因很多，根據二〇〇五年美國接受試管嬰兒治療的夫妻來分析，男性因素占百分之十八・三，女性輸卵管因素占十・六、子宮內膜異位症占五・六、卵巢功能不佳占八・二、排卵因素占六・一，女性多重因素占十一・七，男女性多重因素占十八・五。而臺灣地區資料顯示，接受試管嬰兒治療的夫妻，男性因素占百分之二十五，女性輸卵管因素占十九・五，不明原因占五・五，其他女性因素占三十一・一，男女性多重因素占十八・八。

因為不孕症治療只有成功和失敗，北醫的不孕症專家曾啟瑞醫師就說過：「不孕症治療是一種追求完美的學問，不是零分就是一百分，沒有灰色地帶。」作為不孕症醫生就要堅持完美主義的原則，永無止盡地要求自己，因此，絕對沒有六十分的差不多不孕症醫師。

曾啟瑞〈圖片來源：臺北醫學大學〉

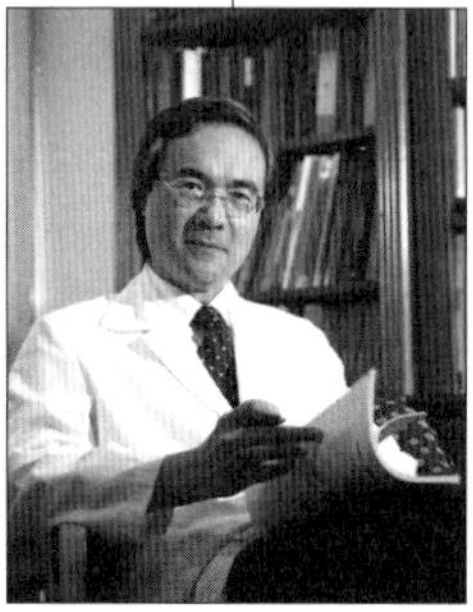

人工生殖法的立法

人工協助生殖管理辦法——衛生署為了管理試管嬰兒，曾經在一九九四年公布《人工協助生殖技術管理辦法》，施行一段時間後，因為《行政程序法》規定，「有關規範人民的權利和義務的法律，都必須送交立法院審議並完成立法」，因此這部未曾送交立法院審議的管理辦法便自動失效。

人工協助生殖法——其實早在一九九六年衛生署就已在研擬《人工協助生殖法》草案，一九九九年詹啟賢署長推出禁止和贊成代理孕母二案並陳的《人工協助生殖法》送交立法院審議。當時社會上對於代理孕母的意見兩極，直到當屆立委任期結束仍未審議《生殖法》，一切又要從頭來過。

二〇〇一年李明亮署長推出禁止代理孕母的《人工協助生殖法》進入立法院，三十位立委連署贊成代理孕母的法案，進入立法院的衛環委員會併案討論，可是再次因為立法進度的延宕，仍是拖過該屆立委的三年任期而未審議。

人工生殖法——二〇〇四年九月公民共識會議做成「有條件開放代理孕母」的決議；二〇〇五年侯勝茂署長研擬新版的《人工生殖法》，將代理孕母的條文抽出另行立法，以減少審查《人工生殖法》的爭議性。

經過長達十年的醞釀，《人工生殖法》終於在二〇〇七年三月五日立法院三讀通過，總統在三月二十一日公布實施並且即日生效。

許多醫界人士批評這部《人工生殖法》非常嚴格和保守，例如受術者侷限在有婚姻關係的夫妻，捐贈的生殖細胞限於一次活產後即銷毀，處罰也過於嚴苛，有時四罰並行（刑罰、停業、吊照和罰款）。

但是各界的看法與醫界明顯不同，他們認為，人工生殖並非醫療單方面的技術問題，社會、法律、倫理、宗教各個層面的看法必須與醫學、科技平衡。

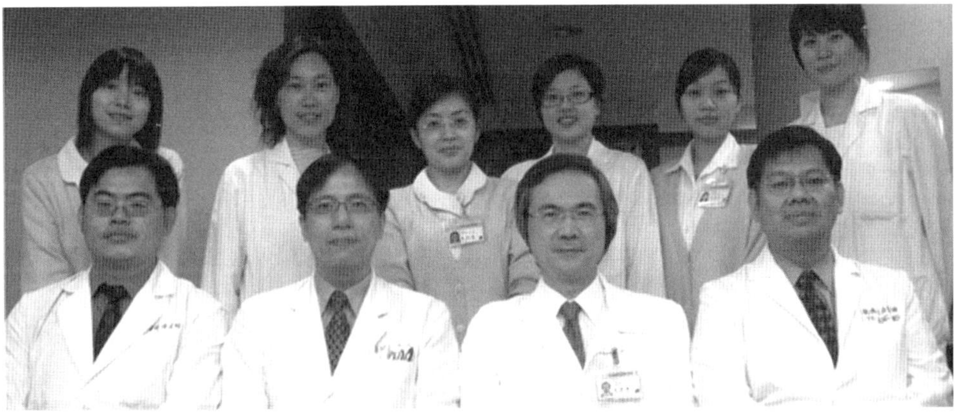

曾啟瑞與生殖醫學中心成員〈圖片來源：臺北醫學大學〉

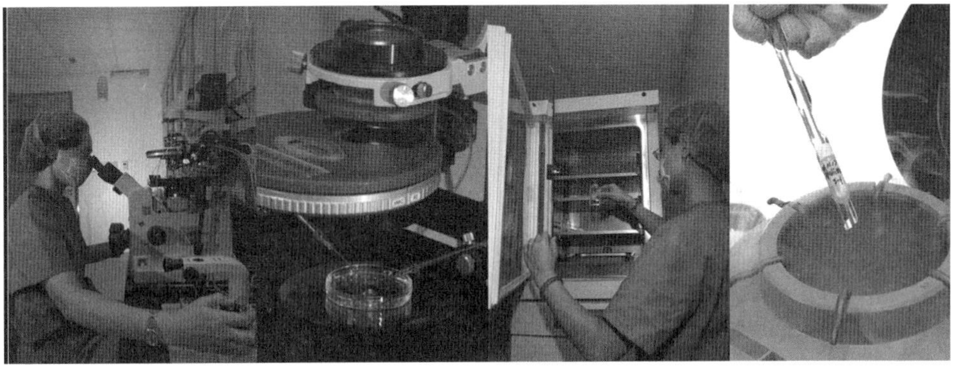

生殖醫學中心〈圖片來源：臺北醫學大學〉

SARS

◉李安丙

抗煞防線已經破功

二〇〇三年四月二十二日，衛生署疾管局召開緊急會議討論臺北市立和平醫院通報的疑似SARS病人疫情，專案小組的召集人臺大張上淳醫師說：「糟了！臺灣的抗煞防線已經破功！SARS已經在和平醫院蔓延開來了！」

在和平醫院內部陸續發生的幾個發燒個案，被懷疑是SARS的集體感染，院方緊急把X光等報告送到衛生署，而行政院也召開緊急會議，會中提到疫情已經蔓延，院內有多少病患並不清楚，會後決定在二十四日中午封閉和平醫院，不准任何人進出。

追本溯源：廣東

四月二十四日之前，SARS已經在許多地方流行了半年，最早是二〇〇二年十一月在中國大陸廣東省發現不明的肺炎，當時資訊不清楚，再加上大陸官方封鎖消息，不過還是有一些風聲傳到國外媒體，也引起世界衛生組織的關注，並派人前往了解狀況。

二〇〇三年二月，一位大陸醫師發生嚴重咳嗽、發燒症狀，卻還是強忍病情到了香港，住進一家大飯店，飯店內的房客大都不是香港人，而跟這位大陸醫師住在同一棟的好幾位客人在兩、三天內，陸續開始咳嗽、發燒。

過不了多久，世界衛生組織確認這種不明的病症已經從中國進入香港，而在香港的國際客人也把病毒帶進了河內、溫哥華、多倫多、新加坡等地，還好這些病人及早就醫，並沒有在社區發生感染，疫情只在各地醫院蔓延。

堅信臺灣能保持三零紀錄

中國大陸方面自己的解釋是說：「這是一種漿球菌所引起的肺炎！」而世界衛生組織派員到香港及各地確認後，發現這是新品種的冠狀病毒所引起的，而且是以往沒有發生過的案例，致死率高達百分之十以上，世界衛生組織將它命名為「急性呼吸道窘迫症候群」，簡稱「SARS」，時間已經是四月十三日。

自從二○○三年二月底香港爆發 SARS 疫情後，臺灣就進入積極備戰，當時的涂醒哲署長一直在安撫國人，並得意洋洋地表示：「我們有信心保持三零的紀錄，零感染、零死亡、零移出。」這段期間與 SARS 奮戰的有中國、香港、河內、新加坡以及加拿大（西岸溫哥華、東邊多倫多都有）。

這時臺灣的防疫工作正如火如荼地進行，諸如海關紅外線的檢查、飛機艙內的消毒等等。不過臺大醫院在三月十四日就通報一個疑似 SARS 的臺商，三月二十五日臺大蔡姓醫師也受該臺商感染 SARS，臺灣的 SARS 疫情看來已經是擋不住了。

和平醫院疫情失控

香港淘大花園社區集體感染——三月三十一日，香港的淘大花園社區發生集體感染，這讓全世界相當緊張，因為這是第一起傳入社區的大規模集體感染，這時大家議論紛紛，因為社區中人與人的接觸並不頻繁，應該不會大規模相互傳染才對，後來才發現是因為社區廁所排糞管老舊，導致排泄物流出而感染。

封閉和平醫院——四月二十四日中午，政府宣布封閉和平醫院，院內一片混亂、社會一片恐慌，二十四日晚上，市府派仁愛醫院璩大成副院長進去支援，二十五日又派許君強副局長、防疫科長張朝卿進去支援，情況還是一團糟。另外美國也派專家來到臺灣，其中帶隊的 Jim Rundell 是流行病學專家，另外還有一位小兒科醫師與一位病毒專家和中研院何美鄉研究員進入和平醫院勘查，他打電話向美方回報時，說到「out of control」，媒體記者懂英文的一大堆，斗大的「和平疫情失控」標題，把臺灣民眾嚇到不敢出門。

醫院連自保能力都沒有——隔天二十七日，臺北市政府請前衛生局長葉金川幫忙，葉教授當時在慈濟教書，葉前局長與美國三位專家和中研院的何美鄉進入和平醫院勘查，並研究如何解決。結果討論出兩個方案，第一是「就地封鎖來處理」，第二是「逐步分散病人」。外國人建議就地處理，他們怕逐步分散會造成外地感染，但是葉金川認為：「醫院連自保的能力都沒有了，怎麼可能再去治療病人呢？」經過政府仔細考慮，因為和平醫院內部的醫護人員沒有足夠的能力、人力照顧病人，也完全失去了戰鬥意志，所以政府決定實施「逐步撤離」。

首先，把疑似 SARS 的發燒病人送到國軍松山醫院做進一步的篩檢，重症病人送到各大醫學中心的隔離病房來處理，輕症的病人則先留在和平醫院治療。二十七日葉前局長進入和平醫院時，疫情事實上已經獲得了控制，再加上實行隔離和防護措施，二十七日後就沒有新感染的病人，二十七日之後陸續發病的幾乎都是之前未防範之下所感染的，四月三十日則確定和平疫情已經控制住了！

一波未平一波又起

沒想到，和平醫院的風波才穩住，另外有一個病人在和平醫院被感染後，還未發病時跑到萬華仁濟醫院就醫，又感染了仁濟醫院一堆醫護人員和病人，其中一位腎結石的病人又從仁濟醫院跑到高雄長庚醫院開刀，導致仁濟醫院封院、高雄長庚爆發院內感染。

萬華華昌國宅社區又爆發了另一波疑似集體感染，還好這次是個假事件，另外臺大醫院、馬偕醫院、臺中中國醫藥學院、高雄醫學院也有收到幾個個案，不過都沒有繼續擴散感染其他人！

和平醫院在五月七日疏散完畢，其他醫院則是就地治療，五月十八日，臺北市立關渡醫院又有疫情爆發，不過個案不多，很快控制住，之後，全臺的疫情可以說初步控制住了！中央政府指揮官李明亮在五月二十五日說：「大家可以恢復正常生活了！」

不過世界衛生組織所謂「真正獲得控制」的宣布，必須是最後一個感染個案之後的兩個禮拜內沒有再發生感染才算完成。臺灣在六月初時，已經將近兩個禮拜的時間沒有新個案，正在等待世界衛生組織的勘察與宣布，沒想到六月六日在臺北市立陽明醫院養護中心，又發生了十幾名SARS感染的病人，還好疫情沒有擴大，不過這樣又拖了幾週。

事實上，依照世界衛生組織的定義，我們應該是六月下旬就可以宣布解除感染區，不過世衛組織遲遲沒有來臺灣勘查，直到中國都宣布撲滅後，才輪到我們臺灣。七月五日世界衛生組織終於宣布臺灣已將SARS撲滅，是所有感染地區中最晚被宣布的。

責任歸屬？

到底是誰的責任呢？根據葉金川的說法：「大家都有責任，應該是中央要負七成責

李明亮〈圖片來源：聯合知識庫〉

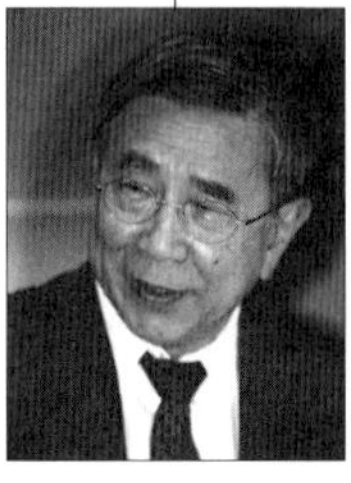

任，地方負三成責任！」當時的署長是涂醒哲，他的個性不太穩定，詹啟賢前署長就曾不客氣地指責他毛躁（當時涂是疾管局局長），當時臺北衛生局長邱淑媞作風又非常強悍，不幸地，在SARS事件中，他們兩人的意見不合，導致處置上的不協調，這是原因之一，而疾管局長陳再晉的不同意見又很多，涂醒哲也無力指揮。游錫堃在五月六日任命李明亮為總指揮官，涂醒哲在五月十六日被行政院長游錫堃撤換，改由陳建仁接任，涂醒哲署長的任期只有四個月。

李明亮是前衛生署長，慈濟大學的前校長，游錫堃任命他為總指揮官，擺明就是要架空涂醒哲的權力，陳建仁十天後即接任衛生署長，而臺北市衛生局長邱淑媞也被拖累，在五月下旬離職，張珩在五月三十日接任。

慘痛的教訓

當時，臺灣路上的行人屈指可數，公車和捷運空空如也，夜市也是空蕩蕩的一片，一直到七月底，全臺灣才開始恢復正常，總計臺灣有六百多人感染SARS，死亡者有六十九名，死亡率百分之十。而SARS疫情造成全臺大恐慌，從四月下旬到七月底，至少三個月，所有經濟活動停擺，社會經濟的損失估計大約有一千五百億，再加上人民精神上的恐懼折磨，這些心理影響和損失所耗費的社會成本更是無法估計。

這次的SARS事件，帶給臺灣唯一正面的好處就是，面臨如此慘痛的教訓之後，國家投資了將近五百億，強化疾管局的人員配置、防疫的措施等等，經過SARS的嚴峻考驗，臺灣的防疫體系才更加成熟、穩固，以至於可以因應後來的新流感（H1N1）、禽流感（H5N1）等新興疾病的侵入。

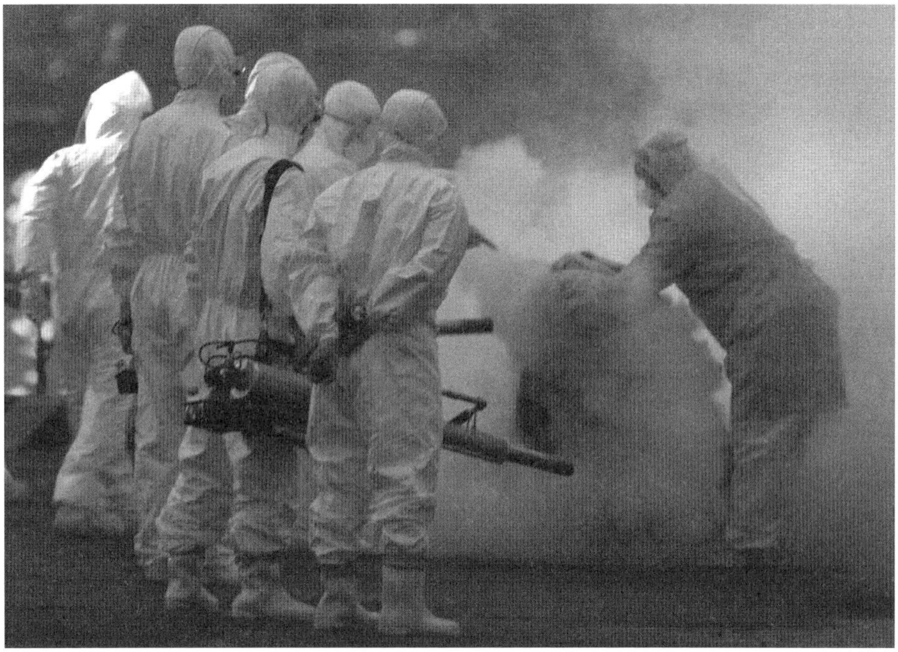

疾病管制局人員為疑似感染 SARS 民眾的衣物消毒〈圖片來源：聯合知識庫〉

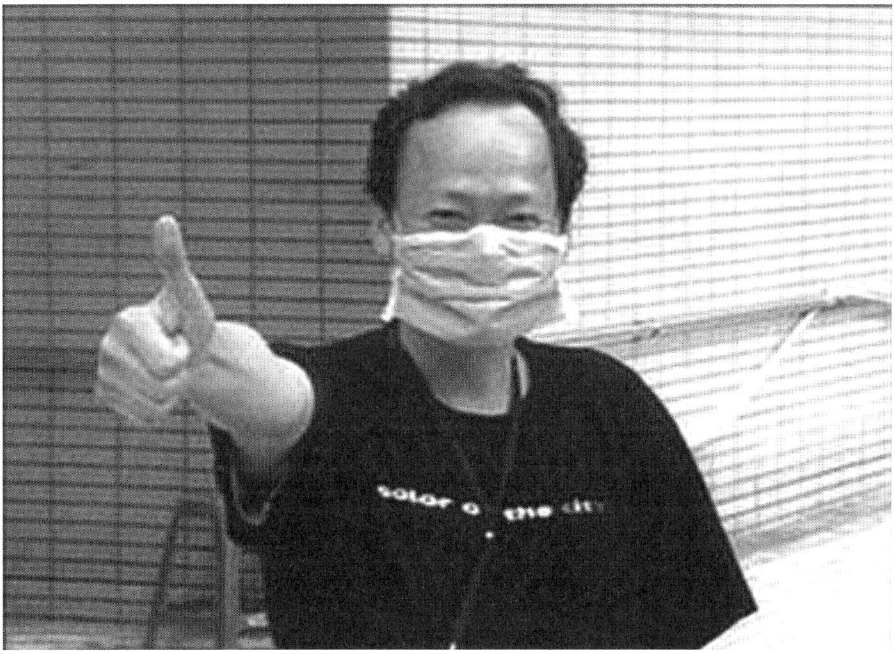

葉金川於和平醫院〈圖片來源：葉金川〉

邱小妹事件—緊急醫療救護

◉葉金川

有酗酒惡習的父親

邱光仁平時並無固定收入，且有酗酒的習慣，邱小妹的母親因為懷了邱小妹，因此和邱光仁結婚，婚後邱光仁依然沒有正常工作，只靠著打零工來維持一家三口的生計。

二○○五年一月九日晚間六點左右，邱光仁帶著女兒至友人處飲酒，迄至晚間十點應邱小妹之要求，帶著邱小妹到麥當勞至晚間十一點，正準備帶著邱小妹搭公車返家時，邱光仁又到別處與人喝酒聊天，當時由於邱小妹已有睡意，於是邱光仁便抱著邱小妹繼續飲酒。

一月十日凌晨一點二十分，因為手痠，邱光仁便將年僅四歲的邱小妹放下要她自行走路，然而邱小妹睡意正濃，因此有所哭鬧，邱光仁不耐邱小妹之吵鬧，便甩了邱小妹幾個耳光，又抓著邱小妹的頭髮予以毆擊。

仁愛醫院急診室

7-11 員工見狀報警求救，救護車於凌晨一點五十五分趕至，並將邱小妹送至仁愛醫院的急診室，隨即由當日的值班護士進行傷檢分類，判斷為第一級應優先處理之病患，由當時之急診科醫師加以診治，判斷邱小妹腦部受傷，昏迷指數為七分（滿分為十五分，最低三分），隨即進行急救，待邱小妹生命徵象穩定後，便立即安排電腦斷層掃描檢查，並於凌晨二點五分聯繫該院神經外科待班（on call）之林致男醫師要求會診。

林致男醫師鑑於醫院並沒有多餘的神經外科加護病床，邱小妹於腦部緊急手術後將無法進行術後監看與照護，因此未到急診室對邱小妹加以診治，亦沒看邱小妹的電腦斷層掃描影像，直接建議邱小妹轉院。

於是，臺北市災難應變指揮中心便開始協助邱小妹轉院，然而經連絡後，發現當日臺北地區並無多餘的神經外科加護病床可以收治邱小妹。凌晨四點五分，急診室醫師告知林致男上述情事，並詢問林致男可否在仁愛醫院急診室加設加護病床，讓邱小妹在仁愛院區進行緊急手術。

但林致男仍以仁愛醫院術後照顧設備不足，建議邱小妹轉院，並於凌晨四時十四分打電話和仁愛醫院神經外科主治醫師劉奇樺討論應如何處置，仍決定將邱小妹轉院。

梧棲童綜合醫院

臺北市災難應變指揮中心值班護士便聯絡臺北縣及桃竹苗地區各醫院是否有可能收容邱小妹，然而各院均表示無法收容，護士詢問無果後，於四時二十三分聯絡上臺中縣梧棲鎮之童綜合醫院，該院表示有神經外科加護病房，仁愛急診醫師決定將邱小妹轉至童綜合醫院，並於凌晨五點十五分備妥加護型救護車，將邱小妹轉診，並於七點二十五分送至童綜合醫院。

童綜合醫院經該院相關科別所組成之醫療團隊傾全力治療，然而邱小妹腦幹功能已經逐漸喪失，經醫師於一月二十三日完成腦死判定程序，邱小妹因腦部遭鈍剉傷致急性硬腦膜外腔出血，最後因中樞神經性休克而死亡。最後在家屬的同意下，將邱小妹的肝臟和腎臟捐獻給其他有需要的人。

邱光仁經臺北地檢署予以起訴，並經臺北地方法院以傷害致人於死罪判處有期徒刑十二年，經最高法院於二〇〇六年駁回上訴後確定。

白色巨塔──里見修二

林致男和劉奇樺兩位醫師，由於兩人於院方進行內部調查時為了卸責，捏造了當天的檢查狀況以及診斷過程、偽造病歷，因此臺北地方法院判處二人共同犯業務登載不實文書罪，各處有期徒刑四個月，得易科罰金。而就業務過失致死罪的部分，則因為罪證不足，故判處二人無罪。

臺北地方法院的判決更引用了日劇《白色巨塔》中里見修二說過的話：「我認為，法庭不是譴責醫師的地方，而是讓醫療進步的地方，醫師擔心過度，就無法使醫療進步，萬一發生不幸的結果，醫生應坦然接受，並且追究其原因，醫療才能進步。」臺北市醫師懲戒委員會開會，對神經外科主治醫師劉奇樺處以停業三個月，總醫師林致男停業六個月，二人均須接受二十小時的醫學倫理教育。

臺灣輿論一片譁然——事件發生時，臺灣輿論一片譁然。首先，兩位醫生被批評缺少「醫德」，在待班時擅離職守，未親自對病人加以診斷就決定轉院，致使病人錯過了急救的最佳時機。再者，制度缺失及資源不足，不利於提升整體醫療品質也是另一個問題。

另外一個受到關注的焦點是，臺北市醫療網緊急應變中心調度出問題，致使重傷病人四處轉送，事實上，院方當時仍有加護床位可以緊急調動，亦可在其他市立聯合醫院院區為邱小妹提供醫療。

此次人球事件曝露出國內緊急醫療網方面的漏洞，不僅第一時間值班的醫師缺乏訓練與判斷力，後續轉診過程，更凸顯國內相關制度之缺乏與落後。在此種需要緊急救治之情況，竟還須由轉出醫院以人工打電話的方式一一詢問各家醫院；再者，醫院接電話的人不一定有權力決定病床的分配與調度。

在這次事件中備受爭議的災難應變指揮中心（EOC）亦有類似的問題，雖然災難應變指揮中心的主要功能應在於處理大量緊急傷患的病床調度，但在這次事件中可以發現，災難應變指揮中心亦無從掌握各醫院之病床狀況，在為病患找床時，災難應變指揮中心同樣得打電話一一詢問，也同樣無法有強制、積極之作為。同時，也缺乏分區、分級醫療之規範。

衛生署亡羊補牢——隨後，衛生署緊急邀請五大醫學會理事長及各大醫學中心負責人舉行「醫院急重症醫療會議」，制定醫院內部資源調度、院外轉診等重大規範。像是單一急重症患者不得跨區轉診，六大醫療區域的醫療院所將區分為三個等級，臺大、榮總等醫學中心，不可再把病人轉出去。

醫院方面，制定了三級外傷分類，作為一一九勤務中心急救人員轉送哪一級醫院的參考依據，而醫院處理急診病患的能力也成為醫院評鑑的重點項目，衛生署要求各大醫院每個小時就得上網更新空床數目。在輿論壓力下，各醫院急診室醫護人員戰戰兢兢，除了不敢再隨意將病人轉院，還會努力幫病患找病床，緊急醫療應變指揮中心的轉診成功率一下子從七成五達到百分之百。

改善緊急醫療救護制度

臺灣的緊急醫療救護制度，從二〇〇〇年立法通過《緊急醫療救護法》後，有了長足性的進步。該法促成了消防署的成立，也規範了消防隊必須負擔緊急救護的工作，到院前死亡的救活率也逐年改善，臺北市的救活率百分之八並不輸任何國際大都市。

緊急醫療救護制度是臺灣的驕傲之一。

邱小妹事件固然是緊急醫療救護制度的一大失誤，但是想想我們社會願意花許多資源來救助一個弱勢無助的小女孩，其實政策、制度還是正確的，只是因為幾個人為因素，加上醫師不負責任、作業過程荒謬，讓社會大眾以為臺灣的緊急救護網漏洞百出，但如果能因為這次的不幸事件，徹底檢討制度和執行，讓悲劇不再發生，讓緊急救護網更為健全，也可說是不幸中的大幸吧！

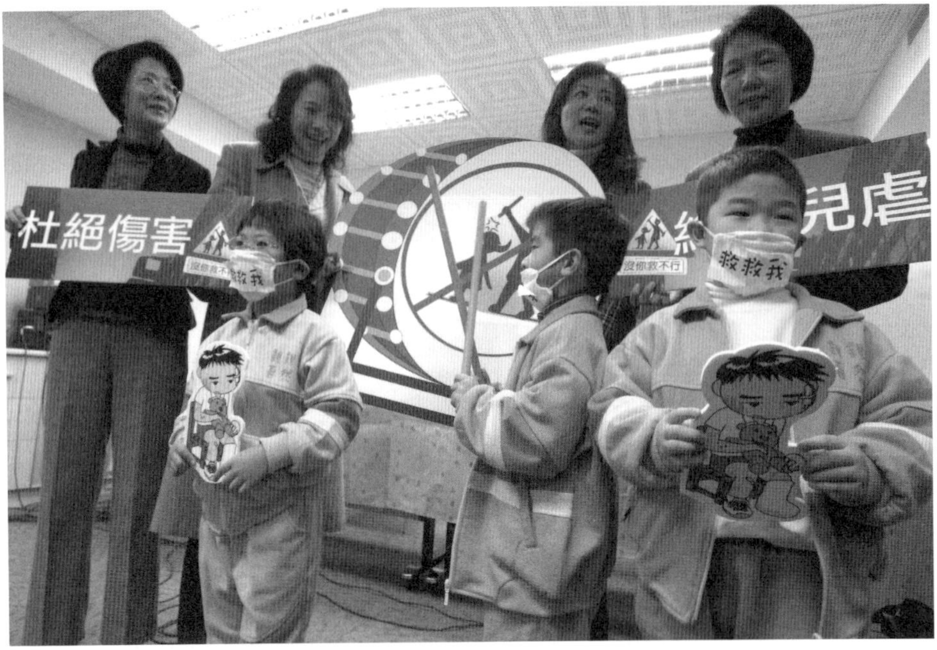

兒福聯盟於邱小妹案一週年時舉行記者會〈圖片來源：聯合知識庫〉

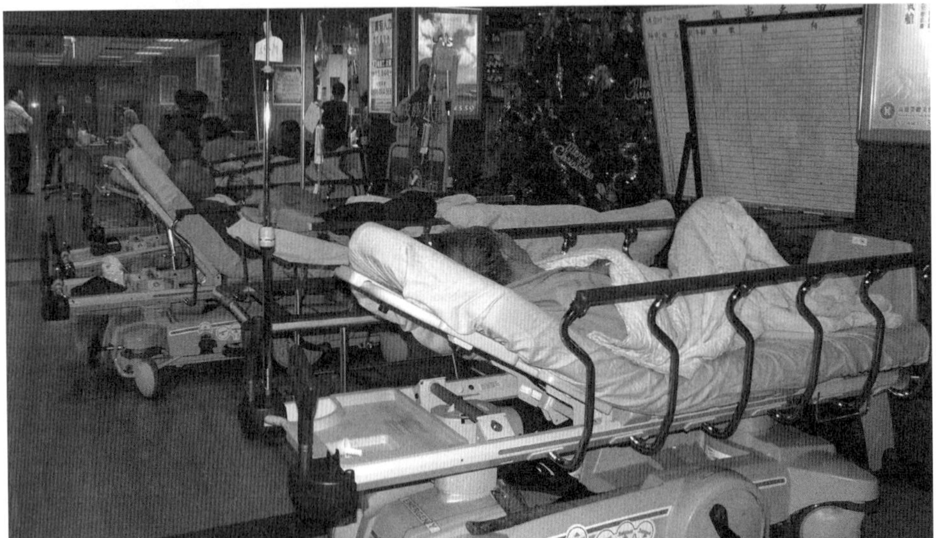

醫院無法收治病患時，必須妥善安排才能轉院〈圖片來源：聯合知識庫〉

三十年圓了國產疫苗夢

◉葉金川

百分之八十—九十的民眾曾感染B肝

臺灣是B型肝炎的流行區域，有八成至九成的民眾都曾感染過B型肝炎，成人帶原者（HBsAg陽性）約百分之十五—二十，B型肝炎病毒的帶原被認為是導致肝硬化及肝癌的重要指標。

一九八〇年，衛生署開始實施「加強B型肝炎防治計畫」。一九八二年在政務委員李國鼎的主導下，B型肝炎的防治成為行政院八大重點科技之一，其他還包括資訊、材料、能源、自動化、生物技術、光電科技、食品科技。一九八四年，開始進行高風險族群疫苗接種。一九八六年，臺灣成為世界上最先進行B肝疫苗全面接種的國家。

一九八四年，經濟部成立財團法人生物技術開發中心，一面進行B型肝炎基因工程疫苗的研製，另一方面將法國巴斯德藥廠的B型肝炎血漿疫苗技術轉移給同年成立的保生公司。

臺灣疫苗工業停擺

保生公司引進了巴斯德原廠B型肝炎血漿疫苗生產線，在新竹科學園區設廠生產，不料卻因為愛滋病毒成為B型肝炎血漿疫苗的「潛在危機」，一九九一年四月，民進黨籍省議員張溫鷹在質詢時提出：「究竟B肝血漿疫苗和基因工程疫苗何者為優？」衛生處林克紹處長的回答是：「以B型肝炎血清製造，製造過程較複雜，容易受汙染，利用基因工程製造，量大質純。」省議會遂決議要求不要再使用血漿疫苗。

對於血漿疫苗的安全性，中央解釋血漿疫苗經衛生署核准，與基因工程疫苗皆屬安全、有效的疫苗，且在臺灣使用的經驗已十年，預防效果良好。在凍省與集權中央的氛圍下，基因工程疫苗與血漿疫苗成了地方與中央官員對槓的生物武器。保生公司的血漿疫苗工廠於一九九二年二月正式停工，在臺灣政黨鬥爭中，退潮而去。

更不幸的是，從一九九二年到二〇〇五年間，臺灣疫苗工業全面停擺。

流感疫苗自製計畫

經過二〇〇三年 SARS 的洗禮，二〇〇五年國安會把禽流感列為影響國家安全的重要議題，衛生署提出經費新臺幣二百一十億元的「因應流感大流行準備計畫」，包括物資儲備、動員防治計畫，以及「流感疫苗自製計畫」。

衛生署疾病管制局訂定了流感疫苗自製計畫 BOO 案（興建、營運、擁有），共有四家國內外廠商送件，分別是瑞安生寶企業聯盟、國光生技、荷商葛蘭素史克（GSK）和荷商 Novilon 公司。總投資金額達三十五億元，預計在簽約兩年內完成建廠，簽約三年內營運生產。

當時 SPF 胚胎蛋是全球各類疫苗最主要的原料來源，四家投標廠商中，GSK 和國光生技都是以 SPF 胚胎蛋為原料，在國內銷售流感疫苗。GSK 是國內最大的疫苗供應商，也是全球前五大疫苗廠；國光生技則透過日本北里研究所技術支援，在臺流感疫苗市占率達百分之十。

最優申請人一再生變——GSL 以其豐富的疫苗研發及國際生產經驗，成為最優申請人，GSK 原將在二〇〇六年四月十日前與衛生署完成議約。簽約前，立法院衛環委員會決議，要求衛生署將「技術移轉」或「與本土疫苗廠商進行合作」納入議約的必要條件，否則就是喪權辱國的馬關條約。

GSK 隨即中止與臺灣政府談判流感疫苗廠投資計畫，衛生署與次優申請人荷商諾貝爾（AkzoNobel）公司進行議約。諾貝爾是荷蘭最大藥廠，年營業額三十億美元，以子公司 Nobilon 名義來臺設生產線，流感疫苗設廠計畫兩階段進行，第一階段先投資十至二十億元興建疫苗生產線，第二階段投資十億元建立裝填生產線。

依疾管局招標公告，流感疫苗生產線必須具備年一千六百萬劑產能規模。但政府只能以十年四十億元的金額，每年保證收購二百五十萬劑。另外，若發生新型流感大流行時，疫苗廠必須在三個月內，有償提供臺灣四分之一人口所需疫苗。

本土疫苗廠國光生技的抗爭

李明亮擔任國光生技執行長——未得標的本土疫苗廠國光生技不服這項招標結果，向法庭申訴指出，諾貝爾沒有生產人類使用疫苗的經驗，而且該廠以細胞培養方式生產疫苗，有致癌風險。國光生技更表示，不管諾貝爾是否來臺設廠，都會以臺灣為根據地，開拓亞洲流感疫苗市場，並表示將和荷蘭疫苗研發公司 Crucell 簽約合作，並找來醫界大老李明亮擔任公司執行長。

李明亮為了籌資及貸款沒有著落而傷透腦筋，疫苗生產設備還要再投資二十億元，打算對外增資十二億元，另十億元則以聯貸方式取得。國光生技這座流感疫苗廠，原就是為爭取流感疫苗 BOO 案而設，但因國光生技並未成為該標案的最優申請人，讓該公司陷入是否繼續投資的兩難。

命運就是如此奇妙，疾管局在與次優申請人荷商諾貝爾公司進行議約前，AkzoNobel 被 Schering-Plough 公司併購，兵荒馬亂之際，疫苗廠 BOO 案再度停擺。

詹啟賢為國光生技帶來資本投入——二〇〇八年四月，國民黨贏得總統大選後，與入閣擦身而過的詹啟賢過來接替李明亮，就此開啟國光生技不一樣的格局。詹啟賢人脈廣闊，為國光生技帶來民間資本投入，行政院國發基金、經濟部耀華玻璃及中鋼等泛公家單位，也投入國光生技十三．三億元，占股權比重達百分之三十七．三。

二〇〇九年全球發生新流感，政府為降低疫情衝擊，向國光生技採購一千萬劑新流感疫苗，每劑一百九十九元，總採購金額十九．九億元，國光也如期交貨。

增加採購 Norvartis 疫苗

楊志良署長新上任，迫於輿論的壓力及名嘴之挑剔，緊急增加採購 Norvartis 疫苗五百萬劑。二〇〇九年十一月，媒體大幅度報導疫苗副作用，特別是劉小弟死亡案，雖經疾管局澄清與疫苗不相干，也送美國疾管局病理切片研判是小病毒感染致死，但國人對國光疫苗信心不振，瀰漫著緩打甚至停打潮。

到二〇一〇年一月為止，衛生署採購的一千五百萬劑疫苗，僅接種七百一十萬劑，其中國光疫苗還剩四百二十萬劑，Norvartis 剩三百七十萬劑，這七百九十萬劑疫苗成為「呆料」；Norvartis 疫苗每劑採購成本約四百元，國光是一百九十九元，這些採購過剩的公帑達二十三．一億餘元。

臺灣圓了三十年國產疫苗夢

「疫苗是國家防疫的基本武器。」曾任 SARS 總指揮的慈濟大學名譽校長李明亮表示，「人類會在二十一世紀面對許多新型疾病，尤其是各種新型流行病，疫情隨時可能發生，進步的國家要能自製疫苗，這一點臺灣顯得相當落後。」

之後，國光宣布與 Crucell 合作，Crucell 為嬌生旗下的生技大廠，是全球流感疫苗主要供應商之一。國光除生產流感疫苗原液外，也宣布要在中科投資三十億元，建構一千公升生物反應細胞培養廠，預估二〇一四年完工，二〇一五年投產，三年內主要用於腸病毒七十一型疫苗生產，年產三百萬劑。

國光也規劃生產禽流感疫苗（H5N1）、日本腦炎、登革熱疫苗，甚至是動物疫苗。

臺灣在三十年前就夢想有一個國產疫苗廠，走過坎坷艱辛的道路，多年來就是一事無成。最後，拜新流感之賜，也在國光同仁努力下，終於圓了三十年的一場國產疫苗夢。

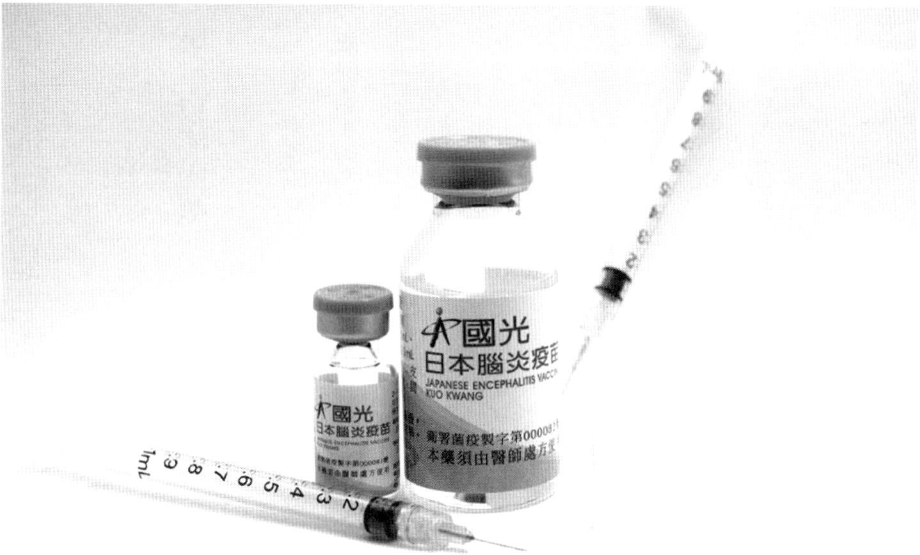

國光生產的日本腦炎疫苗〈圖片來源：國光生物科技股份有限公司〉

樂生與社會運動

◉李安丙

當年只能隔離病人

樂生療養院在一九二九年就已成立，收容所謂的漢生病人。「漢生病」俗稱癩病或麻瘋病，病名源自於麻瘋分枝桿菌的發現者，一位名叫漢生的挪威籍醫師。漢生病具有傳染性，不過必須經常接觸才會感染。

漢生病在當年是一種沒有辦法治療的疾病，只能將病人「隔離」，所以日本政府將院址設在當時臺北州新莊郡和新竹州桃園郡的交界處，也就是今天新莊市與桃園龜山鄉的交界處，是相當偏僻的荒郊野地，有點放任其自生自滅的感覺。

漢生病其實已有幾千年的歷史，在電影中，羅馬帝國年代罹患漢生病的病人像瘟疫般被遺棄隔離，幾千年來各國對這些病患的處理方式大同小異，都是消極的隔離控制，在一八九七年的國際癩病會議中，全世界對漢生病依然無計可施，「強制收容、絕對隔離」的政策持續執行中。

臺灣樂生療養院

原本樂生療養院設立時只有五棟房舍，總共一百多人，後來國民政府遷臺後，規模最大時增設到六十幾棟房舍，其中有許多是三合院式的建築，全臺所有的漢生病人都集中到這裡，最多時共收容了一千多名病人。

一九四七年衛生處派吳文榮為院長，他提出「以院為家，大德曰生」的作法，對於漢生病患採取比較人道的管理方式；一九六二年，《臺灣省癩病防治規則》取消「強制隔離」政策，病人可以自行生活，也要求民眾「不得歧視癩病病人」，但是一般大眾還是不敢接近癩病病人，所以大部分病人也只好自願隔離。

一九八二年，治療漢生病的藥物出現，經過世界衛生組織的認可後也引進了臺灣，大部分病人痊癒後，政府許可他們回家，但病人反而不想或是不敢回家，這些人早已把樂生療養院當作他們自己的家了！

樂生事件經緯

兩棟新建醫療大樓——二〇〇〇年，衛生署核定樂生療養院增建計畫，樂生院區新建了兩棟醫療大樓，前棟是對外的門診及急性病房，有一百九十張床，後棟則有三百床，是專門收治無法或不願回到自家居住的漢生病人。

二〇〇二年，捷運公司看上這塊地，向國有財產局購買，於三月十八日跟衛生署取得了這塊地，所以衛生署只剩下前面這兩棟新建的醫療大樓，等於所有的樂生院民都要強制搬進這兩棟醫院內，但是願意搬的有二百多人，在山上不願意搬的則有四十多人。

山上院民不願意搬家的原因——山上的病人為什麼不願意搬家？

（一）每個人都有自由選擇的權利。他們已經不是病人了，漢生病已經痊癒，只是有些後遺症而已，漢生病的後遺症會侵害骨骼，所以必須截肢，因此許多人變成肢障人士，需要的是復健，不一定要住進醫院，不過相反地，很多人願意住進醫院也是因為他們除了行動不便之外，年紀都已經大了，有其他一般的老人病，能得到醫護人員就近照顧還是比較放心。

（二）山上有「家的感覺」。前有花圃、後有山坡，山上幅員開闊，生活空間大，但在醫院是住在病房，兩相比較之下感覺差很多，能自由活動的人不會想去住醫院。

（三）隱私權的問題。醫院內醫護人員眾多，病人無隱私，可以自行生活的院民，當然會選擇留在山上自家中。

折衷方案——後山的院民大都住在三合院房舍中，不過後期慢慢地減少到只有三十多位居民，所以很多棟變成了空屋。行政院公共工程會在二〇〇七年五月三十日決定，採用折衷方案，百分之四十一．六山上的院區得以保留，整個院區內有五十五棟建築物，山上有三十九棟保留，接下來捷運所需的土地上有十棟必須移地重組，最後較沒有歷史價值的六棟就直接拆除。

捷運因為抗爭而停工，直到二〇〇七年九月才復工，二〇〇八年十二月三日，當時臺北縣長周錫瑋率領警察兩百多人，進入樂生社區，將反對的兩股勢力——「青年樂生聯盟」和「樂生保留自救會」封阻在外，強制進行六棟房舍的拆除作業，沒想到引發更大的肢體衝突，所以工程再度停擺，當時行政院長蘇貞昌提議先進行《漢生病患人權保障及補償條例》的立法工作。

《漢生病患人權保障及補償條例》於二〇〇八年八月立法院三讀通過，開始發放補償金。行政院於二〇〇九年二月十二日，由當時行政院劉兆玄院長在院會中發表道歉聲明，當天下午，則由衛生署長葉金川到樂生療養院內，逐字逐句將聲明念給院民們聽。到了最後，只剩下一位藍媽媽被學生說服繼續抗爭，跟著學生發表一些不滿的說詞。

當然，也有人支持折衷政策，你想住進醫院就搬，想住原社區就留下來，並沒有強迫，院民黃先生就說：「政府已經幫我們做了這麼多，我現在住山上，就像住在一個六星級的花園社區，不需要一直抗爭。」

引爆樂生事件衝突的導火線

日本的漢生病補償金辦法——這整起事件的第一個導火線在於，漢生病在日本也鬧得沸沸揚揚，日本的漢生病人在二〇〇一年控告日本的《癩病預防法》違憲，法院判漢生病人勝訴，當時日本首相小泉純一郎宣布政府不再上訴，接受敗訴的事實，並成立《漢生病補償金辦法》，開始補償這些被剝奪自由、強迫隔離的漢生病人。

而臺灣也有一些被日本人強制隔離的漢生病人，在二〇〇五年集結起來控告日本政府，日本政府也賠償每個人新臺幣二百三十—四百一十萬之間的金額，至於被國民政府強制隔離的病人，當然也要求比照日本的模式來補償，二〇〇八年八月立法院通過《漢生病患人權保障及補償條例》，有些病人已經過世，遺族可以獲得二十萬補償金，其他病人最多則可以獲得四百多萬補償金。

院民權益受損——第二個衝突點是「院民權益」的問題，他們被迫強制搬離家園。捷運在二〇〇二年開工時，臺北附近院校學生先以「保護樂生老樹」為主旨，當時稱為「搶救老樹聯盟」，到了二〇〇四年改名為「青年樂生聯盟」，開始正式請願，重點轉向為院民爭取權益，二〇〇五年也協助病人成立「樂生保留自救會」。

病人接受政府的補償措施，抗爭的力道愈來愈小，住山上的人滿意自家是花園社區，住在醫院內的人也很滿意有醫師和護士的照顧，事件漸漸平息。但是，青年樂生聯盟還是持續進行抗爭，再加上一些文化、社會運動團體的支持，開始抗議捷運所做的工程不安全，捷運機房是建在斷層帶上，駁坎有可能會坍塌，甚至造成土石流，不過抗爭歸抗爭，捷運還是繼續施工。

樂生事件的反省

缺乏社會人文素養——葉金川提到：「這就是醫師以及主政者對於病人權益的漠視、缺乏社會人文素養的典型！」一開始醫院是採取高壓、支配的態度，「叫你們搬到醫院為什麼不搬，你住在山上我怎麼照顧你們？」並且一意孤行地把地賣給捷運局，讓居民沒得選擇，必須強制入住醫院，這才是問題的原始衝突點。

這波抗爭大約讓捷運新莊線的通車延後了三年，二〇一二年一月才通車到輔大，丹鳳、迴龍兩站甚至要到二〇一六年才會通車，每年付出的社會成本估計每年要三百億臺幣。如果當初政府能有多一點「關懷」的角度，該保留就保留，早早將老樹與歷史建物列為文化景觀區，如果一開始就照顧好兩百多位院民，早些將社區美化成「花園新城」，就不會讓百萬的新莊、三重居民付出無法估計的社會成本。

象牙塔中閉門造車——葉金川舉出另一個三贏的例子，與樂生療養院的案子做對照。位於萬華的「仁濟療養院」，它是一間精神病院，他的屋齡比樂生療養院悠久，結果臺北市政府決定保留一棟完整的建築作為歷史建物，其他全部拆除，並將此地作為萬華當地的社區公園，社區內的居民也很高興精神病院的搬遷，病人也獲得更完善的照顧，仁濟院也得到一筆拆遷補償金，各方皆大歡喜。

醫療是社會脈動中的一環，跟人權、社會、人文、教育、建設等等息息相關，醫界和公衛界人士沒有理由躲在自己的象牙塔中閉門造車，樂生事件給了各界深自反省的機會，也希望可以避免未來其他類似事件的發生。

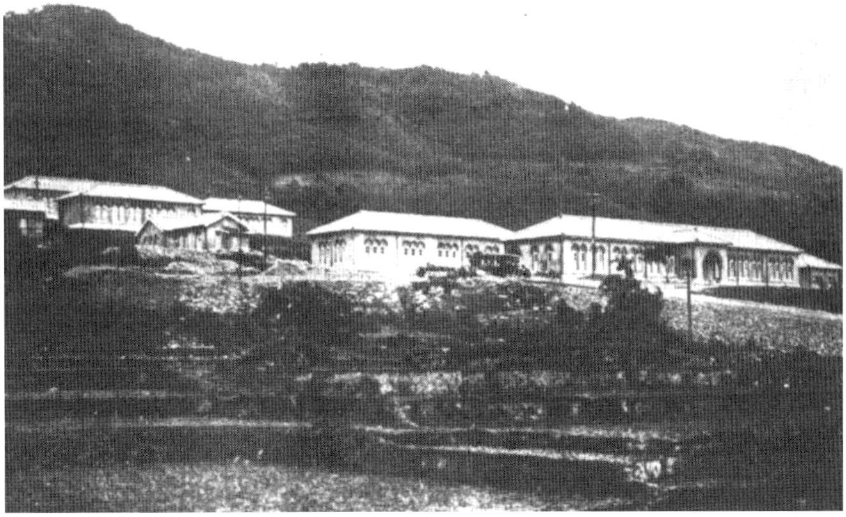

早期樂生療養院〈圖片來源：國立臺灣大學圖書館典藏〉

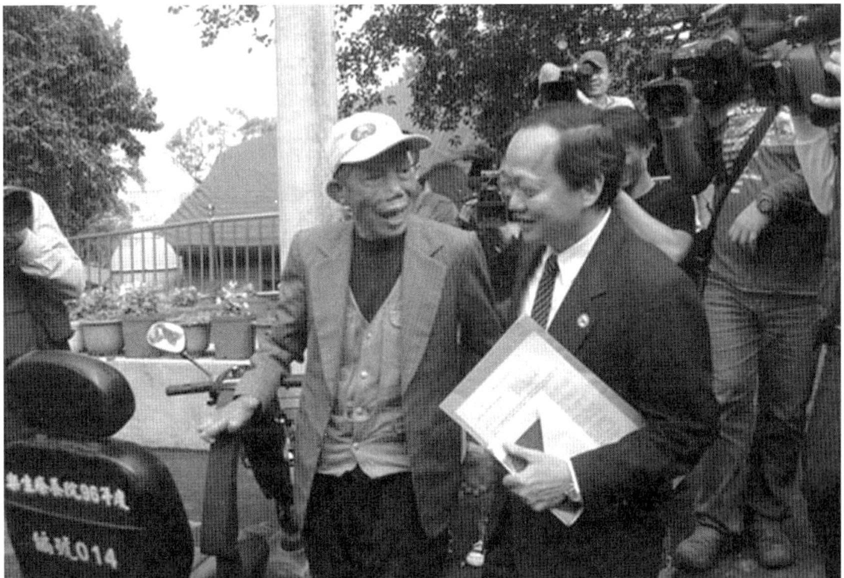

葉金川訪視樂生療養院〈圖片來源：葉金川〉

參加世界衛生大會

◉李安丙

站上世界衛生大會舞臺

二○○九年五月二十三日，衛生署長葉金川在世界衛生大會的尾聲，踏上講臺，發表四分鐘的大會演說，內容主要是「感謝各界的幫助，使得臺灣可以來參與這次的世界衛生大會」，表達「只有全世界團結合作，才能對抗跨國的衛生危機，我們臺灣絕不能在這麼重要的時刻中缺席，並熱切希望臺灣可以對世界衛生組織的工作有所貢獻」，也特別提到「臺灣國內的肝炎防治、菸害防治、e化醫療等工作的亮眼成績」，最後則使用英文「Thank you」、中文「謝謝」、臺語「感恩」，結束這次演講，並贏得全場一百九十一個會員國代表給予如雷的掌聲。

中華民國在一九七一年退出聯合國，一九七二年被世界衛生大會決議取消會員國資格，由中華人民共和國取而代之，臺灣睽違了三十八年，終於在二○○九年可以再次於國際舞臺上發聲。

十二年不進反退

其實在李登輝總統以及陳水扁總統的時代，就已經努力地想要重返世界衛生組織，但都事與願違。而民進黨執政的八年中，有兩次是以「臺灣衛生實體（Taiwan Health Entity）」跟「臺灣衛生當局（Taiwan Health Authority）」的名義申請，但都被否決。八次之中有七次申請以觀察員的身分參加，一次申請以會員國的身分參加，以會員國身分申請的結果更慘，表決結果，贊成的只有十五票，反對的卻有一百三十八票，這就是中國大陸打壓之下，血淋淋的國際現實。

二〇〇九年參加世界衛生大會

雙方高層的協議——為什麼在二〇〇九年可以參加世界衛生大會呢？應該是經過國安會與中國高層方面的溝通，但是細節葉金川表示他並不知情，中國大陸不願跟外交部打交道，陸委會也沒有參與，反而是衛生署跟中國大陸的衛生部直接接觸，但當然是經過雙方高層的同意。

在衛生署還沒能出席世界衛生大會之前，當時民進黨的發言人鄭文燦在記者會提出民進黨的三點聲明：

（一）絕不接受中國大陸在二〇〇五年與世衛組織所簽訂的諒解備忘錄（MOU）。

（二）全力反對臺灣以附屬會員國身分參加。
（三）絕不接受逐年受邀參加大會的安排。

不可能的任務——葉金川說：「第一，我們已經擺脫備忘錄的拘束，世衛組織幹事長直接來函衛生署邀請，沒有透過中國大陸；第二，我們是以『觀察員』身分參與，不是附屬會員國；第三，在二〇〇九年之後，接下來兩年我們都以同樣模式參與世衛大會，並已成為慣例，並沒有所謂逐年申請的問題。」

但有些人會抱怨，為什麼不用「中華民國」或「臺灣」參與？為什麼不用「會員國」身分？

葉金川說，他不知如何回應此問題，現在的參與模式，是經歷了許多努力才爭取到的機會。如果能用中華民國、用會員國身分參加，誰會不願意呢？如果這麼簡單的話，過去十二年為什麼一點進展都沒有？

衛生署的要求都達成

關於衛生署內部的決策，葉金川表示：「第一，我們要求直接由世界衛生組織發文給我國的衛生署，名稱須使用『中華民國』或是『臺灣』，不行的話，至少也要用『中華臺北』，絕不能是『中國臺北』或是『中國臺灣』；第二，我們是以『觀察員』的身分參加；第三，大陸方面表達，希望我們以疾管局長等第二層級的主管參加就好，但我們堅持一定要衛生首長，亦即衛生署長，要像其他國家一樣能親自參加，另外在英文方面也幾經周旋，衛生署長的英文普通是用『Director-General』，但我們堅持用『Minister』代表最高衛生首長，最後衛生署的要求都達成了。」

世界衛生組織的發言人湯瑪士亞伯拉罕在記者會上表示：「幹事長有權力邀請任何衛生實體來參加世界衛生大會。」換句話說，我們臺灣確是一個衛生實體，在世衛大會其他的技術會議上，我國的團員（代表團向大會登記十五位團員）也能參加，並能提出發言。

橫向與縱向發展

但是，參與世衛大會只是手段或步驟，我們真正要的是能參與國際衛生事務，參加世衛大會期間的雙邊會談更具意義。每年在大會期間，與美國、歐盟、日本、加拿大及其他我邦交國的會談更使臺灣獲益良多。特別是美國衛生部長 Sebelius 女士對臺灣非常友善，臺灣與美國衛生部下的 CDC、FDA、NIH 等有許多交流計畫，都得到 Sebelius 部長的全力支持。

不過國內也陷入橫向還是縱向的發展思考中，橫向方面就是希望多多參與其他國際事務，諸如《聯合國氣候變遷綱要公約》（UNFCCCP）以及國際民航組織等等，但至今還沒有任何進展。而縱向則是希望能深化國際衛生方面的工作，二〇一〇年和二〇一一年我們也只是參加了世界衛生大會及HIA，力道並不足夠，也沒有進一步的突破，政府必須持續加油。

對於臺灣參與世界衛生大會這項工作來說，任何評價都還言之過早，有待未來進一步的發展才能下定論！

以醫療優勢走向世界

臺灣醫療是有絕對優勢的，全民健保、肝炎防治、菸害防制、e化醫療都是我們的強項，而世界各國，不論已開發或未開發，與臺灣是否有邦交，都一致認為臺灣的全民健保是各國的典範，我們絕對有資格走向國際，參加世界衛生大會，只是我們走入世界地球村的第一步而已！

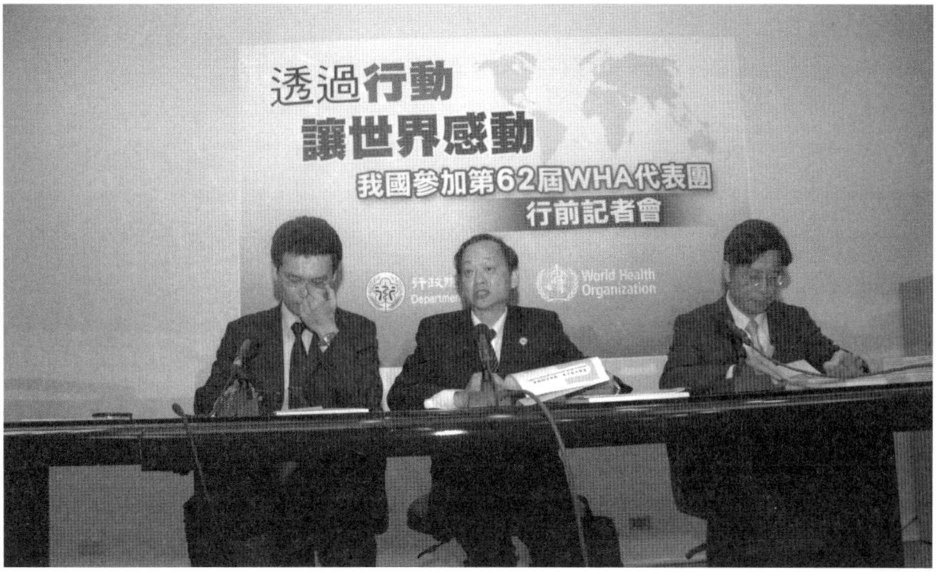
透過行動
讓世界感動
我國參加第62屆WHA代表團
行前記者會
World Health
Organization

參與 WHA 大會，主題為：透過行動，讓世界感動〈圖片來源：葉金川〉

塑化劑風暴

◉葉金川

地下電臺賣假藥

二〇一〇年四月七日，衛生署新成立的食品藥物管理局（Taiwan Food and Drug Administration）檢驗室技正楊明玉，正在檢驗康富生技公司產品「淨元益生菌」，雖然沒有從中檢驗出減肥西藥的成分，但她卻發現產品中含有可疑的異常訊號，經過進一步的比對判定，這種成分叫作「鄰苯二甲酸二」，簡稱DEHP。DEHP是一種塑化劑，在工業界使用相當廣泛，但國際間認定它疑似為環境荷爾蒙，對人體有不良的影響，環保署早已列為第四類毒性化學物質。

事情其實最早是因為地下電臺，二〇一一年三月間，行政院為了保障民眾用藥安全，吳敦義院長特別要求成立跨部會的偽劣假藥聯合取締小組，來抽查全國的健康藥品，而背後真正的動機是「地下電臺」幾乎都在賣偽劣假藥，以及誇大不實、宣稱藥效的健康食品，這些騙人的電臺害死很多人，許多人因此需終身洗腎，所以政府決定嚴加取締偽劣假藥，沒想到卻誤打誤撞發現了塑化劑的使用。

食品藥物管理局

三聚氰胺毒奶粉事件——食品藥物管理局這個單位剛在二〇一〇年一月一日重組完成，二〇一一年一月就碰到塑化劑這個世紀大案，當時改組的原因是由於二〇〇八年從中國大陸流入臺灣的三聚氰胺毒奶粉事件。大陸檢驗牛奶品質原本只驗牛奶的「氮」含量，不肖業者就加入三聚氰胺充數，三聚氰胺不是劇毒，少量的話人體可以自行排出。

不過大陸許多嬰幼兒都是喝含有高量三聚氰胺的嬰兒奶粉長大，長期大量食用累積下來，則會引起體內的結石，而嬰兒的腎臟還未發育成熟，未能發揮排毒的功效，所以更容易產生腎結石、腦部病變、甚至死亡的狀況，在中國大陸總共造成兩、三萬嬰兒得病，死亡個案不計其數（大陸官方資料看看就好），真正受害的人數更是難以估計。

臺灣受到的影響雖然沒那麼大，但是衛生署長林芳郁卻因而下臺（肇禍的大陸衛生部、質檢局相安無事）。臺灣原本就不允許大陸嬰兒奶粉進口，可以進口的只有成人奶粉，而且剛進口不久事件就爆發了，於是緊急封鎖通路，並將汙染產品全部下架銷毀。在臺灣喝大陸奶粉的人也非常少，都是奶粉加工食品受影響。

毒奶粉促成改組——不過就因為三聚氰胺事件，衛生署開始檢討進口藥物、食品管理制度。原本的制度是，藥政處、食品處為行政單位，藥物食品檢驗局負責檢驗，管制藥品另有管理單位，而海關進口的食品是由經濟部商品檢驗局代抽代驗，進口食品的管理是相當鬆散的，所以政府重組藥物、食品管理的架構，成立了食品藥物管理局。

新的食品藥物管理局與舊制不同的是：第一，四個單位整合為單一機構，行政與檢驗不再壁壘分明，人員的調動比較靈活。第二，另外在臺北、臺中、高雄的機場和海關設檢驗中心，專門負責抽驗。第三，大幅增加檢驗人力、設備，不再委託經濟部抽檢。

改組當然是希望對於進口食品檢驗的漏洞可以改善，不過棘手的問題來了！全臺灣各項藥物、食品以及進口物品琳瑯滿目，人員再怎麼增加也是永遠不夠用。所以，第四，動員全國民間實驗室，徵召經過「認證」的民間實驗室，必要時可以動員協助政府進行檢驗藥物、食品、化妝品的工作。

塑化劑事件

代誌大條了！——發現食品中含高量 DEHP 之後，食品藥物管理局深感事態嚴重，衛生署馬上報告行政院，吳敦義院長立即指示成立緊急應變小組，結合行政院各部會、檢警調、財政部與內政部等單位，專門處理食品中塑化劑的特殊案例。

四月十六日，經過食藥局的化驗及比對後，確定罪魁禍首是「起雲劑」，製造商是新北市的「昱伸香料公司」，其中 DEHP 的濃度竟然高達十萬 ppm，起雲劑本來是合法的食品添加物，讓原本不相容的成分互相乳化，避免混合物沉澱，使其中的溶質得以均勻懸浮分散，但最關鍵的是，合法起雲劑通常是用阿拉伯膠、乳化劑、棕櫚油混合製成，並不能添加 DEHP，不過業者卻一問三不知，他們聲稱：「我們是依照老師傅傳授下來的技術來做！」業者這樣的說法，更加讓人毛骨悚然，原來幾十年來，臺灣人都是喝塑化劑長大的。

食品藥物管理局深入了解後得知，原來是因為棕櫚油的價格居高不下，而不肖業者發現，若改用廉價的 DEHP 取代棕櫚油，不但可以大幅節省成本，而且可以讓起雲劑更安定，飲料的溶質得以均勻懸浮分散。

雪球愈滾愈大——後來食品藥物管理局根據起雲劑的製造及進口名單，又查出「賓漢公司」的起雲劑也摻入了 DEHP，所以衛生署兵分多路，針對昱伸及賓漢的供貨業者發動地毯式清查，最後查出遭 DEHP 汙染的食品可說是鋪天蓋地，主要分為五大類，包括：運動飲料、果汁飲料、茶飲料、果醬果漿或果凍、膠囊錠狀粉狀型態物品等將近九百項產品，影響的廠商多達四百多家。

更嚴重的是，五月底澳門衛生局表示，從臺灣生達化學製藥的保胃懸乳液中驗出塑化劑成分 DIBP；而香港衛生署也從臺灣中國化學製藥的益胃片中驗出 DEHP；後來又陸續發現幾件臺灣製造藥品含有塑化劑，經藥檢局清查國產藥品，有五家藥廠十二項藥品緊急下架銷毀。

總計，經過食品藥物管理局的全面清查，含有塑化劑的食品、藥品外銷到其他二十二個國家或地區，衛生署分別透過外事單位通報給各個國家知曉，六月十一日全國清查完畢，但這次事件使得臺灣的聲譽一落千丈。

亡羊補牢？

修正《食品衛生管理法》三十一條及三十四條，加重處罰，其中三十四條罰則從原本的六萬至三十萬罰鍰，提高為六萬至六百萬，刑度由三年以下有期徒刑提高至五年以下，這是中華民國有史以來速度最快的法規修正案，五月二十九日決議修正的條文，六月二十二日就通過立法，由總統公布施行。

環保署重新檢討評估塑化劑的毒性分類，加強毒性化學物質的源頭管理，從源頭杜絕毒化物流入食品產業鏈。在全國食品安全會議中，也有學者表示，食品添加物應建置登錄制度、強化稽查能力、健全市場監測、整合履歷制度等等，衛生署都予以採納並著手規劃。

感謝雞婆的食品藥物管理局技正

二〇〇八年三聚氰胺事件，衛生署建立了必要時的緊急動員民間實驗室的制度，全國共認證了三百四十家實驗室可供檢驗，所以此次塑化劑的檢驗工作，也要歸功於許多民間實驗室的協助。

自從一九七九年的米糠油事件、二〇〇五年中國大陸大閘蟹事件、二〇〇八年三聚氰胺事件，直到二〇一〇年的塑化劑風暴，不斷凸顯了臺灣在食品管理上的缺失，相對地也督促我們的制度更加健全與進步，這種殘酷的歷練，是臺灣走向現代化國家付出的不幸代價。

最後，還要感謝雞婆的食品藥物管理局技正楊明玉，如果不是她的好奇心和鍥而不捨追查的精神，現在我們大家還是傻傻地喝著含有塑化劑的飲料談笑風生呢！

楊明玉〈圖片來源：聯合知識庫〉

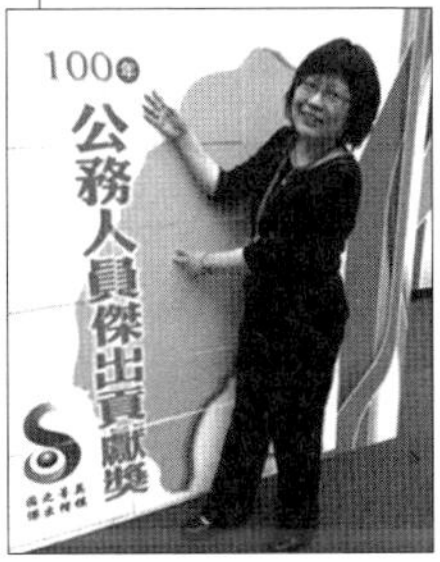

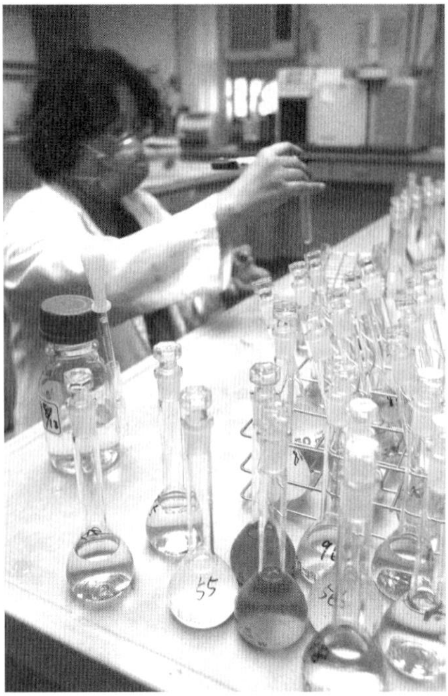

臺北市衛生局免費受理塑化劑的食品檢驗〈圖片來源：聯合知識庫〉

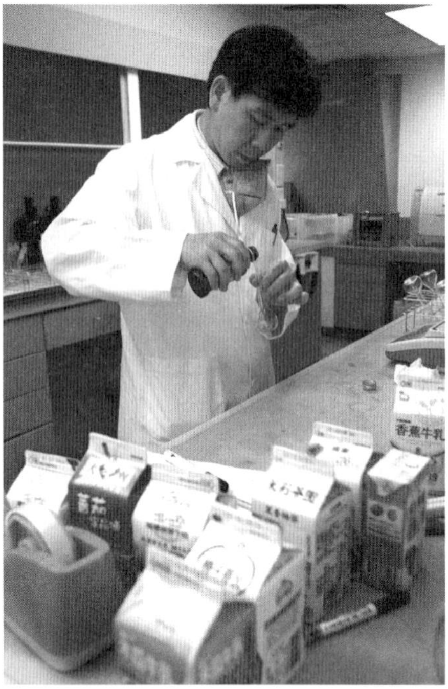

臺北市衛生局檢驗室受理民眾送來有疑慮的食品進行檢驗〈圖片來源：聯合知識庫〉

署醫弊案

◉葉金川

四十二位涉署醫採購弊案

二〇一一年四月，桃園地檢署約談多位涉入醫療採購弊案人員，並查出官商間有不當資金往來，隨後並將四十二位涉案醫院院長、主管及行賄商人等起訴。

署立醫院的前身是省立醫院，在一九八〇年代初期是醫療網計畫的主力，省桃在李俊仁院長時期還是醫學中心，更不要提在日治時期、一九五〇—一九六〇年的輝煌年代，當時府立醫院和省立醫院是臺灣人心目中的「大醫院」，除了臺大，其他醫院不是還沒誕生，就是規模小，與省立醫院還沒得比呢！

署醫在二〇一〇年發生採購弊案，而且是集體、結構性的弊案，署醫落難至此、時空變化之快，當然讓人不勝唏噓。

署醫弊案非一日之寒

署醫涉入貪瀆弊案，並不讓人意外。病根應該起源自精省前的省立醫院時代，當時由於省議員長期介入，具有推薦人事、掌握預算審查大權，並媒介藥品與醫材供應商等等，關於藥品與醫療器材的採購弊端時有所聞。

但幾十年來，沒有人去碰觸這個問題，任爛根繼續存在。尤其是最近幾任衛生署長，換人如走馬燈，甚至有人只任四個月就下臺，在工作繁重、任期太短之下，衛生署長一職根本就像是行政院的「臨時工」，加上署長被立法院綁住手腳，根本沒有心力去管理署立醫院。

揭發署醫弊案的楊志良表示，在他擔任衛生署長期間，他便有所耳聞，有的署立醫院院長在輪調前，竟和業者簽訂長達八年或十年的外包合約，而有的署立醫院採購金額超過上千萬元，也沒有上簽到衛生署，甚至有些院長的年收入還超過財團法人醫院院長。

衛生署長邱文達將涉案人員停職或調離主管職務，另依涉案情節輕重，提交考績會研議繼續停職或移付懲戒。衛生署另邀請專家、學者完成二十八家署立醫院總體檢，並成立署醫聯合採購中心，組採購改革小組，杜絕弊端再生。

署醫轉型

公立醫院的任務——全國的公立醫院不是只有衛生署的署立醫院，還包括教育部的教學醫院、國防部的軍醫院、退輔會的榮民醫院，以及地方政府的縣市立醫院。

公立醫院的任務必須先界定，有特殊任務的需求才需要公立醫院的存在。譬如國防部的軍醫院，其任務是針對作戰時的軍陣醫療救護；而地方醫院則是針對當地居民的醫療保健；教育部的教學醫院要負擔起醫療研究和教學的火車頭；退輔會醫院就是要照顧老榮民。公立醫院更重要的任務是要配合政府的政策，因為其他民營的醫院在配合政府的政策上會比較慢，溝通也比較費時。

顧名思義，署立醫院屬於衛生署管轄，但是衛生署應扮演管理的角色，不適合自己經營醫院，臺灣的醫管兩大單位是衛生署（醫事處）和健保局，衛生署管政策，健保局管錢，而衛生署既然掌握了政策的走向，再自行經營署立醫院，就是裁判兼球員。

都會醫院與特殊專科醫院——公立醫院是一定要的，不過署立醫院是否需要就有待商榷了，就算是一定要，也應該是必要狀況下，才交由衛生署接手。那什麼才是必要的狀況呢？例如「特殊專科型」的醫院，精神療養院、胸腔醫院、漢生病人醫療照護、感染症專科醫院等，以上都是民間和地方政府不願意或是沒能力興辦的醫院，這時衛生署就有必要來辦理。

衛生署工作重點應該放在讓偏遠和離島地區的醫院能夠得到更多的資源與補助，像金門、馬祖、澎湖、臺東、恆春、旗山、苗栗等，讓這些地區的醫療更加方便與進步。

都會地區，像基隆、臺北、桃園、臺中、臺南、嘉義、花蓮，當地資源足夠，並不需要中央太多的關注，之前有署立宜蘭醫院與陽明大學合作，署立雲林、新竹醫院與臺大醫院的合作，都是整合成功的例子，衛生署應該考慮這種合作模式的利弊得失，創造多贏的局面。

跨院區管理體系——衛生署也致力於建立跨院區的管理體系，但是要將署立醫院自行規劃一個網絡，其實是有困難的，橫向整合是非常吃力的，遠水救不了近火，真正能幫上忙的是就近與各大醫學中心的垂直整合，沒有醫學中心扮演火車頭的角色，將無法帶領署立醫療體系持續前進。

署立醫院，長期而言，仍將是衛生署的包袱、衛生署的痛。如何將署醫轉型，賦予明確的政策任務，將繼續考驗著衛生署的能耐。

國際衛生

從醫療淨輸入到醫療援外

◉葉金川

臺灣從一九九〇年開始就有「醫療奉獻獎」，二〇一二年已經是第二十二屆了！二〇〇五年第十五屆，有一位在泰北服務十二年的曾瑞慧護理師得獎，她是屏東基督教醫院的同仁，也是第一位臺灣醫護人員「在國外服務」而獲獎；醫療奉獻獎早期都是外籍人士的天下，這些外國人來到臺灣，最主要的目的是「傳教」，也做醫療的服務，最令人佩服的是，他們將終身奉獻給臺灣。

臺灣從一九五〇年起就是醫療的淨輸入國，當國內醫療逐漸進步，臺灣山地離島、偏遠地區的醫療基本上也不成問題，國內的醫療慢慢呈現飽和的狀態時，臺灣應該開始致力於醫療援外了。

一九七九年，臺灣中沙醫療團到沙烏地阿拉伯十年，名義上當然也是國際醫療援助，但骨子裡卻是迫於石油、外交關係而去支援沙烏地阿拉伯，而來到沙烏地阿拉伯的醫護人員們也不見得是志願援外性質，大多數是為了自己的前途或是為一份薪水去國外打拚。

民間的醫療援外

真正落實醫療援外最有說服力的是「慈濟」，它不只匯聚了臺灣的愛心，也提供本身的醫療資源援助世界落後國家。但是慈濟不太願意與政府連結，避免與政治掛鈎，總是默默地付出。慈濟以救苦救難為主，經常與災難救助結合，純粹的醫療援外都是號召當地會員，以當地資源、人力就地服務。

另外就是路竹會和其他教會醫院（屏東、嘉義基督教醫院等等），它們也長期在做醫療援外工作，性質就比較是「醫療服務」，與慈濟、紅十字會以救災救難為主有一點差別，慈濟、紅十字會的規模當然也大很多。

常駐、行動醫療團

官方有系統在經營的，就是外交部下的國際經濟合作基金會，常態性的幫助臺灣的邦交國，在一九七〇—二〇〇〇年間，主要是以「農技團」為主，直到衛生署全力參與下，慢慢地增加「醫療團」的服務。

現在臺灣的邦交國只剩下二十三個國家，每個國家都有指定的醫學中心或是大型的區醫院負責支援，支援的邦交國有些非常小，甚至很多是外交部幫忙他們蓋中央醫院，並由我國醫療團支援或定期到當地解決一些技術上的問題，並捐贈簡易的醫療儀器、設備與電腦資訊系統，也協助建立制度、補助經費讓當地醫護技術人員來臺訓練。除了「行動醫療團」，也有「常駐醫療團」，是經年累月地留在當地幫忙，現在史瓦濟蘭、聖多美普林西比都有我們的常駐醫療團。

臺灣醫療團應該是代表著中華民國去做醫療援外的工作，常駐醫療團的經營必須依賴本國醫師願意到落後地區服務，但要吸引臺灣醫師離鄉背井來到邦交國常駐也是一件困難的事情。國際經濟合作基金會一度想到是否可以聘他國的醫師（古巴、印度、中國大陸）加入臺灣醫療團，但當地民眾看病時，觀感上就會認為是古巴、印度、中國大陸的支援，與臺灣無關，在「認人不認國」的認知下，醫療團就會失去當初成立的目的。

防瘧最成功的國家——不管是行動醫療團或是常駐醫療團，在各個邦交國的成效都是有目共睹的，另外值得一提的是，聖多美普林西比有我國的「瘧疾防治團」，使得聖多美普林西比成為非洲國家中防瘧最為成功的國家。臺灣醫療團也協助各邦交國的醫護人員進行「婦幼衛生」的工作，最主要是在於「助產士的訓練」。

屏東基督教醫院陳至成醫師在馬拉威的醫療團服務時，碰到無法辨識病人的困擾，他從臺灣帶了指紋辨識機來到當地使用，由於非洲人是沒有身分證的，而有了指紋辨識機就可以確認病人身分，建立病人個人的病歷，這對愛滋病的治療是非常有幫助的。他也應邀到南非、史瓦濟蘭介紹他的創意；不過之後馬拉威與我國斷交，這些技術和電腦系統則移到史瓦濟蘭繼續使用。

援外不足，良心回饋世界村

但是，與一些先進國家的援外相比，臺灣只有「汗顏」兩個字可以形容。北歐瑞典援外的資金高達其國家GDP的一成，OECD國家援外資金平均是百分之〇・三二，臺灣只有〇・〇九三GDP，實際金額一百一十二・五億臺幣，比瀕臨破產的希臘百分之〇・一一還要低，而其中分配到醫療援外的，更是只占其中一小部分。

臺灣從一九五〇年開始接受國際援助，現在臺灣有能力、也有義務去多做一些國際衛生的工作，這對我們只是舉手之勞，但對未開發國家來說，卻可以拯救數以萬計的生命。

臺灣要做一個醫療衛生大國，就應該要有寬闊的心胸與雅量，去投入國際衛生的工作，這才不失為一個泱泱大國的風範，也算是身為世界村一分子的良心回饋。

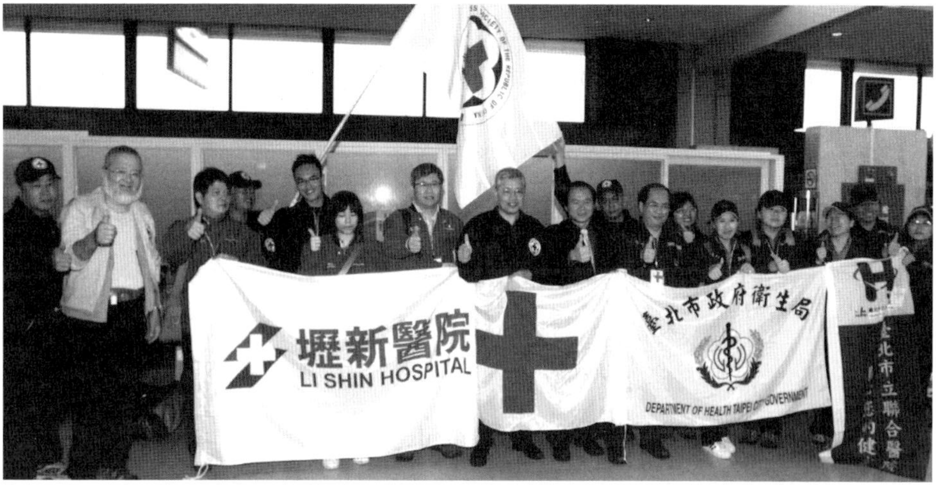

中華民國紅十字會組成醫療團前往大陸青海，為地震災民提供緊急醫療服務〈圖片來源：聯合知識庫〉

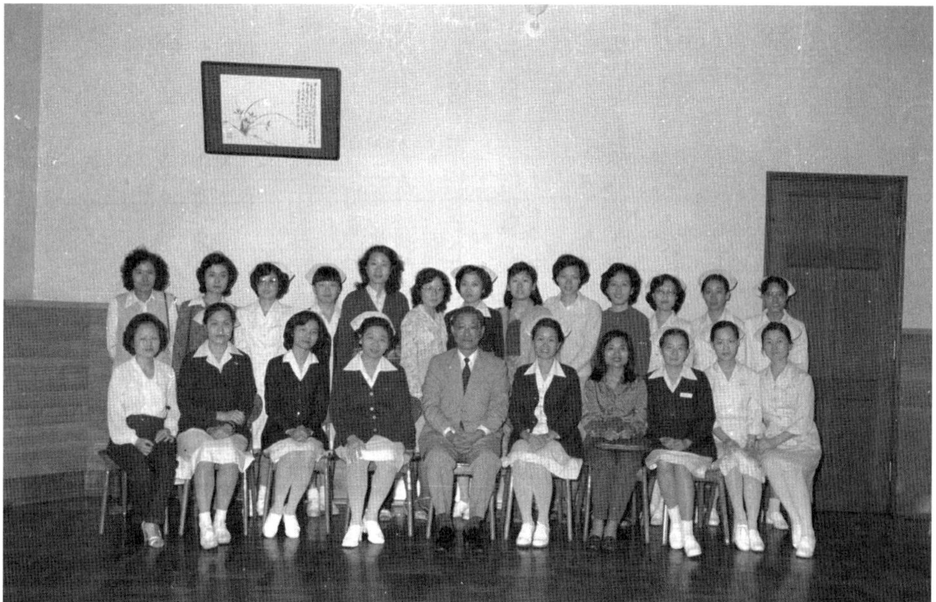

中沙醫療團隊〈圖片來源：國立臺灣大學醫學院附設醫院提供〉

二代健保

◉李安丙

二代健保規劃小組

二○○○年五月，李明亮出任衛生署長，馬上成立了「全民健保體檢小組」，由醫界大老宋瑞樓為召集人，楊志良為執行長，二○○一年二月完成報告，報告洋洋灑灑一大本，還被葉金川笑說像醫院的福祿壽喜體檢報告，沒有一個民眾看得懂。

不過重要的是，報告中建議行政院成立改革小組，徹底改革全民健保。二○○一年四月，成立「二代健保規劃小組」，由胡勝正召集，並指派臺大公衛學院教授賴美淑為執行長，她是典型地慢工出細活，正式報告完成時已經是二○○四年十月了，李明亮早已在二○○二年九月離職，不過他在離職之前把健保費率從百分之四・二五提高至四・五五，健保財務不足問題暫獲緩解。

菸捐的及時雨——侯勝茂署長二○○五年上任，健保財務再度吃緊，在野的國民黨凍漲百分之四・五五的健保費率，所以他利用「多元微調」的方式，用其他的名目調高健保費用，大致上沒有問題，但其中提高部分負擔方面，在公平性上引發了一些爭議，因為加重太多病人本身的負擔，會慢慢失去了健康保險互助的本意。

宋瑞樓〈圖片來源：國立臺灣大學醫學院附設醫院提供〉

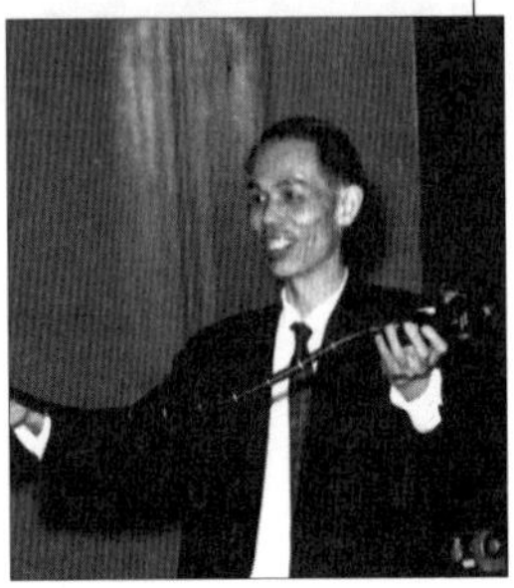

原本的菸品健康捐是每包五元，每年可以撥給健保七十億的保費，但二〇〇三年起健保的經費已開始入不敷出，侯勝茂署長在二〇〇六年再將健康捐從五元提高到十元，補助健保經費增加到一百八十億（撥給健保比例由百分之七十增加到九十）。

二〇〇九年六月，葉金川擔任署長時，再將菸捐提高到二十元，補助給健保的經費增加到每年二百八十億（撥給健保比例由百分之九十恢復為七十），也提出所謂的「一點五代健保」的漸進方案，不過他於二〇〇九年八月離職，衛生署長由楊志良接任，他在交接典禮中一開頭就說：「署長任內，要把二代健保通過立法、付諸實施！」

臺灣最有 GUTS 的歐吉桑

楊志良是個大左派，這個左派的意思是極端的社會主義者，他毫不忌諱，他曾說過：「我是在右派政府中唯一的左派分子！」葉金川更在他的新書《拚公益，沒有好走的路》發表會上虧他，「楊志良不只是左派，根本就是共產黨！」

二代健保採論戶，原有健保是論人計費，論人當然有可議之處，當初無法採論戶，是限於公、勞、農保都是論人，健保開創時兵荒馬亂，無法說改就改。

但論戶也有其致命傷，在稅制不健全下（所得稅百分之七十以上是由薪資來的，薪資是主要稅基），對受薪階級及年輕未婚者（通常也是薪資低無力結婚者）無端加重許多負擔。也有人主張，可以採取折衷的「遞減制」，適用於一戶多人的情形，譬如第一人乘一，第二人乘〇・七，第三人乘〇・四……依序遞減下去，而不是現在的第四人以上免費的不合理制度。

二代健保是更為偏向福利的概念，有錢的人多收，沒錢的人免費，而一點五代是八分保險現制、二分福利（額外收資本利得健保稅）的混合概念，一下子偏向福利制，對整體財政支出及公平性影響是個未知數。

為何葉金川不敢實施二代健保，反而推出漸進的一點五代健保，他說他主要擔心的是「入不敷出」問題，葉金川做了個譬喻：「我手上抓了一隻雞，我不會想要把牠放掉，去抓樹上的十隻小鳥！」十隻小鳥肉加起來不見得會比一隻雞還要多，這是風險相當大的做法，而且真的抓得到小鳥嗎？

橫衝直撞的蠻牛——楊志良就像隻蠻牛，硬闖立法院這牛鬼蛇神陣，民眾可以感受到他的用心，也很信任他，不過在立法院，他還是踢到了鐵板，二代健保在立法院無法闖關。但是楊志良說服總統府跟行政院，先將健保費率百分之四・五五升到五・一七來救急，彌補之前的虧損。而在二〇一一年二月通過修正的二代健保法案，最重要的財務改變是加徵資本利得百分之二的健保費。

楊志良也在修法後立即離職，跟李明亮署長一樣的命運，任何衛生署長對健保動了手腳，都要見好就收，趕快跑路！這可說是臺灣健保悲慘的宿命。

二代健保預定在二〇一二年七月一日實施，不過行政院已經宣布改成在二〇一三年一月一日實施，因為用整個年度比較好計算，另外，也可能是健保局還沒準備好，資本利得資料在國稅局，且是落後一年的資料，如何收取，嚴厲考驗著健保局的能耐。

舊制度的百分之五．一七到法定的百分之六上限之間還有調漲的空間，如果漲到百分之六的話應該還可以撐個八至十年，而修正的二代健保制度中，衛生署有一項承諾：「徵收百分之二的資本利得同時，要將費率百分之五．一七降為四．九一。」為何要降為四．九一？答案可是會讓大家哈哈大笑，打九五折啦，菜市場文化在立法過程中可說是暢行無阻的！

不過，加收資本利得健保費，但薪資費率又要打九五折，到底划不划得來真的很難說，搞不好還會變少呢！這個疑惑，就等新制實施，健保局「實兵演練」完畢，就可見真章。

三代健保？

有學者建議，政府現在就應該趕快規劃三代健保，因為二代健保最多也只能撐個八至十年左右，從規劃到立法通過差不多也要十年的時間。

還有一個方法也可以爭取一些時間，就是說服立法院「不要將五．一七打九五折」，這樣子每年的健保費將多出二百億左右可運用，來補助真正弱勢團體的健保費用，延後健保財務赤字發生的時間，畢竟打九五折只是當初楊志良應付立法院的一個權宜之計，健保局、衛生署可以好好與民眾、監理單位、立法院等溝通，讓他們打消打折這個念頭。

二代健保還沒實施，它的命運也是未知數，當初楊志良滿懷理想與抱負，毅然決然調升健保費、推動二代健保，種種功勞與苦勞大家都看在眼裡，但是健保制度仍然有許多未盡事宜，必須不斷地改革（三代健保？）才有可能因應未來臺灣的超老化社會。

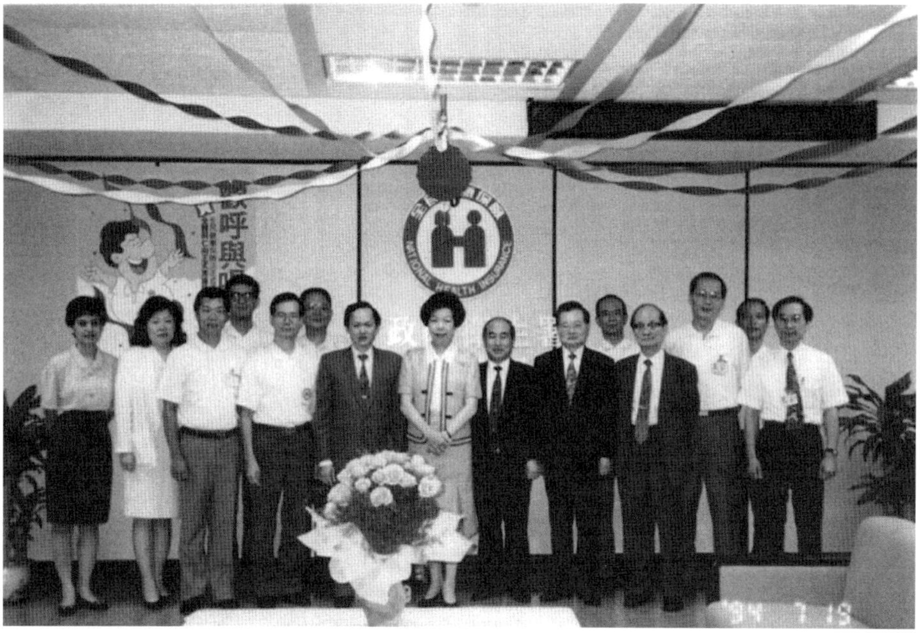

第一代全民健保是許多開路先鋒的智慧與血汗的成果〈圖片來源：葉金川〉

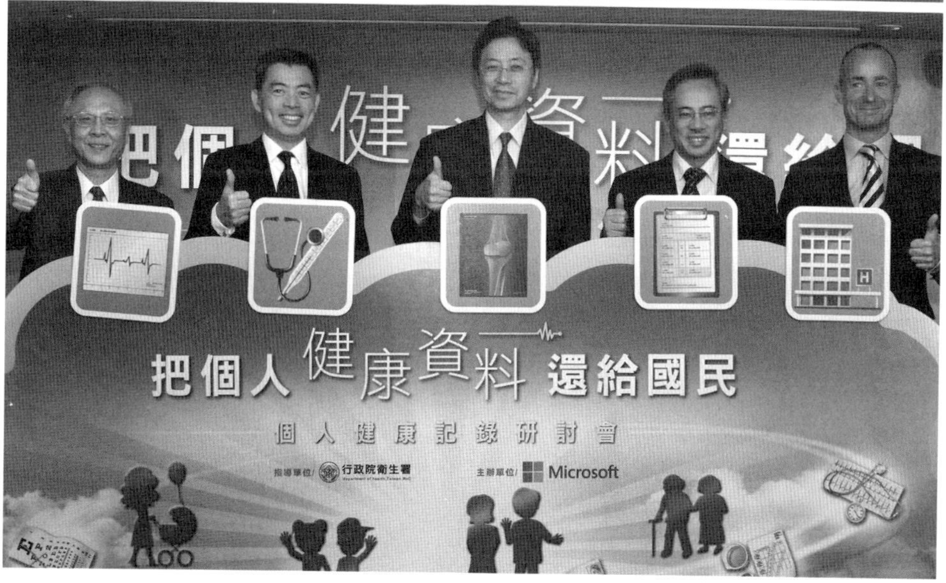
把個人健康資料還給國民
個人健康記錄研討會
指導單位/行政院衛生署
主辦單位/Microsoft

〈圖片來源：聯合知識庫〉

後衛生署時期

2013 —

衛生福利整合

◉葉金川

《行政院組織法》在二〇一一年通過改為十四部，新增衛生福利部、文化部、勞動部、環境資源部、農業部和科技部，預定要在二〇一三年改組完畢，雖然可能有些技術上的問題，不過長遠來看，這是國家進步的現象。

因應人口老化

現在成立衛生福利部，要將「衛生與福利整合」，雖然有點慢了，但總比沒有好，最主要是臺灣「人口結構的改變非常快速」，二〇二〇年老年人口將會達到百分之十四，二〇三〇年會到百分之二十，二〇六〇年甚至可能高達百分之四十五。所以衛生福利部最重要的任務，是要解決人口老化所帶來的社會負擔，特別是「老人的照護」，馬英九總統也說：「要將出生率偏低、人口老化問題當作國家安全問題來看待！」可見人口的問題已經超出衛福部可以負荷的範圍。

福利國概念

衛福部另外要頭痛的是「福利國的概念」，民眾都贊成臺灣往福利國的方向走，但福利是一個相對的概念，要有更多的資源投入才會有高福利，這就是「財稅負擔的公平性」，如果每個人都希望有福利，但都不想負擔更高的稅捐，那衛生福利部不過是一個虛假的名稱而已，但這又會牽涉到國家「稅改」問題了！

社會保險制度仍舊分散

現有的社會保險有五大部分，軍公教公保、勞工保險、國民年金、農民保險、全民健保，但在最新改組的衛生福利部組織中成立的「社會保險司」，其所管轄的社會保險只有國民年金和全民健保。

換句話說，農保仍歸農業部，勞保歸勞動部，公保歸銓敘部，如果想要拉近各族群、各階層間的社會保險水平的話（健保是全國一致、人人平等），只靠衛福部是沒辦法做到的，必須五項社會保險所屬的部會同心協力來思考解決方案才有可能。

組織執掌的改變

衛生福利部內增設「社會救助及社工司」，負責社會低階層的救助；「保護服務司」，規範男女平權、性騷擾、性侵等；「護理及健康照護司」，負責護理及長期健康照護問題；「心理健康司」，這是以往未被重視的領域，過去我們較著重的精神醫療、自殺防治、藥物濫用，都是屬於治療、事後補救方面，但對於積極的事前預防並未加以重視，所以心理健康司將民眾的心理健康也納入重要項目中。

另外，衛福部下有幾個獨立機關，包括「社會及家庭署」、「疾病管制署」、「食品藥物管理署」、「國民健康署」、「中央健康保險署」等，分項負責更加細微，還有把教育部的「中醫藥研究所」改納入衛福部。

政府責任重大

衛生福利的整合，是臺灣的一大進步，但還是有許多問題需要政府各部會共同協調，尤其是即將面臨的又急又快人口老化的嚴苛挑戰，以及福利與稅改的配合問題。臺灣的人口變遷是獨一無二的，世界各國已經沒有其他的例子可以讓我們觀摩學習，臺灣必須自行負起責任，給下一代一個可以承受的、可以發展的未來。

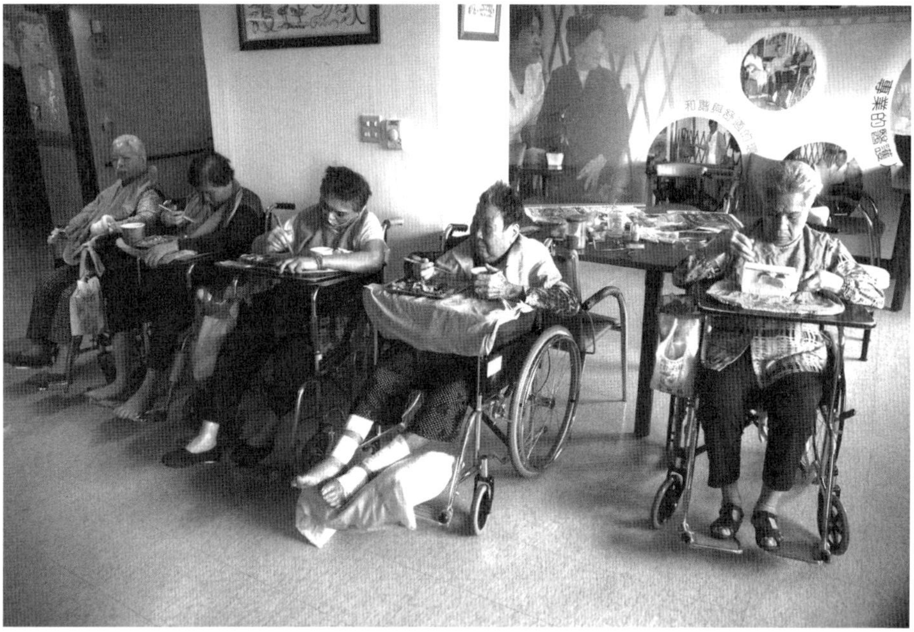

因應人口老化，老人的照護日漸重要〈圖片來源：聯合知識庫〉

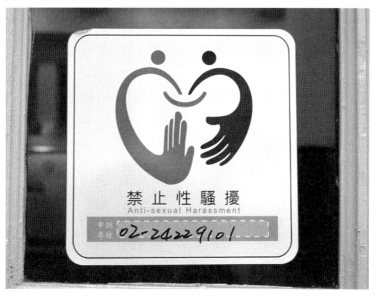

禁止性騷擾標誌〈圖片來源：聯合知識庫〉

二〇一〇年總生育率〇・八九五

◉葉金川

人口為國家構成的基本要素之一，人口素質及結構的變化則為決定國家國力強弱與國勢消長的重要關鍵。由於人口數的變動主要受出生、死亡及遷徙之影響，且往往需歷經數十年或數個世代才得以顯現其重大變化。

不婚、晚婚、不生、不孕

我國婦女平均初婚年齡近十年來延後二・八歲；育齡婦女有偶率亦下降八・六個百分點，且以二十五至三十四歲婦女的有偶率降幅最大，達二十八個百分點。這些都使得我國婦女有效生育期間更為縮短，進而影響出生數。

根據內政部的資料，婦女總生育率自二〇〇三年降至一・二三後，我國成為「超低生育率」國家。二〇一〇年總生育率〇・八九五，為全球最低；但去年適逢百年效應，生育率回升至一・〇七，但仍較香港和新加坡低。

同樣面臨少子化問題的香港和新加坡，二〇一一年總生育率仍超過臺灣。根據香港和新加坡官方統計，去年香港總生育率一・一八九、新加坡一・二〇，都高於臺灣的一・〇七。總生育率是指平均每位婦女一生中生育的子女數，國際間評量及比較生育率以總生育率為標準。

傳統重男輕女觀念

由於部分家庭仍有傳統生男孩為主之觀念，因此，若第一胎為男孩，則生育第二胎之意願相對較低，反之，若第一胎為女孩，則較願意再生第二胎、甚至第三胎，直至有男嬰出生。現在大量的胎兒篩檢，諸如超音波、羊膜、絨毛穿刺，容易得知嬰兒先天缺陷，但是性別也一清二楚，民眾為了胎兒性別而實施人工流產的機率也增加了！

近五年我國出生嬰兒性別比例維持於一〇八・四至一〇九・七之間，二〇一二年第一季下降至一〇七・三，雖然有下降的趨勢（歷史最高時達到一一二），但是仍較其他先進國家高，國民健康局估計現在每年有五千個女性胎兒，是因為性別因素而流產。

跨國聯姻

與外籍及大陸港澳人士結婚者所占比率於二〇〇三年達最高峰百分之三十一・九，即平均每三・一對結婚有一對為跨國聯姻；後來人數遽減，二〇〇九年所占比率降為百分之十八・七，亦即平均每五・三對結婚有一對為跨國聯姻。生母或生父為外籍與大陸港澳配偶之出生嬰兒所占比率亦於二〇〇三年達最高峰的百分之十三・四，即平均每七・五名出生嬰兒有一名為外籍與大陸港澳配偶所生；之後逐年下降，二〇〇九年降為百分之八・七，亦即平均每十一・五名出生嬰兒有一名為外籍與大陸港澳配偶所生。

二〇一〇年老人高達二百五十萬人

國人預期壽命（零歲平均餘命）亦往後延長。與十年前相比，二〇一〇年我國預期壽命約延長三・一歲，其中女性延長三・五歲，男性延長二・六歲，女性預期壽命高達八十二・七歲，男性預期壽命七十・二歲。壽命延長亦使我國六十五歲以上老年人口快速增加，二〇一〇年已經高達二百五十萬人，占全人口百分之十一。

二〇六〇年七百八十四萬老人

依經建會低推估，臺灣總人口將由二〇一〇年二千三百一十六萬人逐年增加，至二〇一八年達最高峰二千三百三十五萬人，之後臺灣人口將開始減少（依中推估二〇二二年達最高峰二千三百四十五萬人），二〇六〇年時，估計臺灣只剩一千七百一十九萬人，其中七百八十四萬為六十五歲以上老人，占全人口百分之

313——二〇一〇年總生育率〇・八九五

四十五・六（依中推估老人人數一樣，但占全人口比略低，為百分之四十一・六，依照二〇一〇、二〇一一及二〇一二年資料來看，經建會中推估明顯太樂觀，實際數字比較可能在低、中推估兩者之間）。

健保局統計二〇〇一到二〇一一的十年間，老年人口成長率為百分之三十，但是醫療費用成長率卻高達百分之八十八。健保局也表示，現代人平均壽命愈來愈長，年齡愈大，罹患一種以上疾病的機率就愈高；加上醫療科技發展，新藥愈來愈多也愈貴，診斷、檢查費用也更為昂貴，像現今核磁共振、磁振造影檢查相當普遍，老年人醫療費用成長速度自然會高於人口成長率。

不管是人口老化，或是新醫療科技發展，都是不可逆的趨勢，因醫療支出持續增加，對健保財務是個重大的壓力。

必需及早確立對策

為因應人口老化問題，政府現在就要確立各項可能的對策，及早付諸行動：

（一）便捷跨國移動機制，營造友善的延攬國際人才環境，以吸引經濟移民、技術移民。

（二）逐步延後退休年齡，並改採階段性退休津貼領取制度，維持中高齡者的經濟活力，以有效運用「高齡人力資源」。

（三）健全終身學習制度，鼓勵高齡者能夠從事志願服務；改善高齡休閒活動環境，以維持高齡者的活力；推動高齡產業，結合科技智慧，開發高齡相關產品及服務。

（四）檢討拉近各種年金制度，提供多元的經濟安全保障制度；整合健保醫療照護和長期照護服務體系；打造適合老人不同健康程度需求的無障礙住宅及行動空間。總之，低出生率與高齡化社會，是未來臺灣最嚴峻的考驗，雖然這並不是衛生福利部單一部會的責任，但是衛生福利部擔綱打頭陣，恐怕是無法推卸的任務。

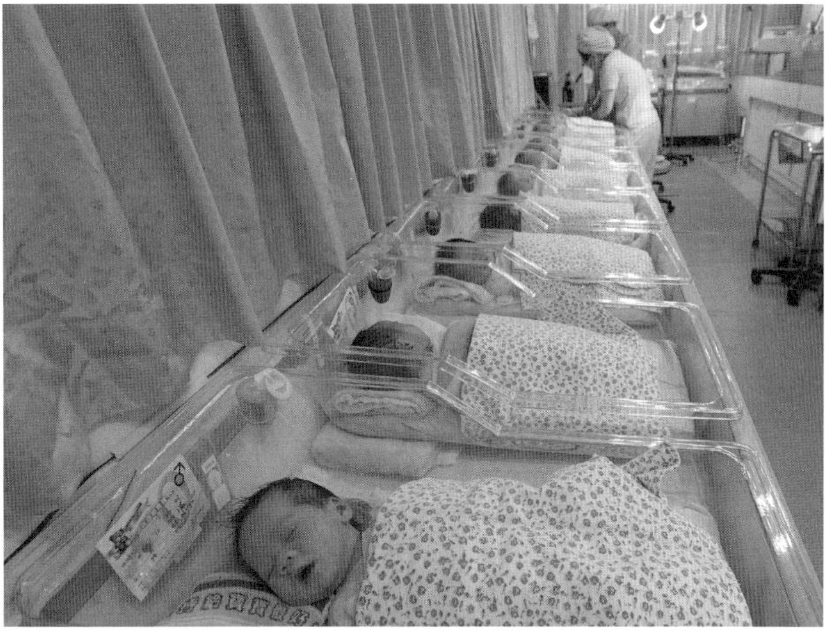

我國目前已成為「超低生育率」國家〈圖片來源：聯合知識庫〉

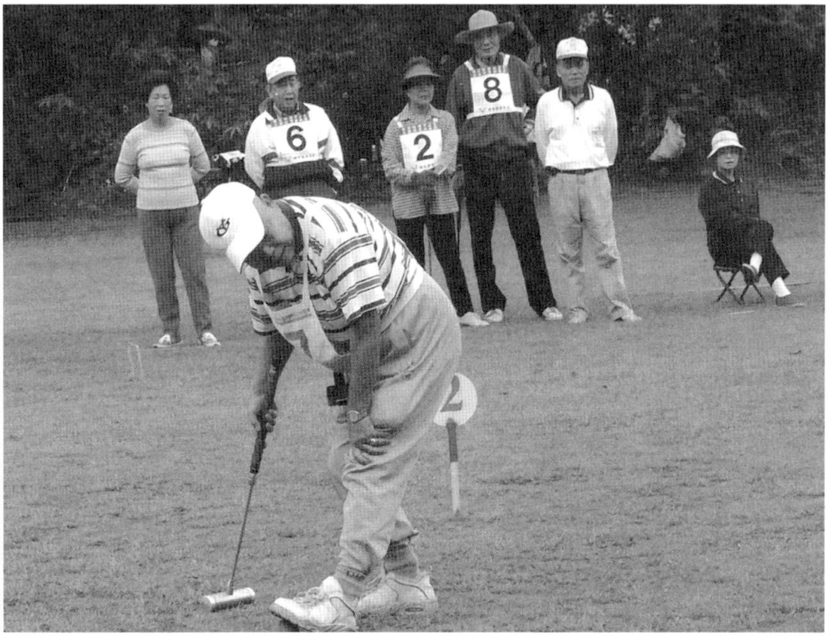

現代人平均壽命愈來愈長，老年人口愈來愈多〈圖片來源：聯合知識庫〉

健康雲

◉葉金川

肝炎資訊系統

臺灣的醫療資訊起步算是晚的，在一九八二年，衛生署進行加強肝炎防治計畫時，需要強大的資訊系統來配合，行政院科技顧問組李國鼎先生與 IBM 公司商量後，由 IBM 免費提供即將淘汰的舊型主機給衛生署使用，登錄肝炎疫苗注射、B 肝病人帶原者等資料。

但是衛生署必須自行騰出空間，並投資建造機房。肝炎防治只是衛生署的工作項目之一，自從資訊中心建立後，其他的疾病防治工作也要納入資訊系統中，包括預防接種、傳染病疫情、健康調查資料、醫事人力證書資料等等，因此位於愛國東路的衛生署，資訊中心就占了一整層樓。一九八五年代醫療網計畫啟動之後，衛生署若仍只靠著這臺舊主機是不夠的，所以另外添購新型主機，並加入了醫事人員執業的資料、醫院服務系統、藥物、食品管理系統等等。

健保醫療資料是寶藏

一九九五年健保局新成立，公開招標資訊系統，金額非常龐大，最後是由嘉通公司得標。為什麼不是由合作已久的 IBM 得標呢？其實當時 IBM 為了爭取這項標案，還拜託立法委員羅福助進行關說，沒想到羅福助竟然用黑道的方式威脅健保局圍標，健保局無計可施，只好硬著頭皮找上 IBM 臺灣地區的總經理說明一切，後來查出原來這是承辦經理出的主意，IBM 還算是有信譽的公司，因此直接將承辦經理開除，並無條件退出這項標案。

全民健保制度上了軌道的第三年，健保局了解到民眾使用健保卡的就醫資料，是非常珍貴的醫療資料，如果能夠有效率地管理，絕對是國家極為重要的知識庫之一，學者將可以從中挖掘出許多寶藏，所以衛生署決定將健保資料交由國家衛生研究院統一管理，也由國衛院提供資料給學者進行各項研究。

憑「健保卡」看病以及「刷卡」看病的構想，是為了要杜絕以前公保、勞保「憑單看病」的弊端，因為常會有人偷偷地將醫療單賣給醫療院所，醫療院所則自行胡亂填寫就醫資料以從中牟利。真正開始使用健保 IC 卡已經是健保開辦的第七年，得標的東元公司要將全民的健保基本資料數位化，這是一項不容易的工程，也是非常大的突破。每張健保 IC 卡就是一個記憶體，擁有每個人自己的身分資料以及就醫紀錄，由於 IC 卡容量還是有限，不可能將詳細診斷、用藥等病歷都列入，不過至少可以記錄就醫時間、次數，後來則進步到最近六次看診的用藥也能夠納入，不過基本上它屬於就醫管理資料，不是詳細病歷。

健保資料加值中心

健保資料的運用是為了研究、求取新知、評估醫療與健保的得失，健保資料不是用來替病人醫療。不同單位（內政部、衛生署、健保局、國建局、疾管局、財稅資料……）的資料庫整合，成為更完整的一份資料，這絕對是單一的健保資料所無法做到的，其分析的結果也常是健保決策的基礎，即所謂 evidence-based 決策的最佳範例。

健保資料的運用最怕的當然是「洩密」的疑慮，人權團體和一些民意代表擔心這樣的做法會喪失個人隱私權，但是衛生署一再表示，這是為了全體民眾公益、為了醫學科技進步，而且健保資料不會提供個人原始資料，在隱私部分絕對有保障，並且也只能提供亂碼後的資料（不是只有 ID 亂碼，資料本身也加密）或是已整理過的整體資料（不含個人資料）給研究者使用。

另外則是處理與整合資料需要一筆行政成本，所以在衛生署、國衛院提供資料給研究者的同時，必須向研究者收取成本費，導致外界誤會國衛院是在賣健保資料，但事實上並不是這樣。

雲端服務是趨勢

加值中心與健康雲的服務是兩回事，因為加值中心是提供加密或是整理過的整體資料給研究者，應用者是學者、研究人員。

健康雲是透過網路科技，提供無遠弗屆的醫療保健服務，是直接由病人、醫師來使用，因此，隱私絕對是個問題，所以健康雲應用的是個資，需要經過病人的同意，與加值中心的性質是不同的。衛生署已經完成醫療影像交換中心作業，全國任何醫療院所（包括衛生所、開業醫師）經過病人的同意，並依一定程序申請，就可以得到就醫病人在他院的數位醫療影像。此外，病歷摘要、出院摘要、檢驗檢查報告院際間的交換也已經規劃完成，技術也已經成熟。

健康資訊不再局限個別醫院——只要有網路的地方，經由病人本身的同意或是病人健保卡片密碼授權後，就可以知道病人的病歷。譬如一位糖尿病患者在外地甚至在國外緊急就醫時，醫師可藉由網路得知病人的病情，像是最近吃了哪些藥物？是否有使用胰島素？劑量如何？最近血糖變化的情形如何？這些資訊有助於即時為病人診斷及治療。

整個醫療資訊的趨勢會慢慢成為 web-based 架構，資訊也會上傳到雲端資料處理中心，而不是現在局限在個別醫院資訊系統內，單一病人散在各院的醫療資訊如果能整合，讓醫師隨時隨地都能掌握你的病情，給予最適合的治療，就不會有重複給藥、重複檢驗檢查的問題。不過目前都還在小規模的摸索試驗當中，可以確定的是，這是未來醫療資訊發展必然的趨勢。

健康雲是最佳利器

臺灣的醫療資訊起步雖晚，但我們卻跑得比任何國家都快，展望未來，臺灣也是全世界最有可能，也最有資格將醫療、保健、健康促進（運動、飲食、嗜好、生活習慣……）服務雲端網路化的國家，因為臺灣全民健保所累積的經驗已經為健康雲打下了深厚的基礎，健康雲應該是未來改善醫療品質、促進健康、提供老人居家照顧、解決醫療資源浪費的最佳利器。

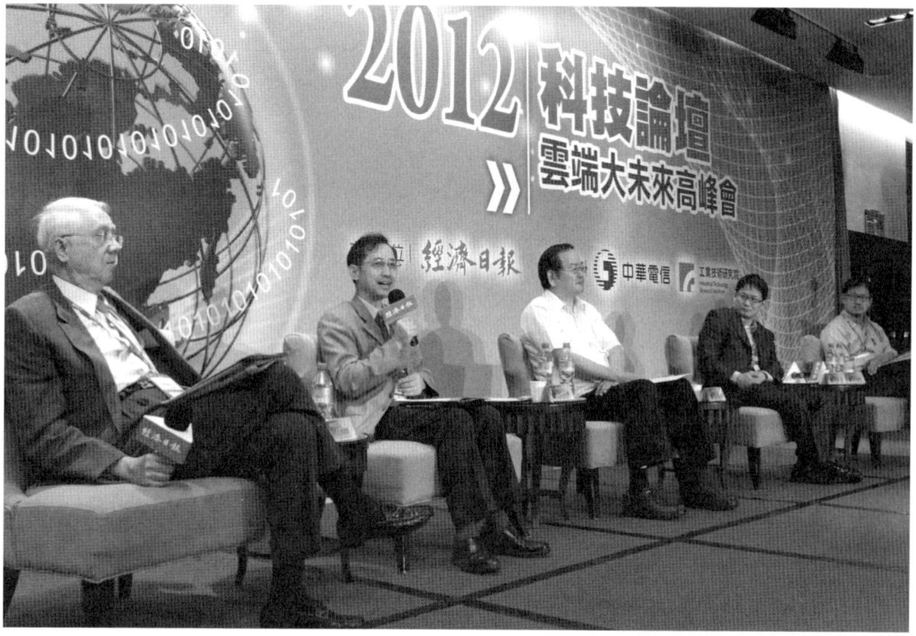

雲端大未來高峰會〈圖片來源：聯合知識庫〉

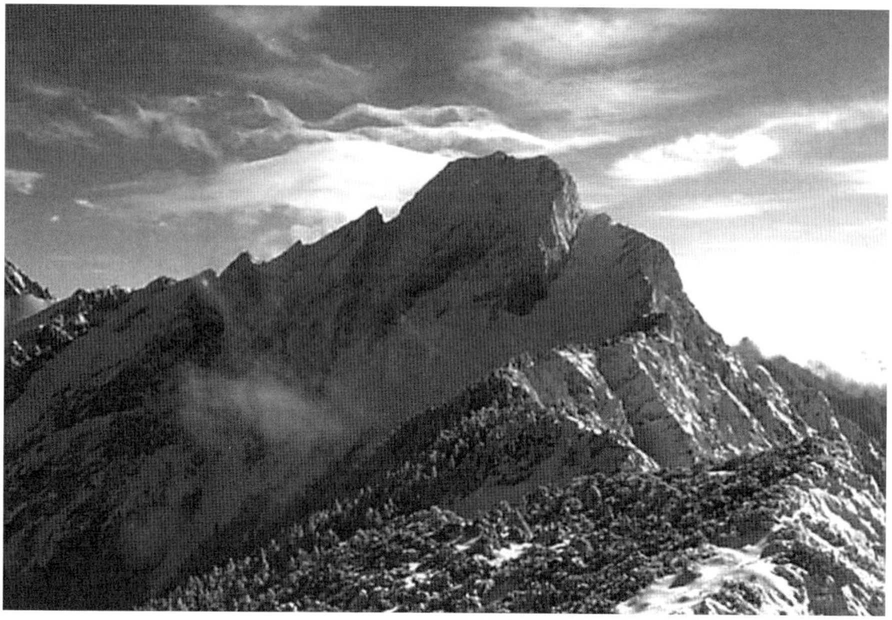

〈圖片來源：聯合知識庫〉

下一個百年

下一個百年

◉葉金川

有優質的人民才有良好的制度

朋友說：「有什麼社會，就有什麼制度。」

我說：「同意！有什麼人民，就有什麼社會，就有什麼制度；有優質的人民，才能夠享有良好的制度。」

社會就是人民素質、價值觀、教育、傳播、知識分子、社會菁英等等互動的結果。但同樣的社會，有些好的制度，也會有些壞的制度。公衛制度是臺灣許多制度中相對比較優的，臺灣百年公衛成就，是公衛前輩、社會菁英努力的成果。

五十件公衛大事分散來看，是一篇篇的故事，加在一起，可以看到一種文化，一種共同的價值觀，你可以說這就是公衛人文、公衛精神。

臺灣大崩壞

不幸的是，依我的觀察，臺灣的公共衛生事業在二〇〇〇年達到顛峰，之後，臺灣就開始走下坡，也就是楊志良口中的臺灣大崩壞。

走下坡的不是只有公衛，是全面的。

為什麼？

我想主因是政治對立和媒體亂臺吧！

我只能看到二〇三〇年，但我的愛孫尚祈要面對二〇八〇年，甚至二一〇〇年，我對未來真的有些憂心、有些無力。

下一個百年

在過去一百年間，我們做對了什麼？做錯了什麼？我們留下了什麼？

驕傲的百年，背後的省思是什麼？大家不妨靜下來想想，有什麼可以改變，如何改變？改變臺灣未來一百年的命運。

參考資料

《台灣歷史圖說——史前至一九四五年》，周婉窈，聯經

《台灣歷史圖說》，中研院台史所籌備處

《發現台灣》，天下

《影響台灣 50 人》，白文進，圓神

《圖解台灣史》，廖宜方，易博士

《台灣公共衛生發展史》，衛生署

《肝炎聖戰》，楊玉齡、羅時成，天下文化

《一代醫人杜聰明》，楊玉齡，天下文化

《台灣醫療傳奇人物》，陳永興，春暉

《台灣醫療發展史》，陳永興，月旦

《醫者情懷》，陳永興，印刻文學

《百年風華》，新聞局，遠流

《壯志與堅持》，林靜靜，董氏基金會

《全民健保傳奇》，葉金川，董氏基金會

《菸草戰爭》，詹建富、林玟純，董氏基金會

《望醫心切——張錦文與台灣醫院的成長》，允晨文化

《醫者之路——台灣肝炎鼻祖——宋瑞樓傳》，天下

《愛補人間殘缺——羅慧夫台灣行醫四十年》，天下文化

《全民健保總體檢》，黃煌雄， 五南

《發現台灣公衛行腳——台灣十大公衛計畫紀實》，李淑娟，陳拱北基金會

《臺灣公衛百年記事》，臺灣公衛學會，衛生署

《藥政簡史》，食品藥物管理局

《和平抗煞實錄》，臺北市衛生局

《白袍下的熱血 》，林進修，天下文化

《愛從赤道零度開始》，林進修，天下文化

《食品塑化劑啟示錄》，行政院衛生署

《拼公益沒有好走的路》，楊志良，天下文化

《台灣大崩壞》，楊志良，天下文化

國家圖書館出版品預行編目資料

光陰迴廊：臺灣百年公衛紀實／葉金川等合著. 一 初版. 一 臺北市：五南，臺北醫學大學，2013.01
面；　　公分.--
ISBN 978-957-11-6881-4（平裝）

1.公共衛生 2.中華民國

412.133　　　　101020369

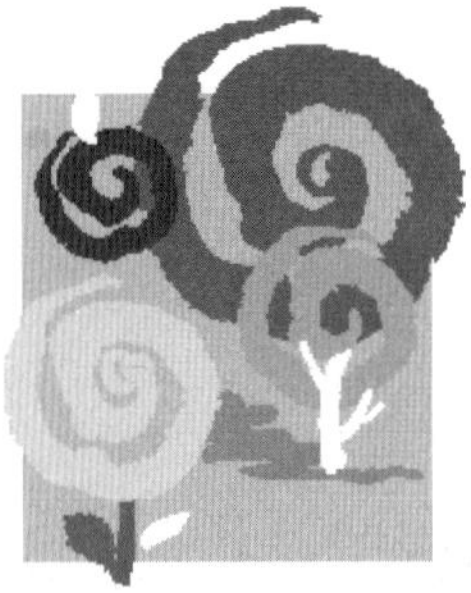

5J40

光陰迴廊
——臺灣百年公衛紀實

作　　者 — 葉金川　陳建仁　吳明彥　李淑娟　李安丙　張鴻仁　江宏哲　邱淑媞　郭旭崧（依章節次序排列）(448.4)

合作發行 — 閻雲　楊榮川

總 編 輯 — 邱弘毅

主　　編 — 陳瑞玲

編輯委員 — 陳俊榮 薛玉梅 林茂榮 楊哲銘 趙振瑞

合作出版 — 臺北醫學大學公共衛生暨營養學院
五南圖書出版股份有限公司

地　　址：106台北市大安區和平東路二段339號4樓

電　　話：(02)2705-5066　　傳　　真：(02)2706-6100

網　　址：http://www.wunan.com.tw

電子郵件：wunan@wunan.com.tw

劃撥帳號：01068953

戶　　名：五南圖書出版股份有限公司

法律顧問　林勝安律師事務所　林勝安律師

出版日期　2013年 1 月初版一刷
2019年 8 月初版三刷

定　　價　新臺幣500元